LE GRAND ATLAS DE L'ANATOMIE

DIRECTION GÉNÉRALE
Philippe Auzou

SECRÉTARIAT DE RÉDACTION
Marion Quentin

CONCEPTION ET RÉALISATION
Alain da Cunha

DESSINS NUMÉRIQUES
Dominique Guéveneux

CONTRÔLE MÉDICAL
Dr Claude Estève et Dr Marc Zaffran

LE GRAND ATLAS

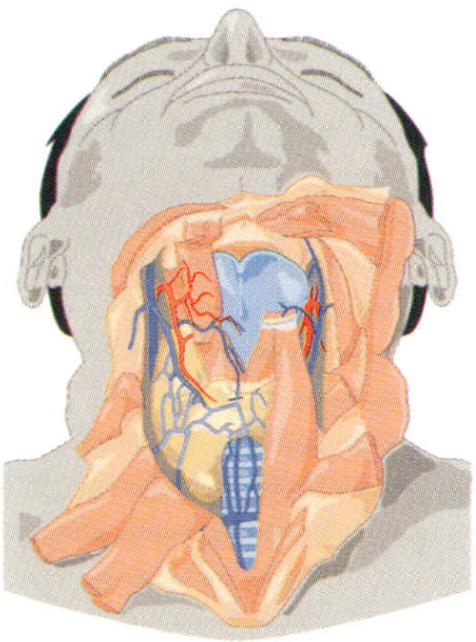

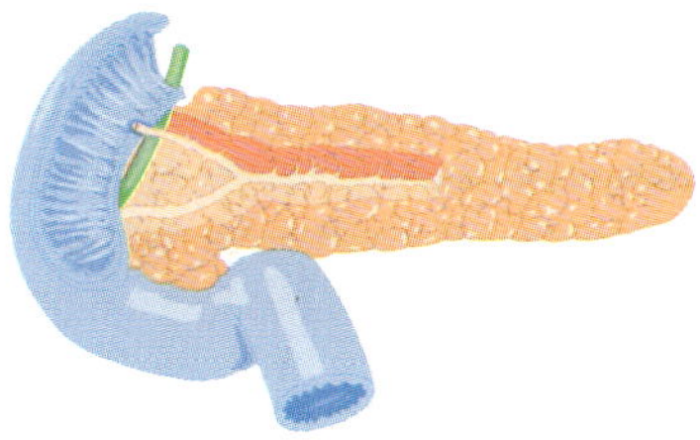

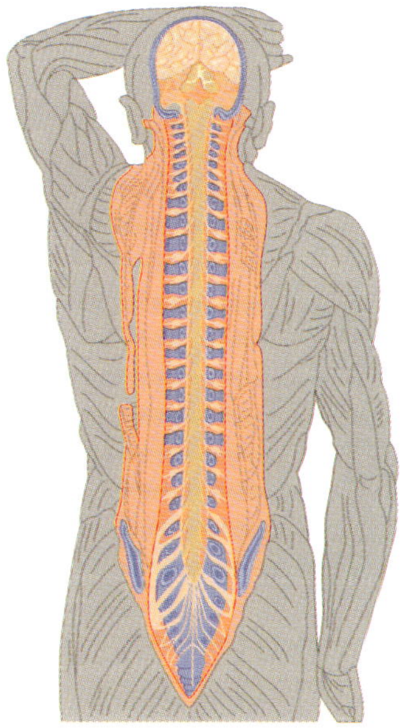

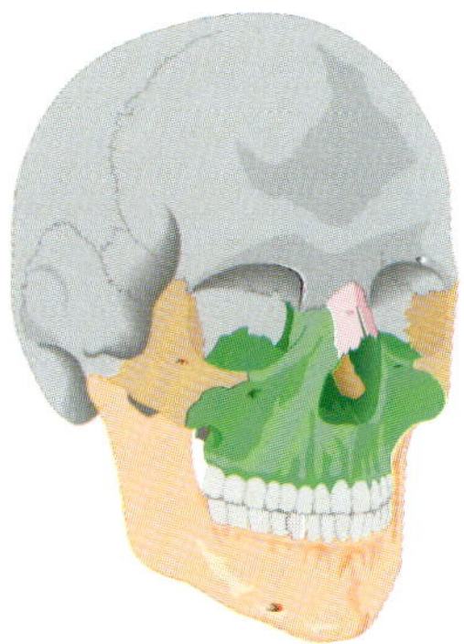

Dépôt légal novembre 1997
ISBN 2-7338-0305-0
Imprimé en CEE

DE L'ANATOMIE

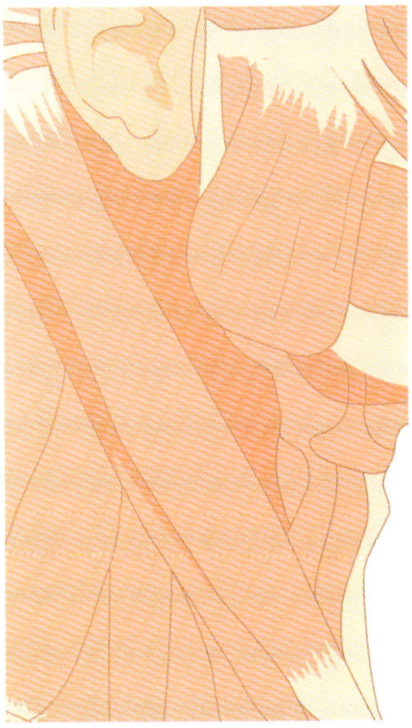
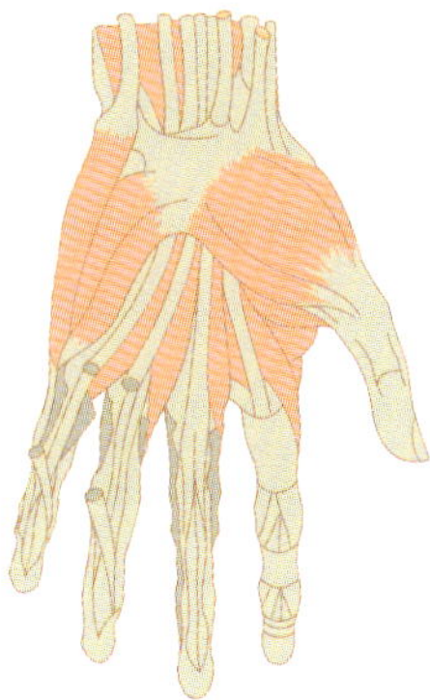
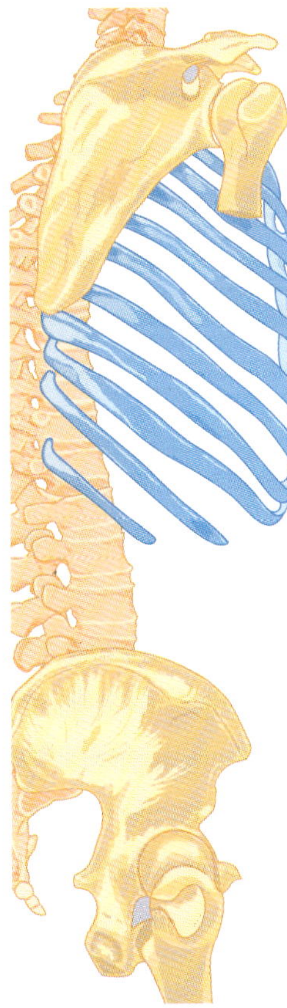
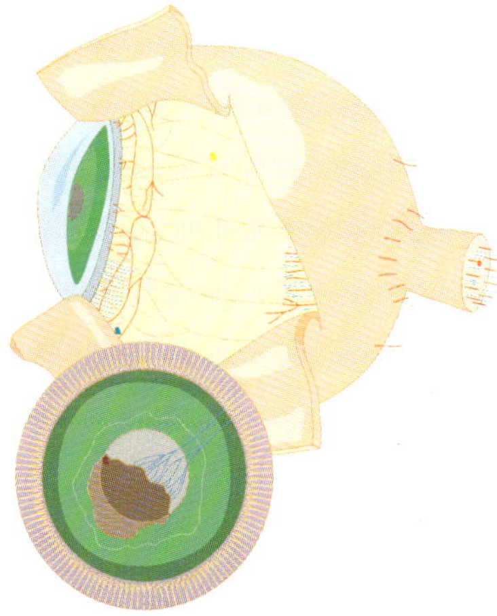

Auzou

SOMMAIRE

LES CELLULES	**7**
La cellule	8
La reproduction cellulaire	9
Les tissus	10
LE SQUELETTE	**11**
La structure des os	12
La formation des os	13
Les os du squelette de la tête	14
La colonne vertébrale	19
Les os du thorax	21
Les os des membres	22
Les articulations	24
LES MUSCLES	**25**
Les muscles du squelette	26
Les muscles viscéraux	26
Le fonctionnement des muscles	27
Les principaux muscles du tronc	28
Les muscles des membres	31
LE SYSTÈME NERVEUX	**35**
Le système nerveux central	36
Le système nerveux périphérique	38
Constitution des centres nerveux et des nerfs	39
LES CINQ SENS	**43**
Le toucher	44
La vue	46
L'ouïe	50
L'odorat	54
Le goût	54

LES CENTRES DE RÉGULATION 55

Le pancréas 56
La thyroïde 57
Les glandes parathyroïdes 59
Les capsules surrénales 60
L'hypophyse 62
Les gonades 64
Le thymus et l'épiphyse 64
Les régulations neuro-hormonales 64
L'action du système nerveux sympathique 65
La thermorégulation 66

L'APPAREIL RESPIRATOIRE 69

Anatomie de l'appareil respiratoire 70
Les organes de la respiration 71
Comment respire-t-on ? 75
Les phénomènes chimiques de la respiration 77
L'action du système nerveux sympathique 80

LE SYSTÈME CARDIO-VASCULAIRE 81

Le cœur 82
Examen de la fonction cardiaque 86
Les vaisseaux 88
Structure et fonctionnement des vaisseaux 95
Le sang 99

LE SYSTÈME DIGESTIF 113

La bouche, ouverture initiale 110
L'œsophage et l'estomac 112
L'intestin 114
Les glandes salivaires et le pancréas 117
Le foie 118
La digestion 122

LE SYSTÈME URINAIRE 129

Les reins 128
Les uretères et la vessie 130
L'urètre et la miction 131
Qu'est-ce que l'urine ? 132

LE SYSTÈME GÉNITAL 133

L'appareil génital masculin 134
L'appareil génital féminin 136
Les seins 138
Le cycle menstruel 140
La ménopause 141
Les problèmes de la stérilité 142

INDEX 143

LES CELLULES

Une cellule représente une unité vivante complète qui peut être étudiée après différentes colorations au microscope ordinaire ou surtout au microscope électronique. Anatomiquement, la cellule se présente sous la forme d'un petit sac membranaire constitué de plusieurs éléments.

On rencontre des cellules à noyau unique ou à noyaux multiples. Le noyau, formation arrondie, est composé de nucléo-protéines. Sa forme peut être arrondie ou ovalaire dans les cellules globuleuses, il peut avoir l'allure d'un disque dans les cellules aplaties ou être allongé en bâtonnet dans les cellules longues.

Sa taille n'est pas forcément proportionnelle à celle de la cellule et sa forme peut varier aux différents stades de maturation cellulaire. Au sein du noyau, on peut distinguer différentes formations dont les principales sont le nucléole et la chromatine. Les nucléoles (un ou deux par noyau) sont des corpuscules arrondis qui paraissent accumuler des substances de réserve utilisées par la cellule lors de la synthèse des chromosomes. La chromatine, qui fixe les couleurs des préparations histologiques, apparaît tantôt sous la forme de grumeaux, tantôt sous celle d'un cordon enroulé sur lui-même. Elle représente la substance de base des chromosomes. On décrit sous le nom de chromatine sexuelle (ou corpuscule de Barr) une petite masse, accolée au nucléole ou à la face interne de la membrane nucléaire, surtout abondante chez la femme : elle serait formée par l'accolement de deux chromosomes X caractéristiques du sexe féminin.

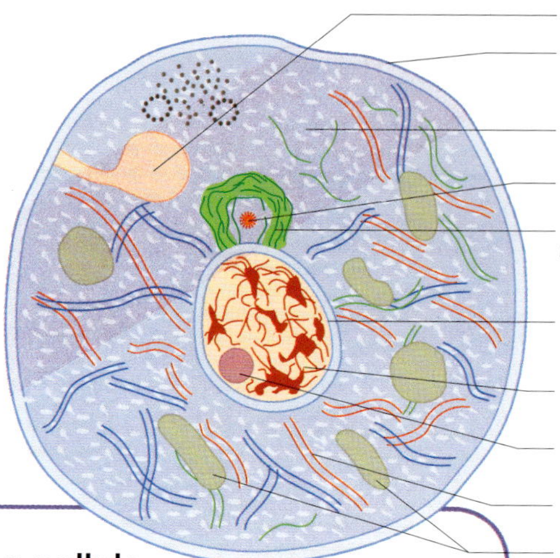

Unité première de la matière vivante, la cellule est constituée de nombreux éléments.

La cellule

La cellule est l'unité fondamentale, la plus petite masse organisée de matière vivante. Chez les mammifères, sa taille varie de sept microns (sept millièmes de millimètre) à quarante microns. On estime que le corps humain est constitué d'à peu près cent mille milliards de cellules qui se différencient en plusieurs familles selon le rôle qu'elles ont à jouer dans l'organisme.

Le noyau baigne dans sa substance fondamentale (le nucléoplasme) limitée en périphérie par la membrane nucléaire. Dans cette substance, on trouve deux substances primordiales à la vie de la cellule : l'acide désoxyribonucléique (ADN) et l'acide ribonucléique (ARN). L'ADN et l'ARN représentent un codage génétique d'informations propres à chaque individu avec une partie de leur composition commune à chaque espèce. De ce codage dépendent l'organisation et le fonctionnement de tout organisme.

Le reste de la cellule est composé du cytoplasme dans lequel se trouvent de nombreux constituants. Le cytoplasme se présente

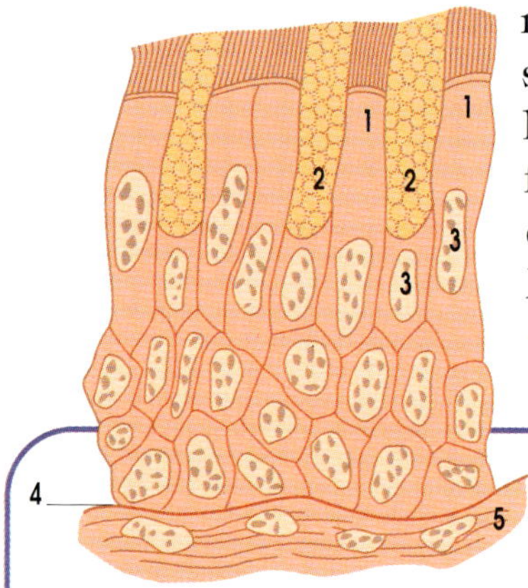

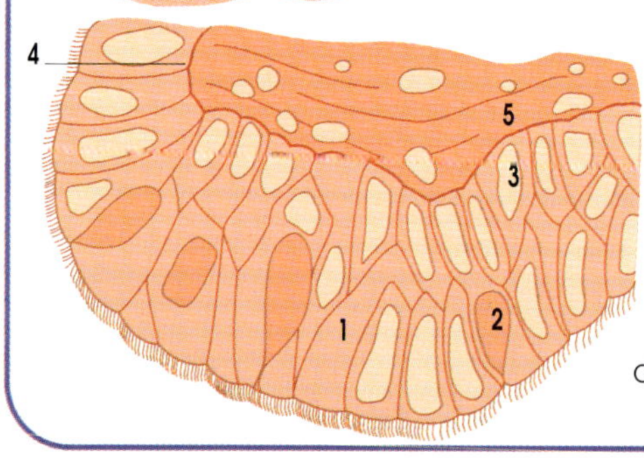

Le rôle de la membrane cellulaire

La membrane cellulaire qui limite le cytoplasme en périphérie est une substance dense et élastique dont le rôle est multiple. Elle donne sa forme à la cellule, assure le contact avec les éléments voisins, règle les échanges avec le milieu ambiant grâce à une perméabilité sélective lui permettant de choisir les substances qui doivent pénétrer et sortir de la cellule.

Coupe de la membrane cellulaire, délimitant la périphérie du cytoplasme :
1. Cellules épithéliales ciliées.
2. Cellules muqueuses.
3. Noyaux.
4. Membrane basale.
5. Tissus conjonctifs.

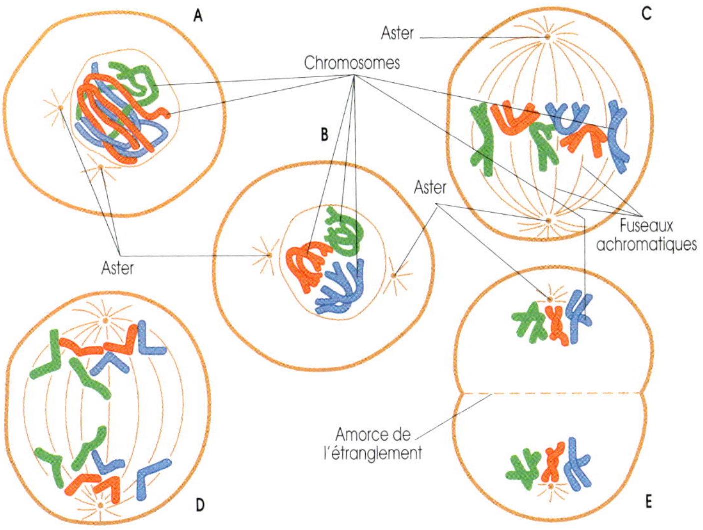

La division cellulaire ou mitose. Il n'est pas de cellule qui ne soit pas la résultante de la division d'une autre.
A. Apparition de chromosomes dans le noyau.
B. Les chromosomes se dédoublent de manière identique.
C. Apparition des fuseaux achromatiques reliant les asters aux deux pôles. La membrane nucléaire a disparu.
D. Chaque chromosome identique migre à un pôle opposé de la cellule.
E. Reconstitution de deux cellules identiques à la cellule mère qui comporteront les mêmes informations.

comme une masse transparente gélatineuse limitée en périphérie par une membrane cellulaire.

Il contient, en plus du noyau, les mitochondries, l'appareil réticulé de Golgi, les vacuoles et le centrosome. L'appareil réticulé de Golgi est une sorte de petit sac allongé situé près du noyau et qui, comme les mitochondries, paraît jouer un rôle important dans l'activité chimique de la cellule. Les vacuoles sont de petites cavités dans lesquelles s'accumulent les substances solubles élaborées par la cellule, les substances de réserve (lipides, glucides, protides) et aussi les déchets avant leur élimination. Le centrosome est placé contre le noyau et joue un rôle prépondérant dans tous les mouvements de la cellule, en particulier dans le phénomène de division cellulaire. On trouve encore dans le cytoplasme d'autres éléments, en quantités infinitésimales, tels le soufre, le chlore, le cobalt, le cuivre, l'or, le fer ou le zinc, qui n'ont pu être découverts qu'avec les méthodes d'analyse modernes.

Les mitochondries

Les mitochondries sont des corpuscules existant au sein de toutes les cellules, tant animales que végétales ; elles servent de support aux enzymes qui sont à la base des réactions chimiques se produisant dans la cellule.

LA REPRODUCTION CELLULAIRE

L'une des caractéristiques des cellules réside dans leur capacité à se multiplier en se divisant en deux : ce phénomène s'appelle la mitose.

La mitose s'effectue en plusieurs phases. Lors de la première, les nucléoles disparaissent, le centrosome se divise en deux parties qui vont se placer en deux points diamétralement opposés de la cellule. Autour de ces deux centrosomes nouvellement constitués se forment des stries rayonnantes : les asters. Dans le noyau, la chromatine se rassemble dans des corpuscules : les chromosomes, dont le nombre est constant pour chaque espèce animale (quarante-six chez l'être humain).

La deuxième phase est caractérisée par la disparition de la membrane nucléaire. Le nucléoplasme se confond ainsi avec le cytoplasme. Les deux centrosomes sont reliés entre eux par des stries qui, en se réunissant, prennent la forme d'un fuseau : le fuseau achromatique. Les chromosomes viennent se placer au centre du fuseau et se divisent à leur tour, chacun en deux nouveaux chromosomes, il y a donc en tout et momentanément quatre-vingt-douze chromosomes.

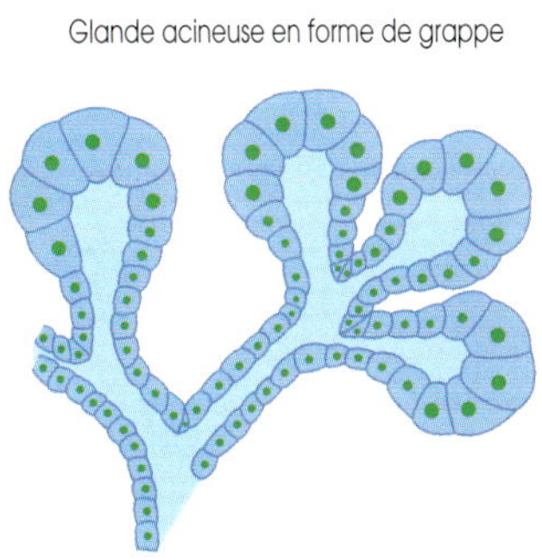

Le tissu épithélial glandulaire comporte des cellules glandulaires de formes variées (dont on voit les noyaux en vert sur le dessin) qui prennent dans le sang les substances dont elles ont besoin et en sécrètent d'autres à l'extérieur.

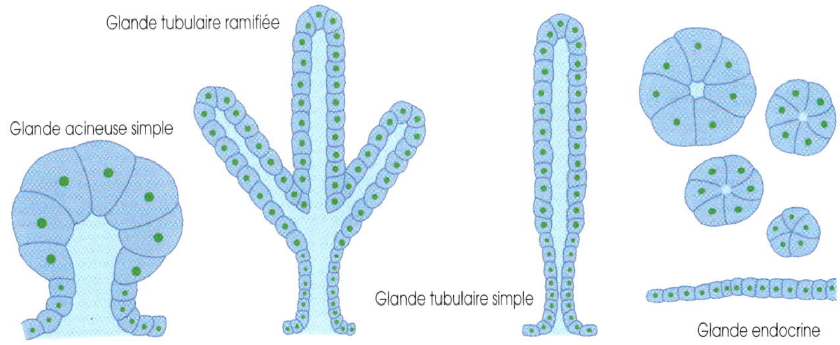

Lors de la troisième phase, dite de migration, les nouveaux chromosomes (quarante-six de chaque côté) glissent lentement le long des fibres du fuseau et arrivent aux pôles où se trouvent les centrosomes. Deux couronnes de chromosomes, en nombre égal, se forment autour des centrosomes.

Durant la quatrième phase, les chromosomes des deux pôles de la cellule se retransforment en chromatine originaire et un noyau se reconstitue à chaque pôle avec sa membrane nucléaire. Pendant ce temps le cytoplasme commence à se scinder, avec les mêmes éléments initiaux (appareil réticulé, mitochondries, etc.) de chaque côté.

Finalement, ce sont deux cellules distinctes qui viennent de s'individualiser à partir d'une seule et qui vont se séparer.

LES TISSUS

La multiplication des cellules aboutira, par le biais d'une différenciation cellulaire, à la formation de tissus. Chaque tissu est formé d'un ensemble de cellules caractérisées par une structure et une fonction physiologique déterminées. Il existe deux grandes catégories de tissus : les parenchymes et les mésenchymes.

Les parenchymes sont faits de tissus, tels les épithéliums composés presque exclusivement de cellules. Les mésenchymes sont constitués de cellules séparées par une substance intercellulaire très abondante, tels les tissus de liaison ou tissus conjonctifs.

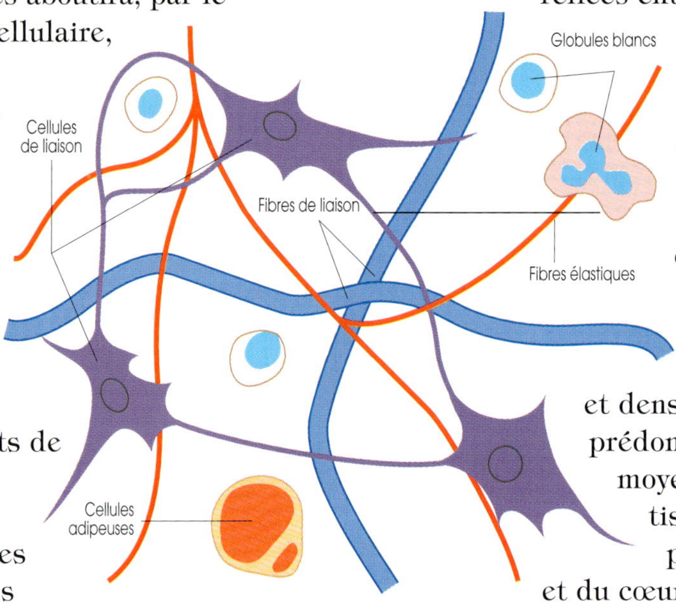

On voit sur ce dessin les différents éléments du tissu de liaison. C'est un tissu de soutien qui accompagne tous les épithéliums et occupe tous les interstices situés entre les organes.

• **Les parenchymes.** Le tissu épithélial de revêtement recouvre la surface du corps humain et en tapisse les cavités internes. Il est constitué de cellules plates disposées en de nombreuses couches superposées d'où son nom d'épithélium pavimenteux stratifié (par exemple l'épiderme, partie la plus superficielle de la peau).

Il existe d'autres épithéliums : l'épithélium prismatique stratifié muni de cils vibratiles qui tapisse l'intérieur de la trachée et des bronches, l'épithélium prismatique simple qui tapisse la paroi intestinale et possède une fonction d'échange et le tissu épithélial glandulaire qui joue un triple rôle : il puise dans le sang les substances dont il a besoin, il élabore, à partir de ces substances, une sécrétion particulière et la rejette à l'extérieur de la cellule. Les cellules glandulaires ont deux pôles distincts, un pôle sanguin et un pôle excréteur.

• **Les mésenchymes.** Les mésenchymes sont essentiellement constitués de tissu conjonctif (ou tissu de liaison) qui présente des variantes suivant sa localisation et sa fonction. Ce tissu accompagne tous les épithéliums et occupe tous les interstices situés entre les organes. Il forme ainsi une capsule fibreuse assez résistante autour des organes et une trame continue à l'intérieur de ceux-ci.

Il se présente sous forme de cellules étoilées reliées entre elles par des prolongements de cytoplasme et par une substance intercellulaire semi-fluide qui renferme des fibres conjonctives et des fibres élastiques. Ce tissu conjonctif se distingue en tissu conjonctif simple, en tissu tendineux aux fibres conjonctives nombreuses et denses, en tissu élastique qui prédomine dans la tunique moyenne des grosses artères, en tissu endothélial qui revêt la paroi interne des vaisseaux et du cœur, en tissu adipeux qui forme la graisse organique, en tissu cartilagineux avec la présence de chondrine dans la substance inter-cellulaire, et en tissu osseux caractérisé par son extrême dureté due à la présence de sels de calcium.

En pratique, les tissus sont classés suivant leurs formes et leurs fonctions. Parmi les autres tissus mésenchymateux, on trouve le tissu musculaire, formé de cellules allongées contractiles, et le tissu nerveux dont les neurones sont conçus pour recevoir des stimuli (sensibilité), transmettre les ordres du système nerveux central (motricité) et élaborer les sensations (système sensoriel).

LE SQUELETTE

LE SQUELETTE, formé par l'assemblage des os, constitue la charpente de l'organisme. Par le jeu des articulations, il permet à l'homme de bouger et de marcher grâce à l'action des muscles. La forme des os est directement influencée par leur fonction (le fémur est plus gros et plus long) et par les forces musculaires qui s'y appliquent.

1. LES OS

La structure des os

Le tissu osseux (la plus grande partie de l'os) est un tissu conjonctif caractérisé par sa composition en sels de calcium (87%). Il existe deux variétés de tissus osseux ayant des fonctions différentes : l'os cortical (ou os compact) et l'os trabéculaire (ou os spongieux).

• **L'os cortical** constitue la partie externe et périphérique de l'os, telle une colonne osseuse, homogène et d'égale résistance sur toute son étendue. Cet os assure la force et le maintien du squelette.

• **L'os spongieux** se situe à l'intérieur de l'os, un peu dans la «colonne» mais surtout dans les extrémités renflées de l'os. C'est un tissu qui est criblé de larges cavités que séparent des cloisons grêles correspondant à la moelle osseuse, lieu de synthèse des cellules sanguines et lieu d'échanges des nutriments de l'os.

On distingue trois types d'os selon leur forme : les os longs, les os courts et les os plats.

• **Les os longs** ont une forme allongée grossièrement cylindrique et sont constitués essentiellement d'os cortical dans leur partie centrale que l'on appelle la diaphyse. Celle-ci est parcourue en son centre par le canal médullaire dans lequel on retrouve l'os spongieux. Les extrémités de l'os long sont renflées et portent le nom d'épiphyse, une à chaque extrémité. C'est dans celles-ci que l'on trouve en plus grande majorité l'os spongieux recouvert d'un peu d'os cortical. Cet os cortical est lui-même recouvert du cartilage articulaire.

Pendant toute la croissance de l'os, l'épiphyse et la diaphyse sont séparées par une

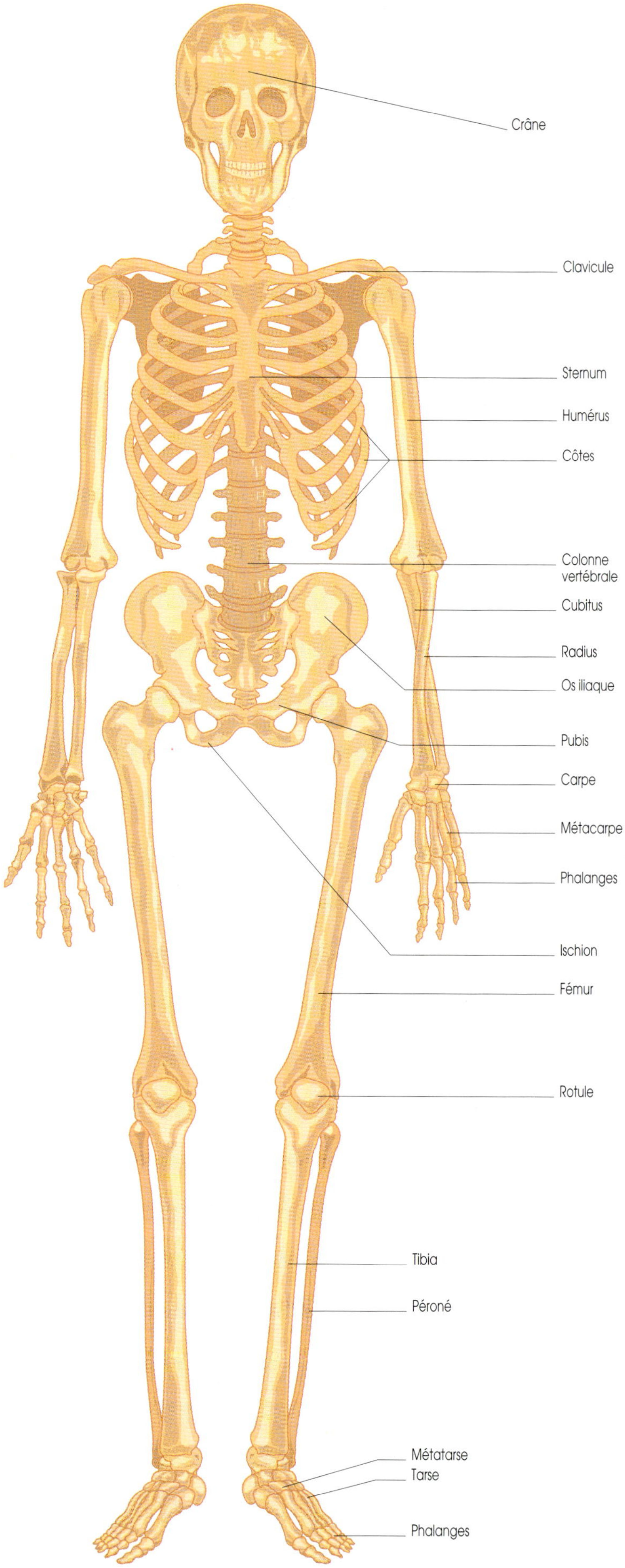

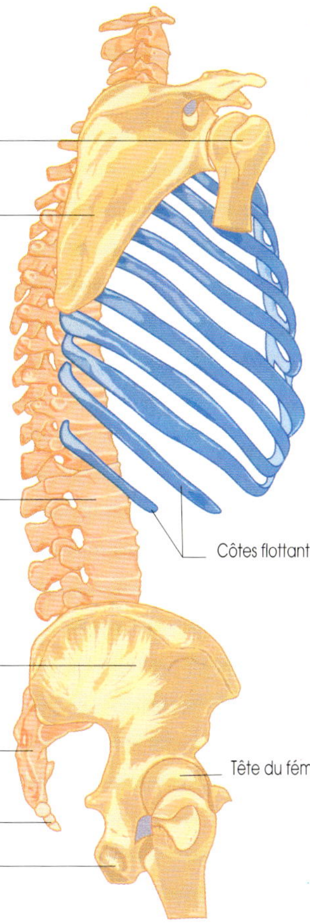

Il est remarquable d'observer que, dans l'univers physique, tout est affaire de structure à la base. Si l'on veut bâtir une maison ou un pont, si l'on désire construire un appareil ou un avion, ou élaborer même une œuvre intellectuelle (peinture, bilan financier, plan d'une activité précise), il nous faut une structure sur laquelle s'articuleront toutes les composantes futures. Le squelette humain est un exemple de ce principe fondamental.

La structure microscopique de l'os

Vue au microscope, une lamelle d'os est composée de nombreuses cellules étoilées (ostéocytes) reliées entre elles par des prolongements, et d'une substance fondamentale. Dans l'os compact, les ostéocytes sont disposés en cercles concentriques autour d'un canal, le canal de Havers, qui contient des capillaires sanguins et des fibres nerveuses. Les ostéocytes participent au renouvellement permanent de la substance osseuse. Leur nombre diminue au fur et à mesure que l'âge avance. La substance fondamentale est une matière riche en albumine et en sels de calcium. Ces derniers, spécifiques au tissu osseux, confèrent à l'os sa dureté et sa capacité à soutenir le poids du corps. Si par exemple on brûle un os, il ne reste que des cendres exclusivement composées de ces sels de calcium (phosphates et carbonates de calcium). En revanche, si on plonge un os dans de l'acide chlorhydrique, il ne reste plus que la substance fondamentale molle et flexible.

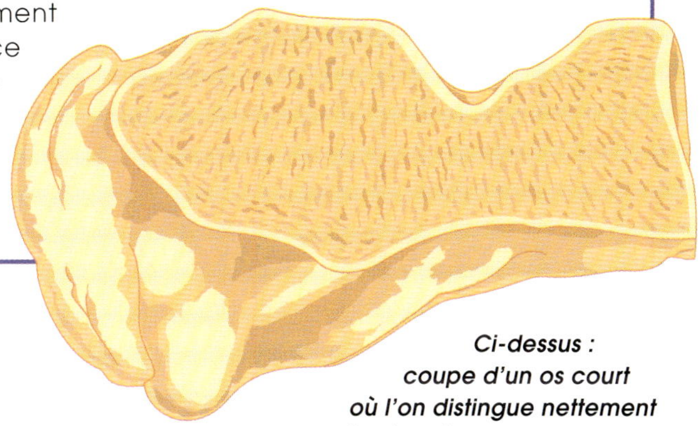

Ci-dessus : coupe d'un os court où l'on distingue nettement les cavités séparées par de fines cloisons. C'est là que se trouve la moelle osseuse et où s'élabore la synthèse des cellules sanguines.

zone que l'on appelle le cartilage de conjugaison ou la métaphyse. Elle est responsable de la croissance en longueur de l'os, alors que la croissance en épaisseur se fait par apposition successive de couches d'os.

Les principaux os longs sont : pour le membre supérieur, l'humérus, le radius et le cubitus ; et pour le membre inférieur, le fémur, le tibia et le péroné.

• **Les os courts** ont une forme ramassée et sont aussi constitués de tissu spongieux recouvert d'une couche superficielle d'os cortical. Ce sont en particulier les os de la main et du pied.

• **Les os plats** sont ainsi dénommés car ils ont une surface étendue pour une faible épaisseur. Ils ont la même composition que les autres os. Les principaux sont les os du crâne et les côtes, malgré leur longueur.

Si l'on regarde un os à l'œil nu, on peut apercevoir de petits trous qui sont en fait des entrées de canaux. Dans ces canaux circulent des nerfs et des vaisseaux qui vont nourrir la moelle osseuse et l'os lui-même.

Quelle que soit leur forme, les os sont revêtus d'une membrane fibreuse, le périoste, qui a une fonction vitale pour l'os. Il permet la croissance en longueur de l'os, il est à la base de son développement en épaisseur, il le protège, et sert de lieu d'insertion de toutes les fibres tendineuses des muscles. Si l'on ôte le périoste, l'os meurt.

La formation des os

Les os se forment soit à partir du tissu conjonctif (os du crâne et ceux de la face, etc.), soit à partir d'une ébauche cartilagineuse (os longs, etc.). La transformation de certaines zones du tissu conjonctif en os est marquée, au début, par l'apparition de cellules particulières, les ostéoblastes. Au fur et à mesure de la calcification,

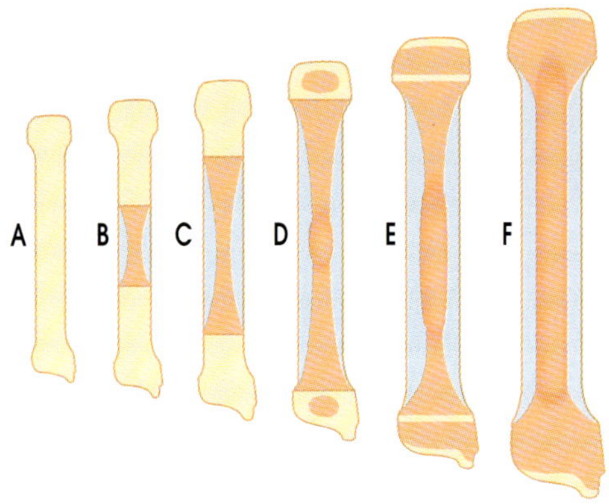

Schéma de croissance d'un os long. Avant la naissance, les os longs sont composés de cartilage (A) ; après la naissance (B, C) se forme un centre d'ossification dans la diaphyse, transformant le cartilage en os. Les épiphyses commencent à s'ossifier (D) ; au centre de l'os apparaît le canal médullaire ; entre les épiphyses et la diaphyse, on trouve un cartilage de conjugaison (E) qui permet la croissance de l'os et qui disparaît (F) à l'âge adulte, vers 20-25 ans.

ces cellules se trouvent emprisonnées dans l'os et deviennent, par différenciation, des ostéocytes. Le processus d'ossification fœtale, dans les os du crâne, débute dans le centre de l'os et gagne progressivement la périphérie jusqu'à la membrane qui sépare les différents os les uns des autres. Cette membrane est, à la naissance de l'enfant, réduite à de petites zones, les fontanelles.

Différemment, les os longs dérivent d'une ébauche cartilagineuse. Dans l'épaisseur du cartilage, quelque temps avant la naissance de l'enfant mais surtout après, apparaissent des centres (ou noyaux) d'ossification qui transforment le cartilage en os. Dans les os longs (membres), il existe un noyau d'ossification dans la diaphyse et un dans chacune des épiphyses. Entre diaphyse et épiphyses existent pendant toute la croissance des zones intermédiaires, appelées métaphyses ou cartilages de conjugaison, au niveau desquelles s'effectue la croissance en longueur de l'os. Si l'essentiel de la croissance est faite vers dix-neuf ans, les cartilages de conjugaison ne disparaissent totalement qu'à vingt-cinq ans.

La croissance en épaisseur de l'os est l'œuvre du périoste. Un fragment de périoste prélevé sur un os vivant et inséré sous la peau se met à fabriquer une mince couche osseuse. Si cette activité périostique dure toute la vie, elle ralentit au cours de la vieillesse. Le diamètre de l'os s'accroît donc chez l'adulte mais d'une façon extrêmement lente.

Cependant il n'en résulte pas un épaississement de l'os cortical car l'intérieur de celui-ci est le siège d'un renouvellement osseux cellulaire qui le ronge et le maintient à une épaisseur constante sauf au cours de la vieillesse où son épaisseur décroît. Donc cet accroissement de taille profite à la cavité médullaire riche en vaisseaux, en cellules médullaires et graisseuses.

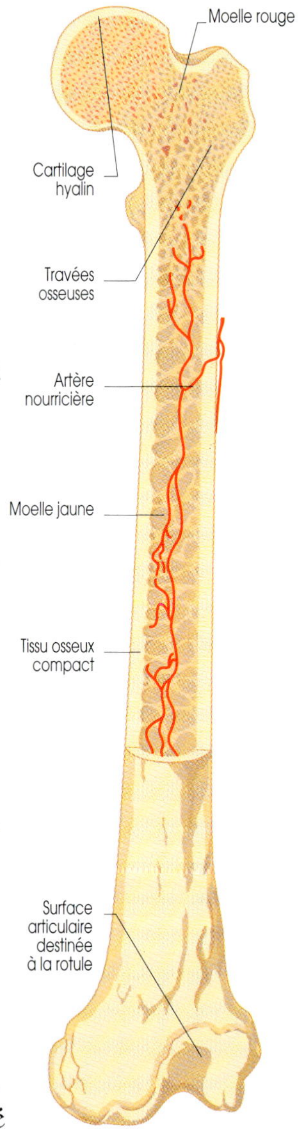

Coupe partielle d'un fémur : aux extrémités les épiphyses, recouvertes d'une fine couche d'os cortical et enrobées de cartilage articulaire, concentrent l'essentiel de la moelle osseuse rouge. La partie médiane de l'os abrite la cavité médullaire remplie de moelle jaune ; elle est entourée d'une couche compacte d'os cortical et traversée par une artère nourricière.

Les os du squelette de la tête

Le squelette de la tête est composé par les os du crâne et ceux de la face.

• **Les os du crâne.** On distingue les os qui forment la voûte crânienne (protégeant l'encéphale) et ceux qui constituent la base du crâne (s'articulant avec les vertèbres).

Quatre os composent la voûte : l'os frontal, l'os occipital et les deux os pariétaux.

L'*os frontal,* placé en avant, délimite à sa partie inférieure l'arc supérieur de l'orbite. Il présente deux légers bombements qui constituent les bosses du front dont l'importance est variable d'un individu à l'autre.

L'*os occipital,* à la partie postérieure du crâne, présente à sa partie inférieure un trou (appelé trou occipital) par lequel passe la moelle épinière, et deux protubérances qui, s'articulant avec la première vertèbre (atlas), permettent à la tête de se mouvoir.

Les deux *os pariétaux* se situent latéralement entre l'os occipital en arrière et l'os frontal en avant.

La ligne de jonction de ces os (ou suture) est très tourmentée. On distingue la suture sagittale entre les deux os pariétaux sur la ligne médiane du crâne, la suture lambdoïde (ayant la forme de la lettre grecque lambda)

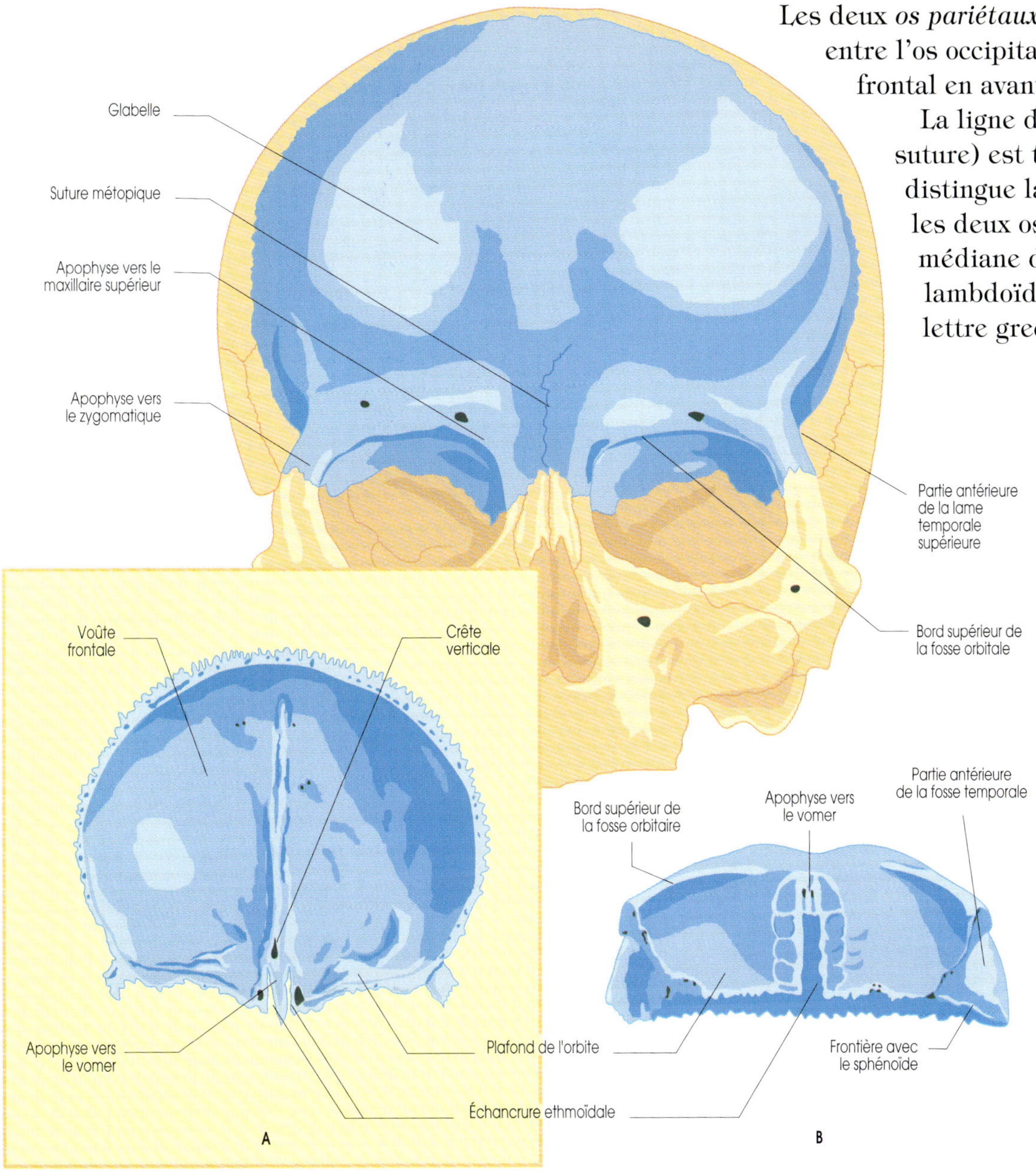

L'os frontal, placé en avant, compose avec l'os occipital et les deux pariétaux, la voûte crânienne. Sur la vue de face, on note les deux bombements qui constituent les bosses frontales plus ou moins apparentes suivant les individus. La vue endocrânienne (en A) montre sa structure en forme de coquille et la vue d'en bas (en B), l'échancrure ethmoïdale qui sépare les deux orbites.

Ci-dessous : occiput vu de l'intérieur. La moelle épinière passe par le trou occipital. La bosse endocrânienne, point de jonction des lames occipitales et de la crête verticale, délimite les quatre fosses crâniennes.

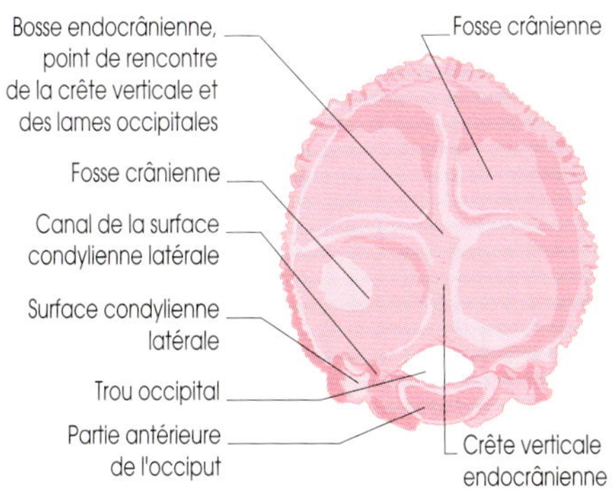

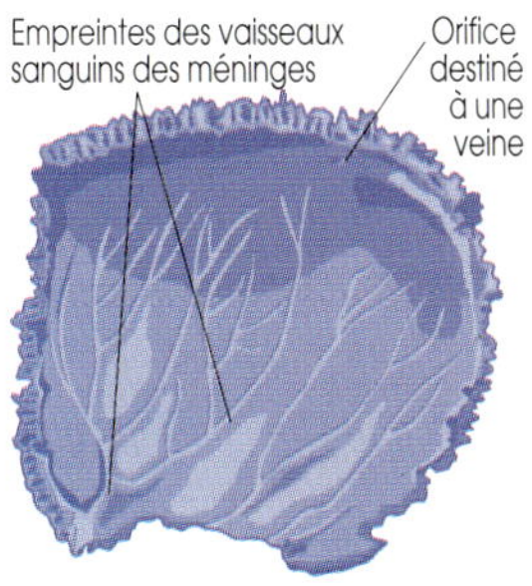

Partie endocrânienne du pariétal.

L'os occipital vu de dos. On notera la suture lambdoïde (formant le dessin de la lettre grecque lambda) qui soude l'occiput aux pariétaux.

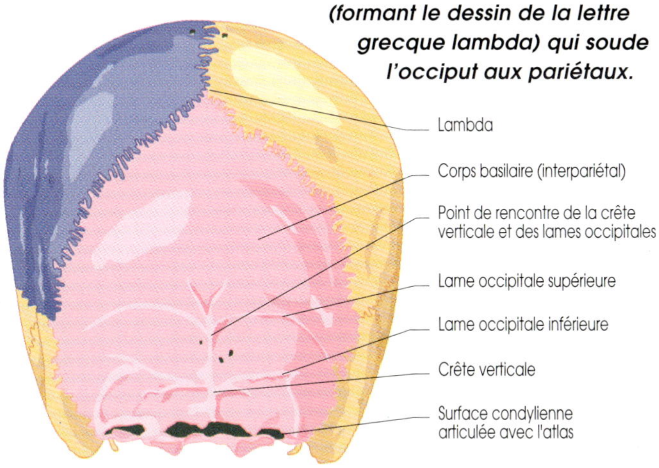

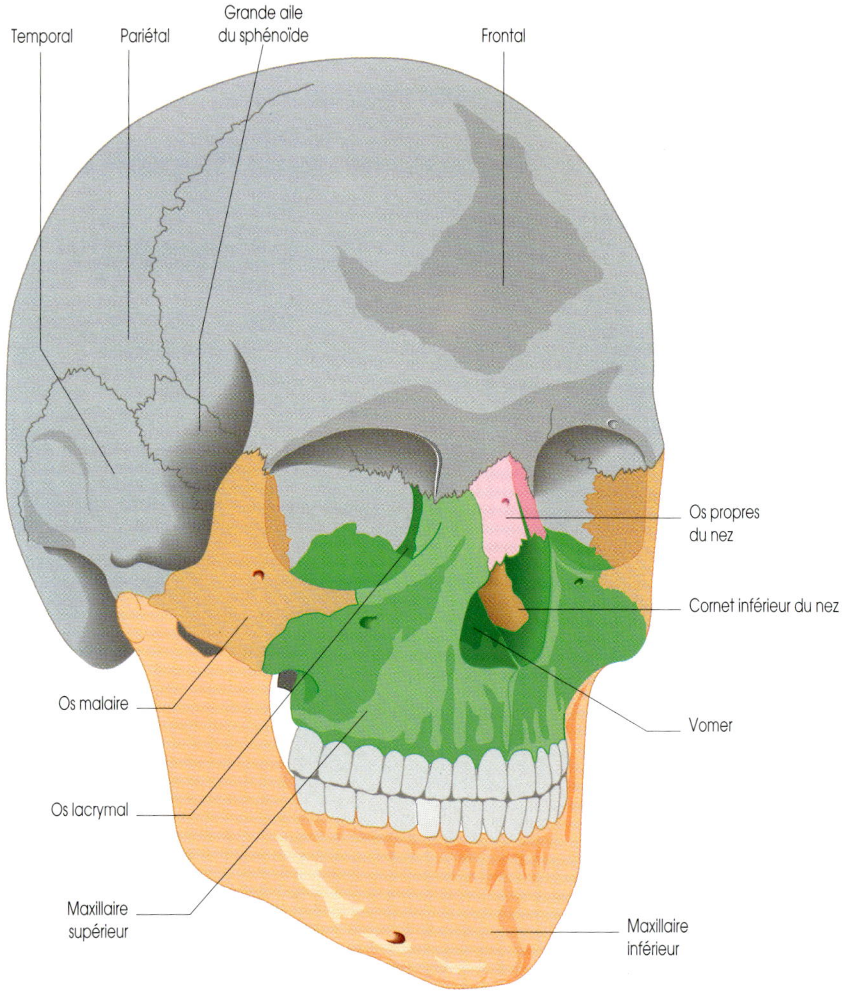

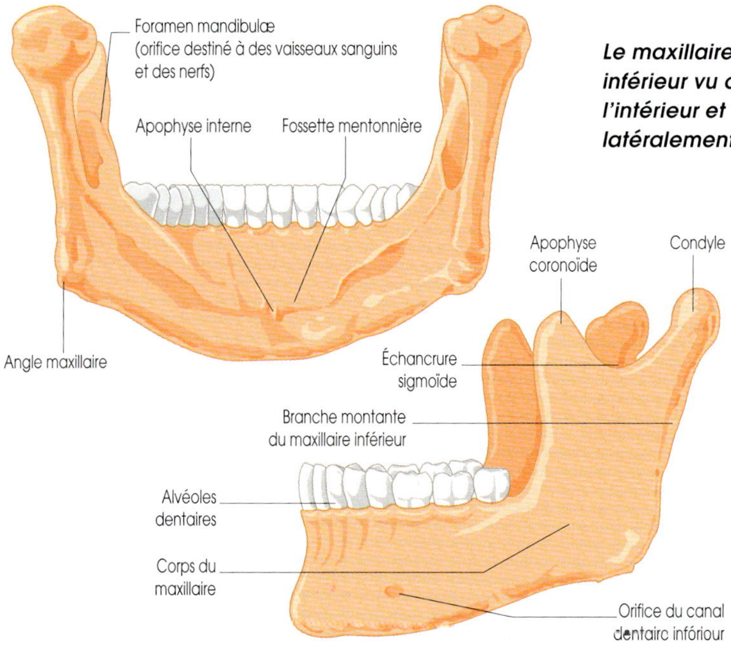

Le maxillaire inférieur vu de l'intérieur et latéralement.

Les os de la face du crâne forment quatre cavités principales, celles des orbites, du nez et de la bouche. Certains os ont été représentés à part sur la page de droite (avec les mêmes couleurs que sur le crâne complet) :
A et B. L'os lacrymal vu de l'extérieur et de l'intérieur.
C et D. Les deux os propres du nez vus de l'extérieur et de l'intérieur.
E. Vue antérieure des deux os palatins.

entre les os pariétaux et l'os occipital, et la suture coronarienne en avant entre les os pariétaux et l'os frontal. Ces sutures contribuent à la dureté du crâne mais ne sont pas perceptibles à la palpation du cuir chevelu. Par contre, chez le nouveau-né et le jeune enfant, on distingue nettement un espace entre ces os qui donnera à l'âge adulte les sutures, mais qui, pour l'heure, sont les fontanelles. On peut percevoir le pouls cardiaque en les palpant doucement. Ces *fontanelles* sont la fontanelle frontale qui se trouve à la jonction des futures sutures coronarienne et sagittale, la fontanelle occipitale ou postérieure, au point de rencontre des futures sutures sagittale et lambdoïde, et la fontanelle sphénoïdale ou ptérique des deux côtés, au point de rencontre des os temporal, pariétal, frontal et sphénoïde.

• **Les os de la base du crâne.** Si la voûte crânienne recouvre et protège le cerveau, la base osseuse sert à le soutenir. Cette fonction est partagée par l'os frontal en avant et l'os occipital en arrière, mais essentiellement par l'os temporal et l'os sphénoïde.

L'*os sphénoïde* comprend un corps massif et deux prolongements latéraux, les grandes et petites ailes. Sur la face supérieure du corps, on trouve une petite dépression, la *selle turcique,* dans laquelle se loge la glande hypophysaire. De part et d'autre de cette dépression, deux petits orifices laissent le passage aux nerfs optiques. Cet os participe aux limites périphériques des fosses nasales, et présente en avant un éperon osseux sur lequel viennent s'articuler les os propres du nez.

L'*os temporal* a une forme compliquée, comme une écaille avec en son centre le conduit auditif externe et une logette à l'intérieur pour le système auditif interne. Sur sa face externe et en avant, horizontalement, on remarque l'apophyse zygomatique, et en arrière une protubérance, la *mastoïde,* os criblé d'alvéoles communicant avec l'oreille interne.

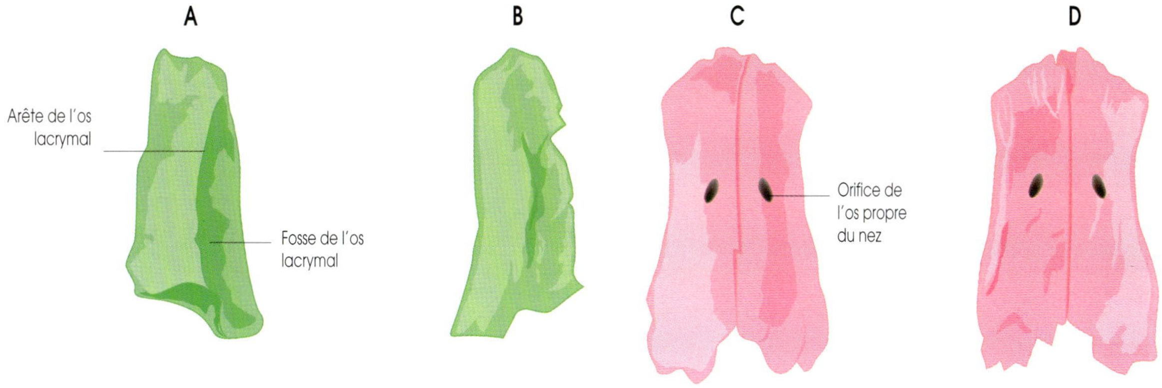

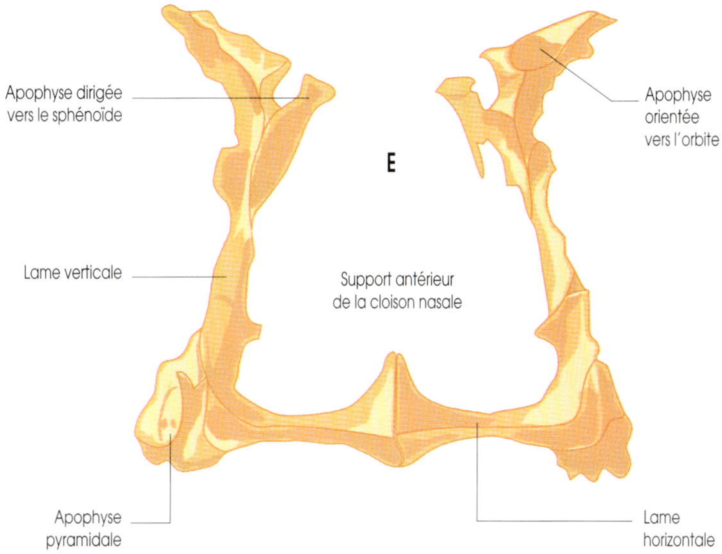

La base du crâne est perforée de nombreux orifices

Ils laissent le passage à des nerfs et à des vaisseaux. On trouve par exemple la fissure orbitale pour les nerfs moteurs et les vaisseaux de l'œil, les trous déchirés pour les artères carotides internes, les trous ronds pour le nerf maxillaire, les trous ovales pour les artères méningées moyennes, le trou occipital pour la moelle épinière, les trous jugulaires pour les veines jugulaires internes, etc.

• **Les os de la face.** Ils délimitent trois cavités principales : celles des orbites, du nez et de la bouche.

La cavité de l'orbite est délimitée par l'os frontal en haut, l'*os zygomatique* latéralement et en bas. L'os zygomatique représente à droite et à gauche le renflement des pommettes qui s'unit vers l'avant avec les os de la mâchoire et du nez et vers le haut avec l'os frontal. Le reste de l'orbite est formé par la grande aile du *sphénoïde* et par l'*os lacrymal* du côté du nez, et par l'*os palatin* qui, avec le zygomatique et l'os de la mâchoire, constituent le fond de l'orbite. Dans la partie nasale, la paroi de l'orbite est formée de l'*éthmoïde.* Cet os appartient à la fois à l'orbite par ses faces latérales, mais aussi aux fosses nasales par sa face inférieure. Il se situe derrière l'os frontal et présente en son sein des alvéoles qui constituent la partie éthmoïdale des sinus. C'est à ce niveau et par l'intermédiaire des terminaisons nerveuses des nerfs olfactifs que se perçoivent les odeurs.

La cavité nasale se situe entre les deux cavités orbitales, au-dessus de la cavité buccale et sous la fosse crânienne antérieure. Elle s'ouvre en avant par l'ouverture piriforme (entre les os nasaux et la mâchoire supérieure). La cavité nasale est divisée en deux par la cloison nasale faite d'un éperon fixé sur la face inférieure de l'éthmoïde, et d'un petit os plat, le *vomer.* Le plancher de la fosse nasale est constitué par le palais (dérivé de l'os de la mâchoire), le toit et les faces latérales par la face inférieure de l'éthmoïde et par une partie de la mâchoire. Dans ces parois, on trouve des protubérances ou cornets qui s'enroulent sur eux-mêmes. Entre les fosses nasales et les orbites, existe une communication : le canal lacrymal. Ainsi les larmes peuvent passer de l'œil aux fosses nasales. Dans ces fosses nasales s'ouvrent des cavités, ou sinus, dont le nom vient de l'os dans lequel elles se trouvent. Ainsi on trouve le sinus frontal (os frontal), le sinus maxillaire (os de la mâchoire), le sinus sphénoïdal (os sphénoïde), et le sinus éthmoïdal (os éthmoïde). Lorsque ces cavités sont enflammées, on parle de «sinusite».

La cavité buccale est essentiellement formée de deux os : la mâchoire supérieure (en deux parties soudées sur la ligne médiane) et la mâchoire inférieure (ou *mandibule*). La mâchoire supérieure est en rapport, en avant, avec les zygomatiques, vers le haut, avec les os du nez formant une partie de la voûte nasale et, vers l'intérieur, un prolongement, le processus palatin, s'unit à celui de l'autre côté pour former le *palais* qui est en même temps le plancher des fosses nasales. Le bord inférieur des os de la mâchoire supérieure constitue l'arcade dentaire supérieure et présente des alvéoles pour accueillir les dents.

La mâchoire inférieure ou mandibule est le seul os mobile de la tête, en dehors de ceux du système auditif. Elle présente un corps, en forme de fer à cheval ouvert en arrière, et deux prolongements ascendants qui vont s'articuler de chaque côté à la face inférieure de l'os temporal. Le corps comporte lui aussi des alvéoles pour tout le système dentaire inférieur. Tout cet ensemble permet la mastication.

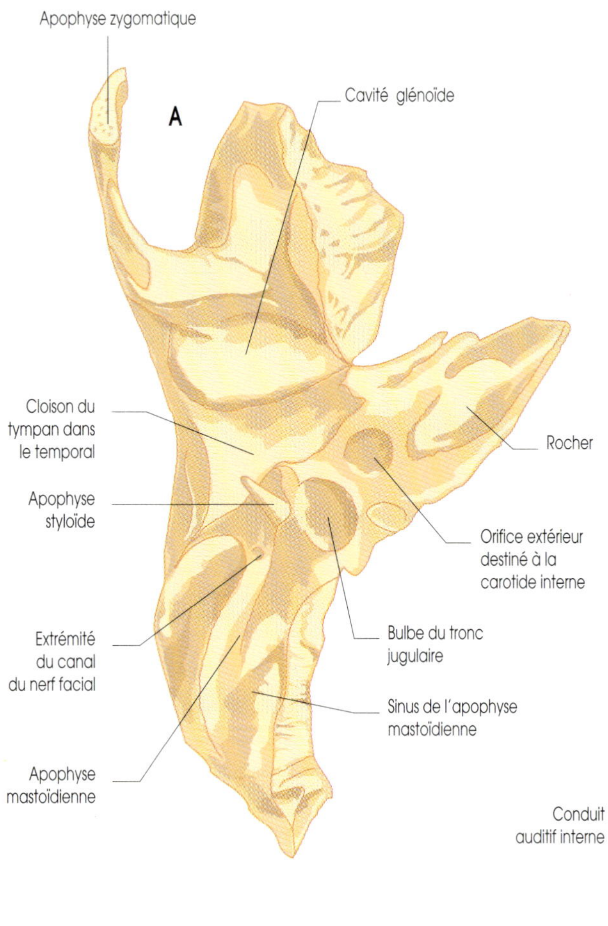

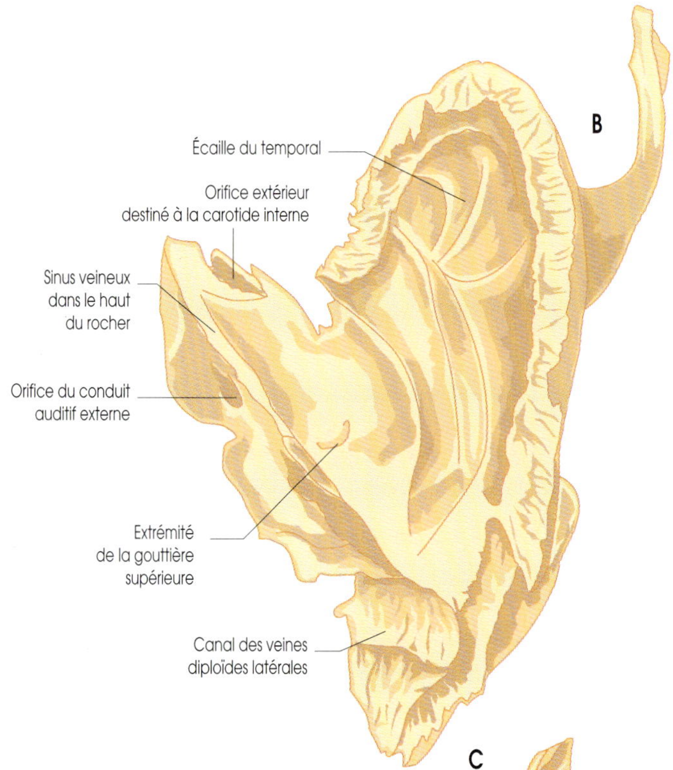

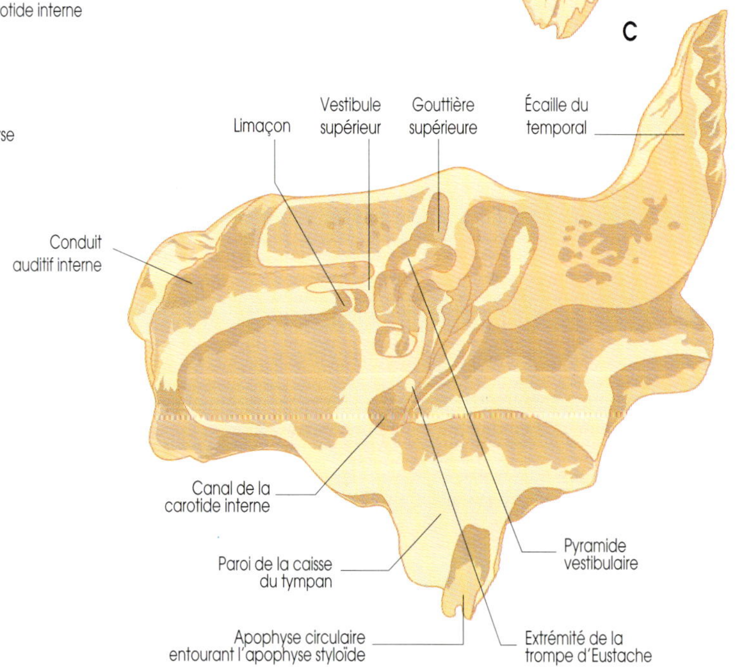

Trois aspects du temporal, de forme massive et complexe, et les différentes cavités de l'organe auditif.
A. Vus du dessous.
B. Vus de l'intérieur.
C. En coupe.

La colonne vertébrale

Aussi appelée rachis, la colonne vertébrale est composée de trente-trois pièces osseuses ou vertèbres, réparties en cinq : sept vertèbres cervicales, douze vertèbres dorsales, cinq vertèbres lombaires, cinq vertèbres sacrées soudées entre elles, et quatre vertèbres coccygiennes soudées entre elles.

Ces vertèbres présentent des caractères communs et des particularités selon leur localisation. En commun elles présentent un corps grossièrement cylindrique (dont l'épaisseur varie selon leur localisation) et un arc postérieur osseux. La superposition de ces vertèbres délimite le canal rachidien dans lequel descend la moelle épinière. On trouve sur l'arc postérieur des vertèbres des protubérances osseuses verticales : les apophyses supérieures et inférieures s'articulant avec celles des vertèbres sus- et sous-jacentes, les apophyses transverses de chaque côté (au niveau dorsal, elles sont le lieu d'articulation des côtes) et les apophyses épineuses en arrière, celles-ci sont relativement proéminentes, et ce d'autant plus que le sujet est maigre. Ces apophyses sont le lieu d'insertion des tendons musculaires qui permettent les mouvements au niveau du rachis.

Les *sept vertèbres cervicales* ont leurs apophyses transverses perçées d'un trou dont l'empilement détermine un canal dans lequel passent les artères vertébrales. L'*atlas* s'articule au niveau de l'os occipital à la base du crâne, et en dessous avec l'axis. Ces deux vertèbres ont une forme particulière

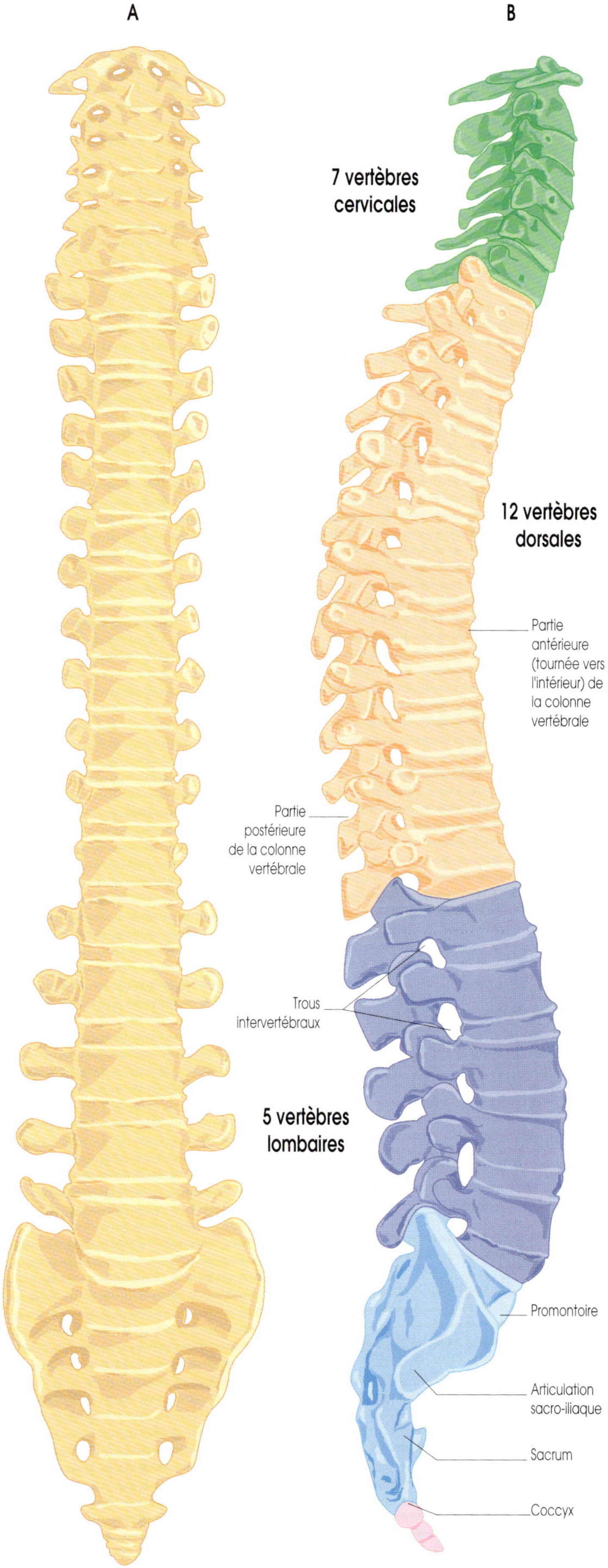

Combien d'os pour un squelette ?

Le squelette de l'homme adulte comprend 203 os sans compter des os accessoires ou «sésamoïdes» qui se trouvent près de certaines articulations mais dont le nombre est inconstant d'une personne à l'autre.

La colonne vertébrale vue de face (A) et de profil (B), avec ses quatre courbures alternées (vers l'avant et vers l'arrière).

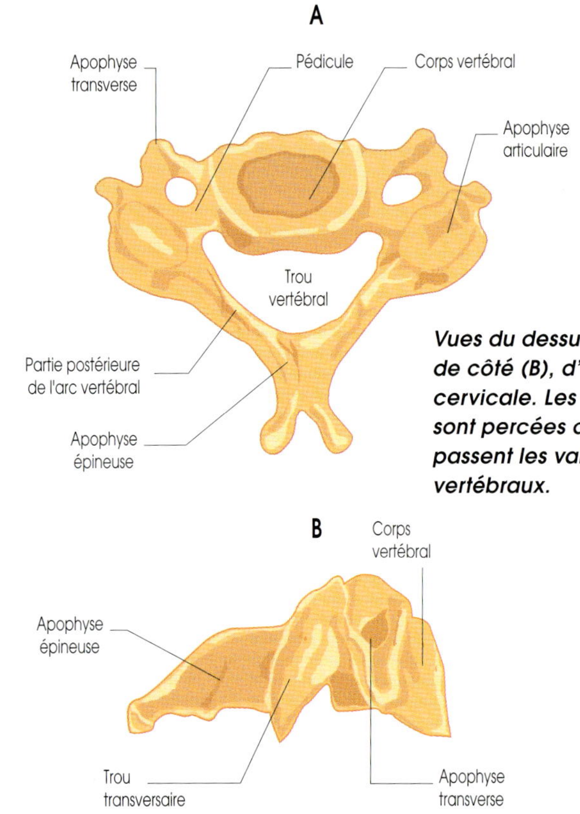

Vues du dessus (A) et de côté (B), d'une vertèbre cervicale. Les apophyses sont percées d'un trou où passent les vaisseaux vertébraux.

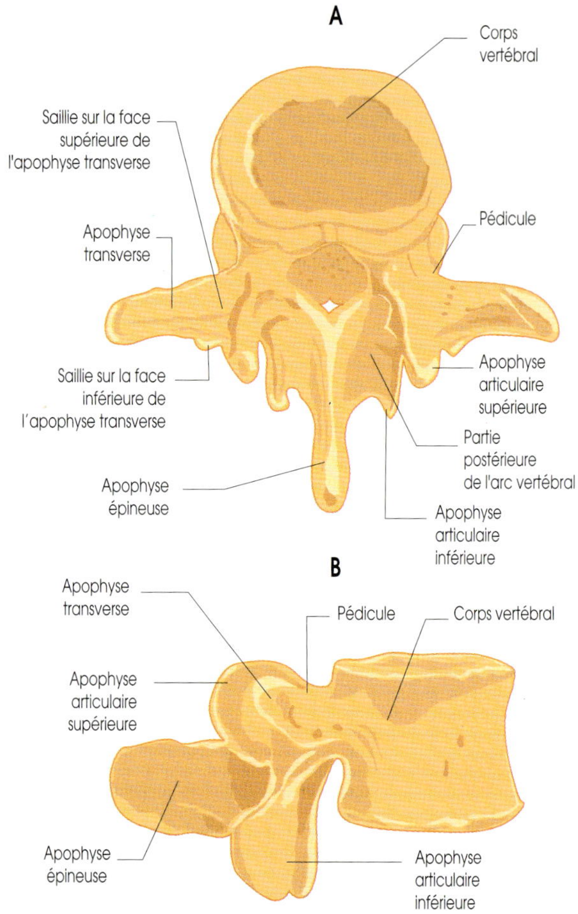

Une vertèbre lombaire, aux apophyses transverses plus développées, vue du dessus (A) et de côté (B).

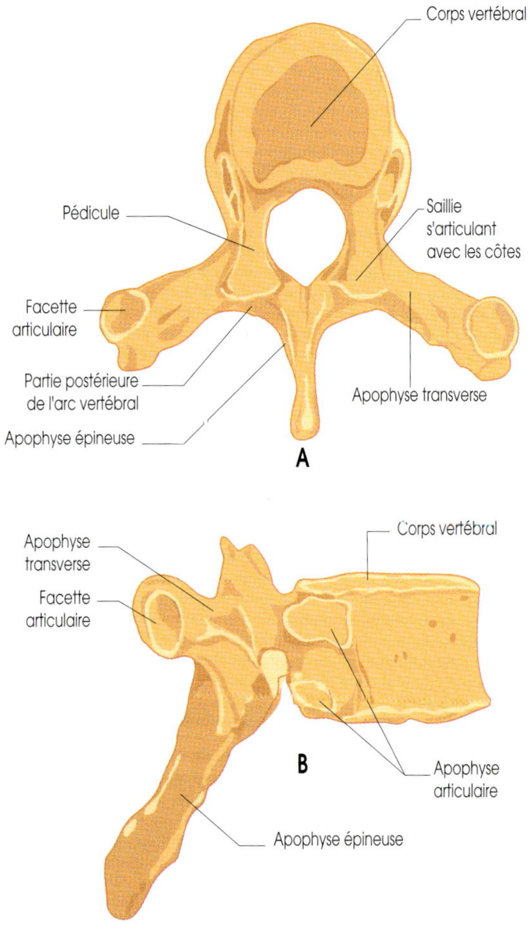

Vues de haut (A) et de profil (B) d'une vertèbre dorsale. On distingue de chaque côté, une facette articulaire où vient s'attacher la côte correspondante.

permettant les mouvements de rotation latérale de la tête. L'apophyse épineuse de la septième vertèbre cervicale est la première que l'on peut palper au doigt à la base du cou.

Les *douze vertèbres dorsales* possèdent, au niveau des apophyses transverses, une articulation supplémentaire avec les côtes.

La position des *cinq vertèbres lombaires,* plus massives que les précédentes car supportant plus de poids, détermine la cambrure.

Le *sacrum* est composé des cinq vertèbres sacrées, soudées entre elles, mais indépendantes chez le fœtus.

Les *quatre ou cinq vertèbres coccygiennes* sont aussi soudées mais relativement atrophiées par rapport à celles du dessus et sont le vestige de la queue de l'animal. Le coccyx s'articule avec le sacrum et a la particularité de se luxer pour permettre l'accouchement chez la femme.

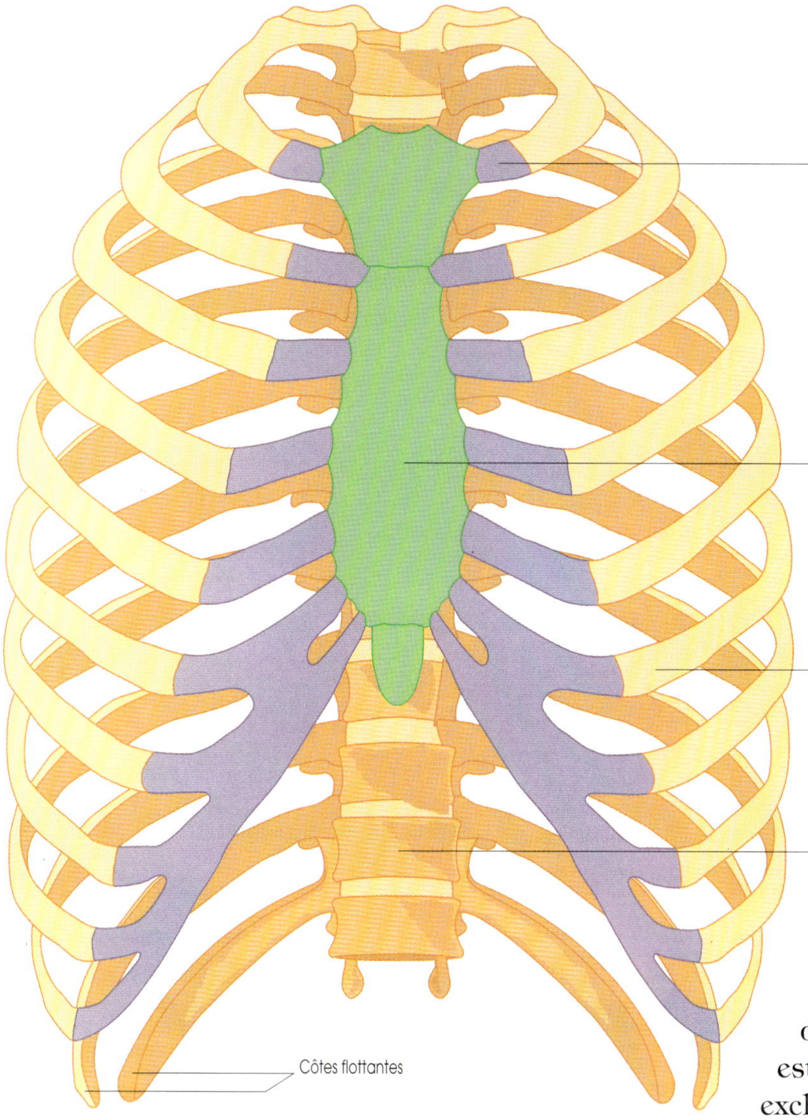

Qu'est-ce que le sternum ?

Le sternum est un os plat qui ressemble à une dague romaine. Il est fait de l'assemblage de trois os : le mannubrium à son extrémité supérieure sur lequel viennent s'insérer les clavicules ; le corps allongé sur lequel on trouve latéralement sept alvéoles où viennent s'insérer les sept premières côtes par l'intermédiaire de leur cartilage ; et la partie inférieure, l'appendice xyphoïde.

La cage thoracique vue de face. Elle est composée de deux parties principales, la colonne vertébrale et le sternum, reliées par les côtes. Les sept premières ou vraies côtes s'articulent à des échancrures du sternum, les trois suivantes se soudent à la septième côte par un cartilage.

Les os du thorax

Le thorax est composé de la cage thoracique et du rachis dorsal en arrière, du sternum en avant et, latéralement, des côtes.

• **La cage thoracique** est ouverte en haut pour laisser le passage de la trachée mais aussi des vaisseaux et de l'œsophage. Vers le bas, elle est fermée par le muscle diaphragme qui intervient aussi dans la respiration en suppléant largement aux muscles intercostaux. La cage thoracique abrite différents organes : de chaque côté, les poumons avec leurs bronches et leurs vaisseaux ; au milieu, le cœur et l'aorte ; en arrière, l'œsophage ; et latéralement, les deux veines caves et le canal thoracique.

La forme du thorax varie selon le sexe. Chez l'homme le thorax est plus conique, car l'homme respire plus avec son ventre par le biais du diaphragme, alors que chez la femme le thorax est plus ovalaire car celle-ci ne respire presque exclusivement qu'avec ses muscles intercostaux.

• **Les côtes** sont au nombre de douze paires. Seulement dix d'entre elles forment la cage thoracique, les deux dernières étant incomplètes et appelées «flottantes». Les côtes décrivent des arcs de cercle orientés en bas et en avant, puis se tournant vers le haut et au centre pour se fixer sur le *sternum*. Les sept premières côtes se fixent directement sur le sternum par leur cartilage propre, les trois paires suivantes s'unissent par un cartilage commun à celui de la septième côte : ce sont des fausses côtes. Cette disposition a pour but de faciliter la respiration car les muscles respiratoires ont tendance à horizontaliser les côtes, augmentant ainsi le volume de la cage thoracique d'une part et le volume d'air dans les poumons d'autre part. Sur la face postéro-inférieure de chaque côte circulent des vaisseaux et le nerf intercostal bien protégés. Chaque côte est réunie aux autres par les muscles intercostaux.

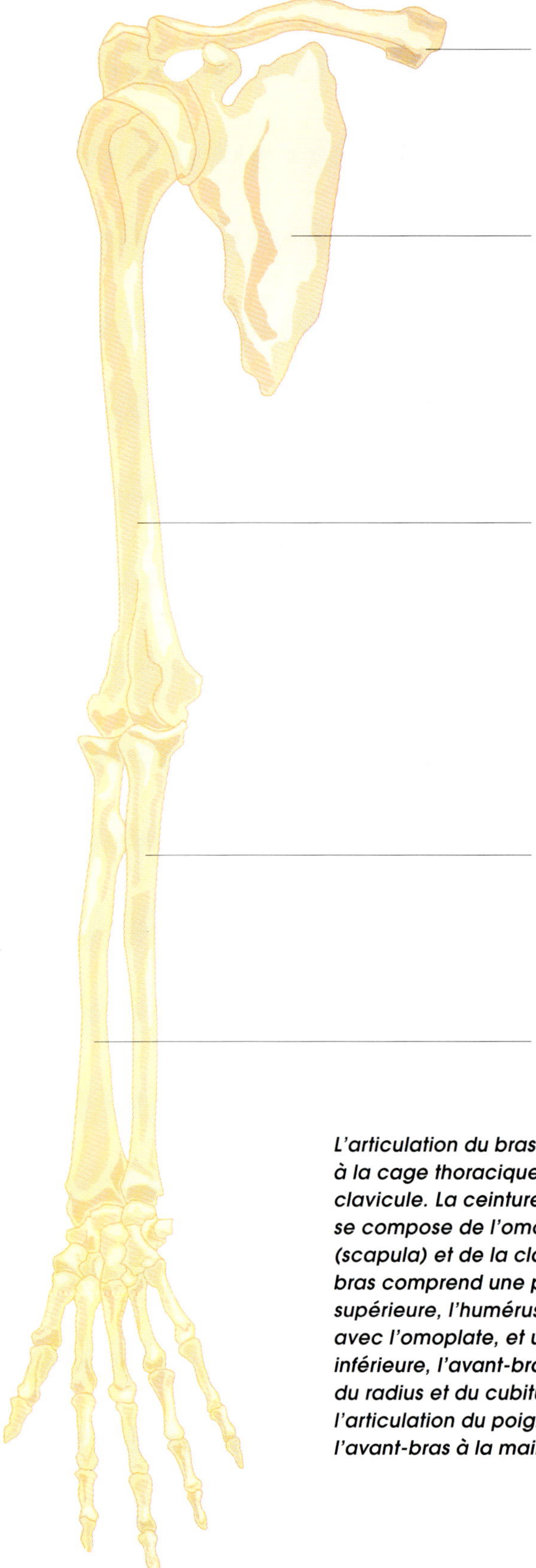

L'articulation du bras est rattachée à la cage thoracique par la clavicule. La ceinture scapulaire se compose de l'omoplate (scapula) et de la clavicule. Le bras comprend une partie supérieure, l'humérus qui s'articule avec l'omoplate, et une partie inférieure, l'avant-bras, composée du radius et du cubitus. Enfin, l'articulation du poignet joint l'avant-bras à la main.

Les os des membres

Le squelette des membres (bras ou jambe) se compose de trois segments : le premier, formé d'un os unique, s'attache au tronc ; le deuxième est composé de deux os ; le troisième est formé de nombreux os (carpe et tarse) sur lesquels s'articulent les phalanges des doigts ou des orteils. Les bras ont une large amplitude de mouvements et ont une ossature fine alors que les jambes sont plus robustes.

• **Les membres supérieurs.** La ceinture thoracique rattache le bras au thorax. Elle est composée de deux os, la clavicule et l'omoplate, qui s'articulent en avant avec le thorax par l'intermédiaire du sternum pour la clavicule et en arrière par l'intermédiaire des muscles omo-thoraciques.

La *clavicule* est un os plat qui va du mannubrium sternal jusqu'à la partie la plus externe de l'omoplate : l'acromion. Elle sert de «gouvernail» aux mouvements de l'épaule.

L'*omoplate* est un os plat formé essentiellement

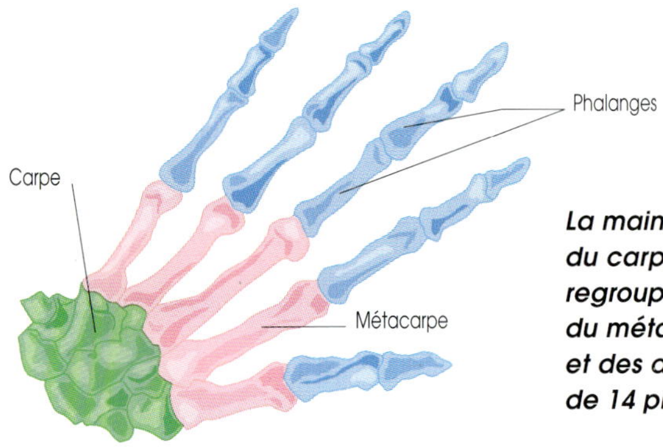

La main se compose du carpe (qui regroupe 8 petits os), du métacarpe (5 os) et des doigts, formés de 14 phalanges.

d'os cortical. Elle a une forme triangulaire et est située au niveau de la partie postérieure du thorax en regard des sept premières côtes. À sa partie postérieure, l'«épine» ou renflement osseux se termine en haut et vers l'extérieur par l'acromion sur lequel s'articule la clavicule. L'épine détermine deux fosses sous- et sus-épineuses dans lesquelles se trouvent des muscles dont la fonction est de permettre au bras de bouger. Au niveau de l'angle externe de l'omoplate se trouve la cavité «glénoïde» dans laquelle vient s'articuler l'extrémité supérieure de l'humérus.

L'*humérus* est un os long qui présente à son extrémité supérieure une portion arrondie ou «tête de l'humérus» qui s'articule avec la glène de l'omoplate. En arrière de cette tête se trouve le trochiter sur lequel viennent s'insérer les tendons des muscles de la coiffe des rotateurs venant de l'omoplate. L'épiphyse inférieure se termine par la

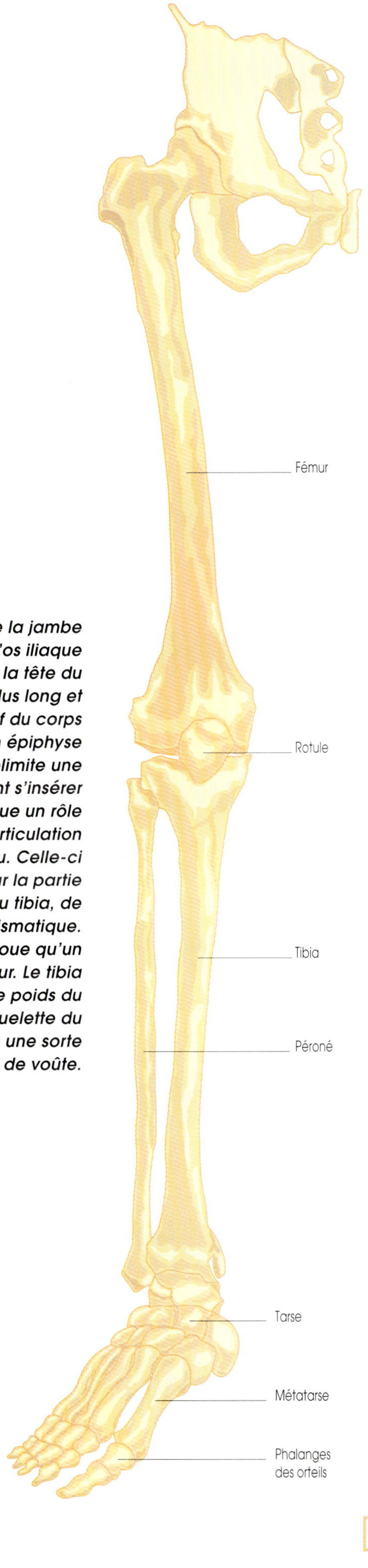

Articulation de la jambe droite. À l'os iliaque s'articule la tête du fémur, l'os le plus long et le plus massif du corps humain. Son épiphyse inférieure délimite une cavité où vient s'insérer la rotule qui joue un rôle capital dans l'articulation du genou. Celle-ci s'appuie sur la partie supérieure du tibia, de forme prismatique. Le péroné ne joue qu'un rôle mineur. Le tibia transmet tout le poids du corps au squelette du pied qui forme une sorte de voûte.

palette humérale faite de deux surfaces articulaires : en externe le condyle, s'articulant avec la tête radiale et en interne la trochlée, s'articulant avec le cubitus.

Le *radius* et le *cubitus* constituent le squelette de l'avant-bras. Le radius est situé du côté du pouce et le cubitus du côté de l'auriculaire. La partie supérieure du cubitus se termine par un crochet, l'olécrâne, qui s'enroule autour de la trochlée humérale et constitue le «coude». Le radius et le cubitus ont des formes fines afin de s'enrouler l'un autour de l'autre pour faciliter les mouvements de rotation du poignet. Ils s'articulent avec les os du carpe plus communément appelé poignet.

Le *carpe* est formé de huit os, disposés en deux rangées de quatre os. La première, en allant du côté radial au côté cubital, est composée du scaphoïde, du semi-lunaire, du pyramidal et du pisiforme s'articulant lui-même sur le pyramidal ; et la seconde selon la même direction, du trapèze, du trapézoïde, du grand os et de l'os crochu. Ces os sont articulés de telle sorte qu'ils constituent un canal ouvert en avant ou canal carpien. Cette seconde rangée s'articule avec les métacarpes situés entre les doigts et le poignet.

Le *métacarpe* est formé de cinq os allongés, dont un plus court pour le pouce, intermédiaires entre le carpe et les phalanges des doigts. On trouve à la base du pouce des ossicules surnuméraires normalement en place que l'on appelle des sésamoïdes. Parfois on en trouve à la base d'autres métacarpiens ou phalanges.

Les *phalanges*, trois pour chaque doigt sauf pour le pouce qui n'en a que deux, forment le squelette très mobile des doigts. Les tendons musculaires sont à la base de leur mouvement. Le pouce est opposable aux autres doigts.

• **Les membres inférieurs.** Ils sont rattachés au tronc par l'intermédiaire de la ceinture pelvienne constituée par le bassin. Celui-ci est formé des *deux os iliaques* s'articulant en arrière avec le sacrum. L'os iliaque est encore une fois un os plat constitué de trois parties qui se soudent à l'âge adulte. La partie supérieure ou ilion constitue l'aile iliaque et la crête iliaque sur lesquelles s'insèrent entre autres les muscles abdominaux. La partie inférieure ou ischion délimite la cavité cotyloïdienne où vient se loger la tête du fémur, et la partie la plus basse de la fesse sur laquelle s'insèrent les muscles ischio-jambiers déterminant les mouvements postérieurs de la cuisse. En avant, se trouve le pubion ou pubis se réunissant avec la partie controlatérale pour former l'articulation pubienne ou symphyse pubienne.

Schéma de l'articulation du coude.
Dans la capsule articulaire, la pression, plus basse que la pression atmosphérique, maintient les os en contact.

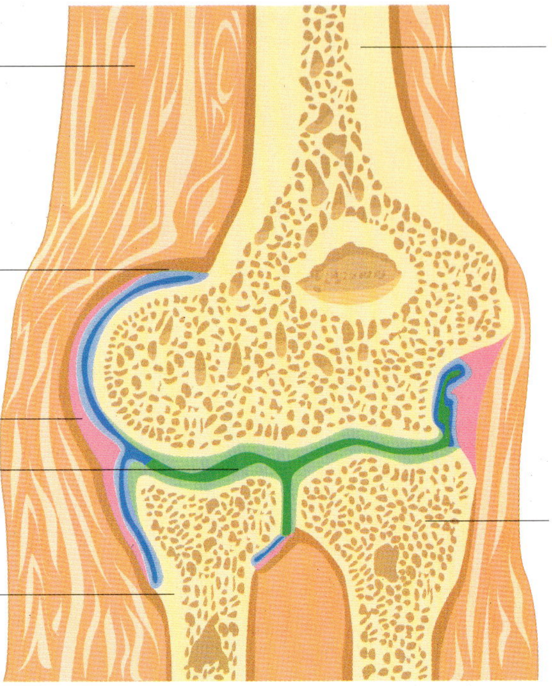

Tous ces os unis en un seul, l'os iliaque, délimitent le bassin avec le sacrum en arrière. Le «trou» intérieur détermine une cavité dont la forme est différente chez l'homme et la femme où elle est plus large en vu de l'accouchement.

En obstétrique on détermine une ligne qui unit la symphyse pubienne au sacrum appelée détroit supérieur. Selon ces mensurations on apprécie la possibilité d'un accouchement par les voies naturelles. On parle de dystocie en cas d'inadéquation entre le diamètre de la tête de l'enfant et celles des détroits supérieurs.

Le *fémur* est un os long (le plus long du squelette) qui correspond à la cuisse. L'épiphyse supérieure est formée, en interne, du col fémoral surmonté de la tête fémorale qui s'articule avec la cavité cotyloïdienne du bassin, et en externe du grand trochanter. À la partie inférieure du col se trouve le petit trochanter. Sur ces trochanters viennent s'insérer les muscles rotateurs, fléchisseurs de la cuisse sur l'abdomen. L'épiphyse inférieure du fémur est renflée, formée des deux condyles fémoraux s'articulant avec le plateau tibial pour former l'articulation du genou.

Le *tibia* et le *péroné* constituent le squelette de la jambe. Le *tibia* est un os solide, de section prismatique, dont l'une des arêtes est nettement sensible à la partie antérieure de la jambe. Sa partie supérieure est élargie pour former un plateau sur lequel viennent s'articuler les condyles fémoraux, par l'intermédiaire des ménisques. Sa partie inférieure constitue la partie interne de la cheville ou malléole interne. Le *péroné* est plus grêle que le tibia, et situé en externe par rapport à lui, il vient former la partie externe de la cheville ou malléole externe. Il est important dans la stabilité de l'articulation de la cheville.

La *rotule*, sorte de palette en forme de triangle, se situe à la partie antérieure du genou. Elle est le lieu d'insertion des très puissants tendons quadricipital et rotulien. C'est par son intermédiaire que se font les mouvements d'extension du genou. Elle sert aussi de butée du genou pour éviter que cette articulation ne se retourne en avant.

2. LES ARTICULATIONS

Les articulations fixes sont de trois types : les sutures (os du crâne) assurent une rigidité parfaite ; les symphyses laissent persister une couche de cartilage, mais les mouvements sont très limités ; les synchondroses, comme les cartilages costaux, sont assez développés et laissent une certaine souplesse à ces articulations.

Les articulations mobiles ou diarthroses permettent une amplitude articulaire variable selon l'articulation considérée. Les extrémités osseuses sont engainées dans une formation fibreuse, la capsule articulaire, qui délimite la cavité articulaire. Celle-ci est tapissée intérieurement par une membrane synoviale qui sécrète le liquide synovial, véritable lubrifiant de l'articulation. À l'extérieur, la capsule est souvent renforcée par des ligaments qui unissent les os en regard. Les tendons musculaires qui passent en pont au-dessus de l'articulation servent de stabilisateurs actifs de cette articulation.

En pratique les deux surfaces articulaires situées en vis-à-vis sont parfaitement adaptées l'une à l'autre mais, pour certaines articulations, il est nécessaire pour les «ménisques» d'augmenter et d'adapter les surfaces de contact d'une articulation ; c'est le cas des ménisques du genou, de l'épaule et du coude pour l'articulation radio-humérale inférieure.

LES MUSCLES

Les muscles sont des éléments moteurs qui créent un mouvement au sein de l'organisme, en se contractant et en se relâchant. On distingue les muscles squelettiques et les muscles lisses. Les premiers agissent sous l'ordre de la volonté, s'insèrent de part et d'autre d'une articulation, permettant ainsi les mouvements de celle-ci. Ces muscles ont une structure striée, on les appelle les muscles rouges ou volontaires.

Par opposition, on distingue les muscles viscéraux qui ne participent pas aux mouvements du corps mais qui siègent au niveau des organes profonds tels le cœur, l'intestin, la vessie, etc. Ces muscles ont une structure lisse et ne sont pas volontaires ; on les appelle les muscles blancs.

Le cœur est un cas particulier dans cette classification car c'est un muscle rouge, strié mais involontaire. Les muscles peauciers sont aussi un cas à part car ils sont situés sous la peau et agissent sur elle. Ils sont peu développés, siègent essentiellement au niveau de la tête et du cou et participent à la mimique expressive du visage.

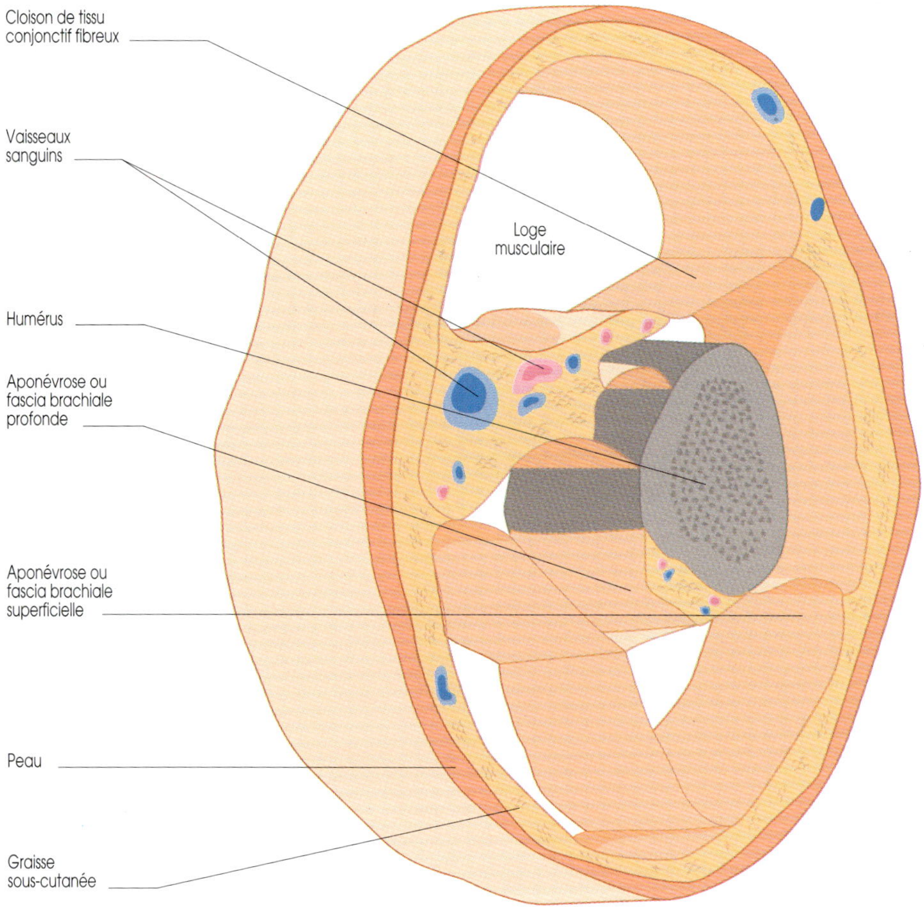

Coupe transversale du bras. Les loges musculaires occupent tous les espaces laissés en blanc.

LES MUSCLES DU SQUELETTE

Ils ont une couleur rouge du fait d'une forte concentration d'un pigment, la myoglobine, en leur sein. La myoglobine peut être comparée à l'hémoglobine du sang qui a une structure analogue. Ils ont une forme variable du fait de leur fonction mais, globalement, on distingue des muscles longs et des muscles larges.

Les muscles longs sont situés au niveau des membres avec une forme en «fuseau» dont la partie la plus renflée s'appelle le ventre. Ils se terminent aux extrémités par une formation de tissu conjonctif, les tendons, qui s'insèrent sur les os. Parfois ces muscles ont plusieurs ventres ; à l'une des extrémités, on peut compter un tendon par ventre tandis qu'à l'autre extrémité, tous les ventres se rejoignent pour se terminer en un seul gros tendon. C'est le cas des biceps (bras et cuisses), des triceps (bras et jambes) et des quadriceps (cuisses). Certains muscles ont une forme circulaire et, en se contractant, ferment un orifice ; c'est le cas des sphincters (anus par exemple), des orbiculaires des yeux et de la bouche. Les muscles larges, du fait de leur étalement, se terminent par plusieurs tendons ou par une formation conjonctive étalée que l'on appelle aponévrose.

LES MUSCLES VISCÉRAUX

Ils sont inclus dans l'épaisseur de la paroi des organes mous et ont des fibres de direction variable : fibres longitudinales, circulaires, obliques. Quelques-uns forment des sphincters qui règlent l'ouverture de certains organes ou de certains canaux (sphincter pylorique à la sortie de l'estomac, sphincter d'Oddi à la fin du canal de la vésicule biliaire, sphincters anals involontaire et volontaire). Au niveau des intestins, la contraction rythmée de ces muscles lisses fait avancer le «bol alimentaire» lors de la digestion.

LE FONCTIONNEMENT DES MUSCLES

Qu'ils soient squelettiques ou viscéraux, pour se mettre en action les muscles ont besoin d'une stimulation ou d'une excitation. L'origine de cette excitation peut être thermique (chaud ou froid), mécanique (choc, piqûre, écrasement, etc.) ou électrique. C'est ce dernier mode que l'on utilise en laboratoire pour étudier le degré d'excitabilité et la force d'un muscle, avec des courants d'intensité et de durée que l'on peut faire varier. Les nerfs moteurs sont des intermédiaires indispensables chez l'homme, pour exciter les muscles et obtenir ainsi une réponse par une contraction. Le muscle excité se déforme, se raccourcit, augmente d'épaisseur mais son volume ne change pas. Il dégage en même temps de la chaleur. Une autre caractéristique du muscle est sa facilité à se laisser étirer pour ensuite reprendre sa taille normale (élasticité) ; il en est de même après une contraction. Ces caractéristiques sont fondamentales pour les mouvements de flexion-extension par exemple, où pendant qu'un groupe musculaire se contracte, un autre antagoniste (permettant le mouvement inverse) se laisse étirer et permet le mouvement.

Les muscles squelettiques se contractent beaucoup plus rapidement que les muscles lisses.

Globalement, le travail d'un muscle dépend de

La structure des muscles

Le périmysium est une mince pellicule de tissu conjonctif qui recouvre la surface des muscles rouges. Elle envoie des expansions à l'intérieur (endomysium) qui cloisonnent les muscles en faisceaux de fibres musculaires. Chaque fibre musculaire forme un cylindre mince et long de 3 à 12 cm pour une épaisseur de quelques dizaines de microns. Chaque fibre est formée de plusieurs noyaux (baignant dans une substance fondamentale) et de protéines (actine et myosine) dont l'agencement permet la contraction et le relâchement musculaire. La disposition de ces fibres est particulière, donnant un aspect de double striation : une striation longitudinale plus ou moins marquée et une striation transversale nette dont l'ensemble a donné son nom à cette fibre. Chaque fibre reçoit un vaisseau nourricier et deux nerfs. Le nerf moteur commande la contraction et le nerf sensitif renseigne les centres nerveux sur l'état du muscle et sur son degré de contraction.

Les muscles lisses sont aussi constitués de fibres d'une longueur variant de 22 à 560 µm pour une épaisseur de 4 à 22 µm. Chaque fibre n'est constituée que d'un seul noyau, mais ne possède pas de striations. Les nerfs sont sous le contrôle du système nerveux sympathique, involontaire.

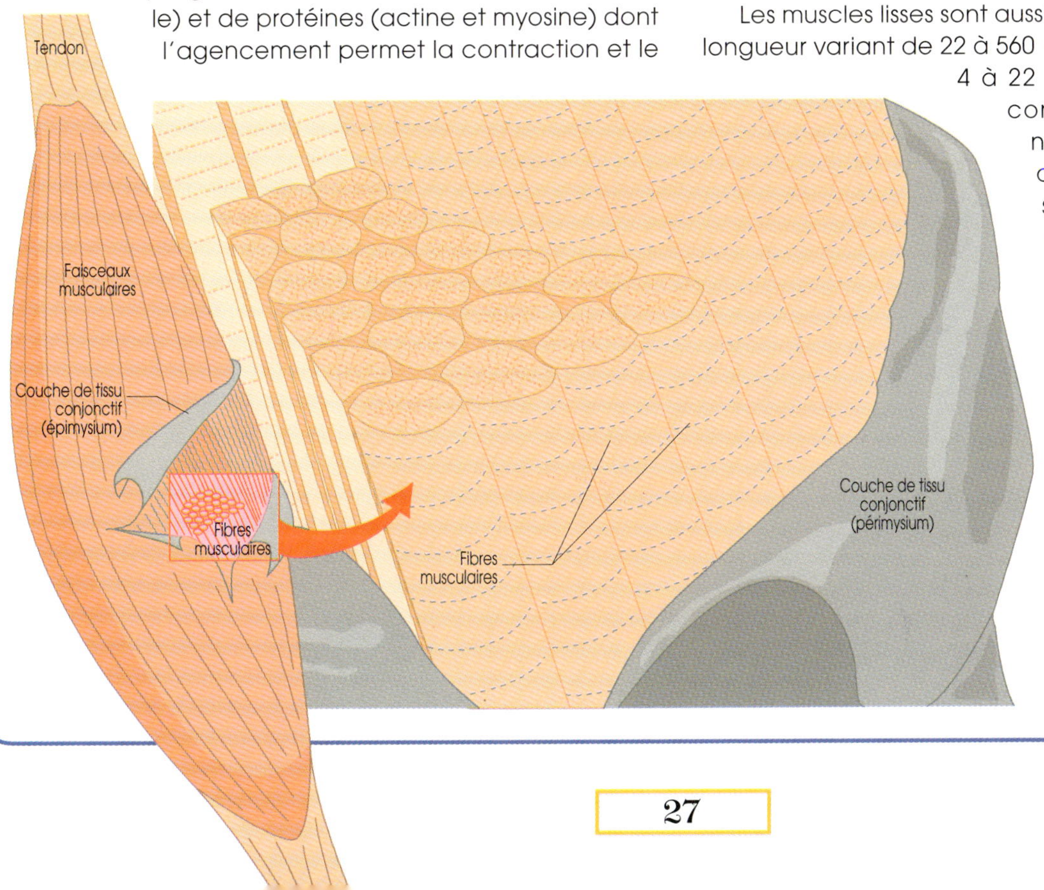

Le muscle strié est cloisonné en faisceaux de fibres musculaires. À droite, sur la partie agrandie du dessin, on voit l'intérieur d'un faisceau musculaire.

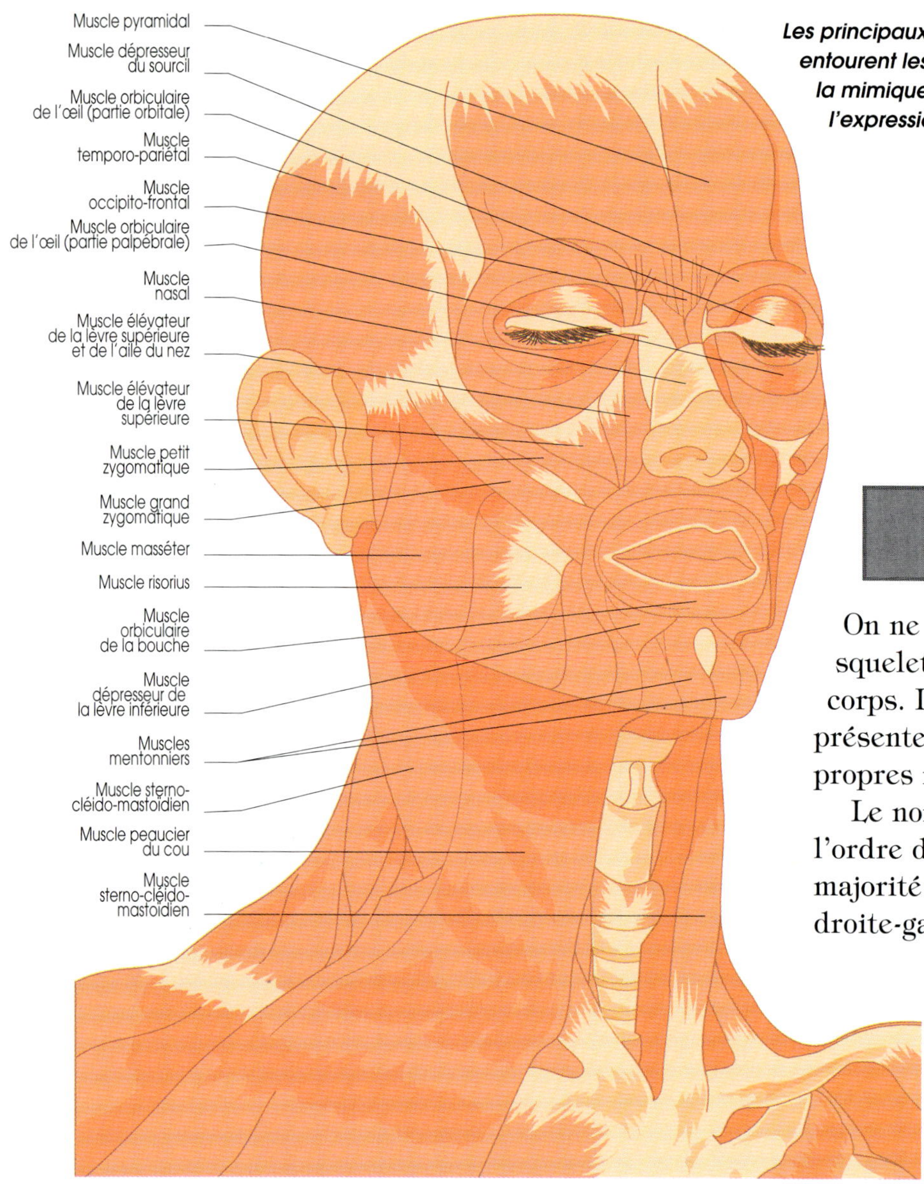

Les principaux muscles de la face. Les muscles peauciers qui entourent les yeux, le nez et la bouche sont appelés les muscles de la mimique car ils jouent un rôle important dans l'expression du visage.

la force qu'il peut développer, donc de son volume, donc du nombre de fibres musculaires qui le constituent. La chaleur produite par le muscle fait monter la température du corps qui peut atteindre 39-40°C chez le cycliste en course ou chez le marathonien lors de l'effort. Pour lutter contre le froid il est conseillé de faire des mouvements...

Pour fonctionner, les muscles ont besoin de «nourriture». Celle-ci est composée essentiellement des sucres et des graisses de l'organisme et de l'alimentation, mais aussi de protéines.

L'oxygène, autre nutriment indispensable, est transporté par l'hémoglobine du sang et est apporté par les vaisseaux, ce qui explique la richesse de la vascularisation musculaire. L'entraînement physique développe cette richesse vasculaire pour aider le muscle à produire des efforts encore plus soutenus et pendant plus longtemps.

LES PRINCIPAUX MUSCLES DU TRONC

On ne décrit habituellement que les muscles squelettiques qui permettent les mouvements du corps. La description des muscles lisses ne présente guère d'intérêt car ils ont des fonctions propres intégrées dans chaque organe.

Le nombre des muscles squelettiques est de l'ordre de trois cent vingt-sept avec en grande majorité des muscles pairs, c'est-à-dire symétriques droite-gauche.

Les muscles de la tête

On les scinde en deux catégories, les muscles peauciers et les muscles squelettiques.

• **Les muscles peauciers** sont nombreux au niveau de la tête et constituent les muscles de la «mimique», participant à l'expression du visage.

Sur la tête, existe un long muscle peaucier, le muscle *épicrânien,* qui recouvre toute la voûte crânienne sous la peau. On distingue trois parties : une antérieure (ou muscle frontal ou muscle de l'attention car il fronce le front), une moyenne (l'*aponévrose épicrânienne)*, et une postérieure (ou *muscle occipital* qui en se contractant tire le cuir chevelu en arrière). Sur les côtés de l'oreille existent trois muscles peauciers, peu développés, ne permettant que de faibles mouvements des oreilles, ce qui n'est pas le cas chez certains animaux. Sur le front, le muscle procerus se contracte en déterminant les rides transversales et donne au sujet un aspect menaçant.

Autour de l'œil se trouve le muscle orbiculaire en forme d'anneau déterminant la fermeture des paupières. Sur la pommette on trouve le muscle zygomatique (muscle du rire) qui détermine l'allongement de la fissure de la bouche et étire vers le haut les coins de la bouche. La lèvre supérieure est relevée par le muscle carré de la lèvre supérieure qui donne au visage une expression de dégoût en laissant immobiles les coins de la bouche et qui dilate les narines.

Sur la mâchoire inférieure s'insère le carré de la lèvre inférieure qui étire vers le bas et en dehors la lèvre inférieure donnant à la bouche un air de dégoût. Le muscle orbiculaire de la lèvre inférieure s'insère aux coins de la bouche et est responsable des mouvements pour embrasser, pour sucer. Le muscle risorius donne au visage une expression de dégoût ou de rire forcé. La bouche est entourée par un muscle en anneau, l'orbiculaire de la bouche, qui permet de fermer la bouche.

Au niveau des joues, les muscles buccinateurs (entre les pommettes, le nez et la mandibule) permettent de ramener en arrière les coins de la bouche tout en serrant les lèvres, ce qui permet de souffler et de siffler. Tous les muscles cités jusqu'ici sont innervés par un seul nerf, le nerf facial (appartenant à la septième paire des nerfs crâniens).

• **Les muscles squelettiques** sont destinés aux mouvements de la mandibule et sont appelés muscles masticateurs. Ils sont au nombre de quatre : le muscle temporal, le masséter et les deux ptérygoïdiens (interne et externe) pour chaque côté. Le temporal et le masséter relèvent la mandibule ; le ptérygoïdien externe projette en avant la mandibule alors que l'interne l'élève.

Les muscles du cou

Il existe un seul muscle peaucier, le platisma (ou peaucier de Babinski) en forme de quadrilatère très large latéralement. Il tire vers le bas et sur les côtés les coins de la bouche, soulève la peau du cou en rides transversales et tire vers le haut la peau de la poitrine.

Les autres muscles squelettiques sont divisés en antérieurs, latéraux et postérieurs.

Les muscles antérieurs sont «sus-hyoïdiens» ou «sous-hyoïdiens» selon leur position par rapport à l'os hyoïde. Le sterno-cléïdo-mastoïdien est le plus important. Il s'attache sur le sternum, la clavicule

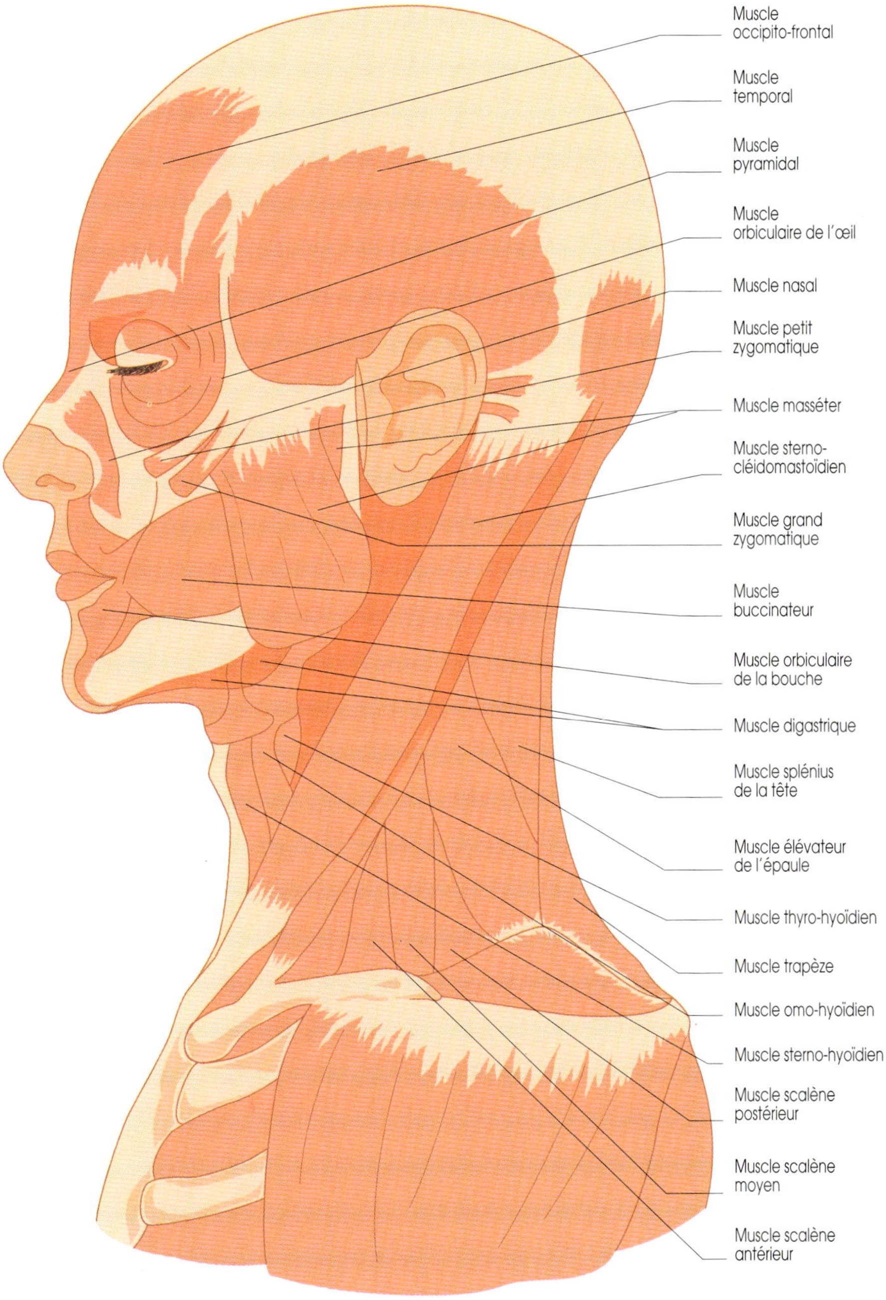

et l'apophyse mastoïde de l'os temporal. Il fait tourner la tête sur le côté et, si les deux muscles travaillent ensemble, ils font lever la tête si elle est levée et, au contraire, accentuent sa flexion si elle est fléchie. Les muscles sus-hyoïdiens relient l'os hyoïde à la mâchoire inférieure et à la base du crâne. Ils sont au nombre de quatre : le mylo-hyoïdien, le génio-hyoïdien, le stylo-hyoïdien et le digastrique. Ils interviennent dans la déglutition en abaissant la mâchoire inférieure ou en soulevant l'os hyoïdien.

Les muscles sous-hyoïdiens s'étendent de l'os hyoïde à la cage thoracique et contribuent à abaisser le larynx. Ils sont aussi au nombre de quatre : le sterno-hyoïdien, le sterno-thyroïdien, l'omo-hyoïdien et le thyro-hyoïdien.

Les muscles latéraux sont les muscles scalènes qui, en s'insérant sur les vertèbres et sur les côtes, permettent l'expansion de la cage thoracique donc l'inspiration alors que les muscles postérieurs participent aux mouvements du rachis cervical.

Les muscles de l'abdomen

Ils se divisent en muscles abdominaux et muscles dorsaux.

• **Les muscles abdominaux** sont constitués, de chaque côté, par le grand droit de l'abdomen (il en existe un du même nom dans la cuisse), les obliques interne et externe et le transverse dont la superposition forme la paroi de l'abdomen. Le grand

Les muscles du thorax

On distingue les muscles thoraco-brachiaux qui relient le thorax aux membres supérieurs et les muscles intrinsèques du thorax qui vont de la colonne vertébrale aux côtes.

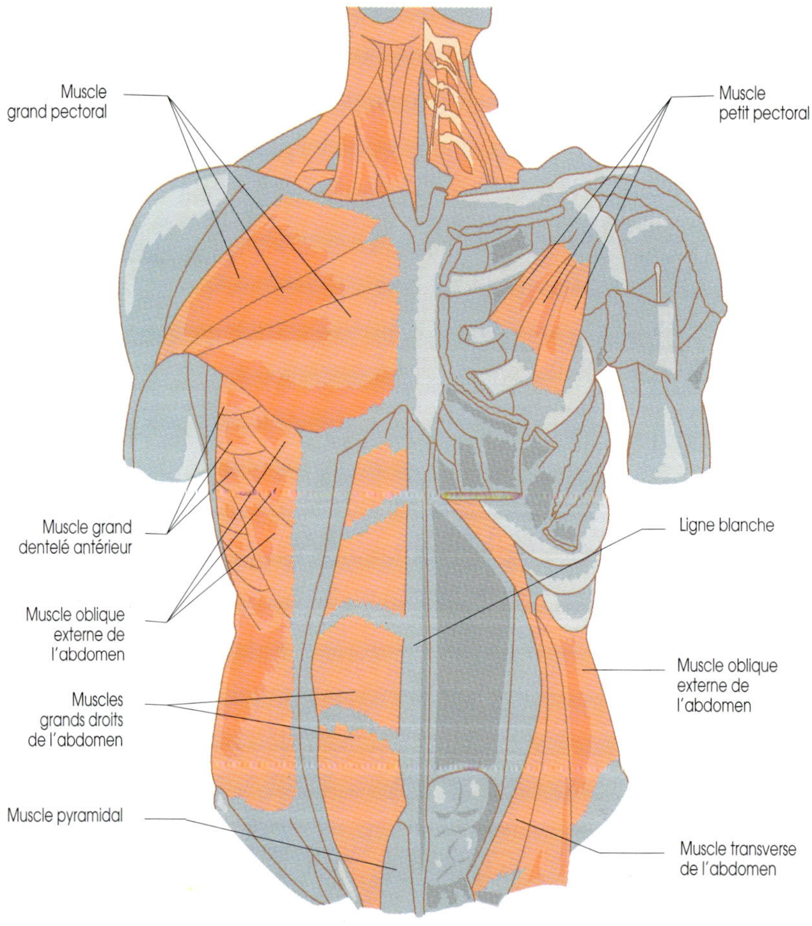

Les muscles thoraco-brachiaux forment les muscles de la poitrine. Le *grand pectoral* recouvre tous les autres, en s'étendant du sternum et de la clavicule jusqu'à l'humérus et porte le bras vers l'intérieur ; au contraire, si le bras est fixe, il soulève le tronc. Le *petit pectoral*, sous le grand, soulève les côtes. C'est un muscle inspirateur comme le *dentelé antérieur* qui s'insère aussi sur les côtes.

Les muscles intrinsèques du thorax, avec principalement les *muscles intercostaux*, unissent les côtes entre elles et interviennent dans la respiration en horizontalisant les côtes pour ouvrir la cage thoracique. Les *muscles sous-costaux*, les *élévateurs des côtes* et le *transverse du thorax* servent aussi à la respiration.

Le *diaphragme* est un muscle unique, disposé en voûte au-dessus de la cavité abdominale qu'il sépare du thorax. Il s'insère sur les côtes, les vertèbres lombaires et le sternum. Innervé par le nerf phrénique, lorsqu'il se contracte il tend à s'aplatir, augmentant le volume du thorax qui se remplit d'air. En s'aplatissant, le diaphragme augmente la pression intra-abdominale qui, si elle est couplée à celle de muscles abdominaux, intervient sur les contractions intestinales pour évacuer les matières mais peut aussi servir chez la femme qui accouche à faciliter la sortie du nourrisson.

droit est un muscle engainé en forme de ruban, qui descend du sternum au pubis et dont la fonction est de plier le thorax en avant. Il soulève aussi le bassin et permet de «décambrer» le dos. Les muscles obliques s'insèrent sur les dernières côtes et l'os iliaque ; expirateurs, ils abaissent les côtes et participent à l'élévation du bassin.

Le muscle transverse comprime la cavité abdominale et est aussi expirateur au niveau de la cage thoracique. Il joue un rôle important dans la défécation, dans le vomissement et dans l'accouchement.

• **Les muscles dorsaux** sont représentés par le carré des lombes et les muscles caudaux.
Le premier, de forme quadrilatère, ferme en arrière la cavité abdominale et permet à la colonne vertébrale de s'incliner latéralement. Les derniers sont situés sur le sacrum et le coccyx et ont une fonction de protection.

LES MUSCLES DES MEMBRES

Les muscles des membres supérieurs

Le muscle le plus visible de l'épaule est le deltoïde, de forme triangulaire, qui donne sa rotondité à l'épaule. Il s'insère sur la clavicule et l'omoplate d'un côté et sur le col de l'humérus de l'autre. Il soulève le bras et l'éloigne du tronc, latéralement

Les muscles du dos

On distingue deux groupes, l'un superficiel et l'autre profond.

Les muscles superficiels sont larges et s'insèrent sur les vertèbres et au niveau des membres supérieurs. Le *trapèze* a une forme triangulaire et s'insère d'une part sur les vertèbres cervicales et l'os occipital, et d'autre part sur l'omoplate. Ces muscles portent la tête en arrière et en haut, ou relèvent l'épaule. Le *muscle grand dorsal,* triangulaire, s'insère sur les vertèbres dorsales et lombaires ainsi que sur l'humérus. En se contractant il porte le bras et l'épaule vers l'avant ou vers l'arrière en l'abaissant. Les *muscles dentelés postérieurs* vont des vertèbres aux côtes. Le *muscle supérieur* abaisse les dernières côtes, l'*inférieur* les soulève. Les *muscles profonds* sont destinés aux mouvements des côtes et de la colonne vertébrale.

Les muscles *spino-costaux* s'insèrent sur l'épine dorsale et sur les côtes, participant aux mouvements de la respiration. Les *muscles spino-dorsaux* servent à redresser la colonne vertébrale et à la maintenir droite dans la station debout.

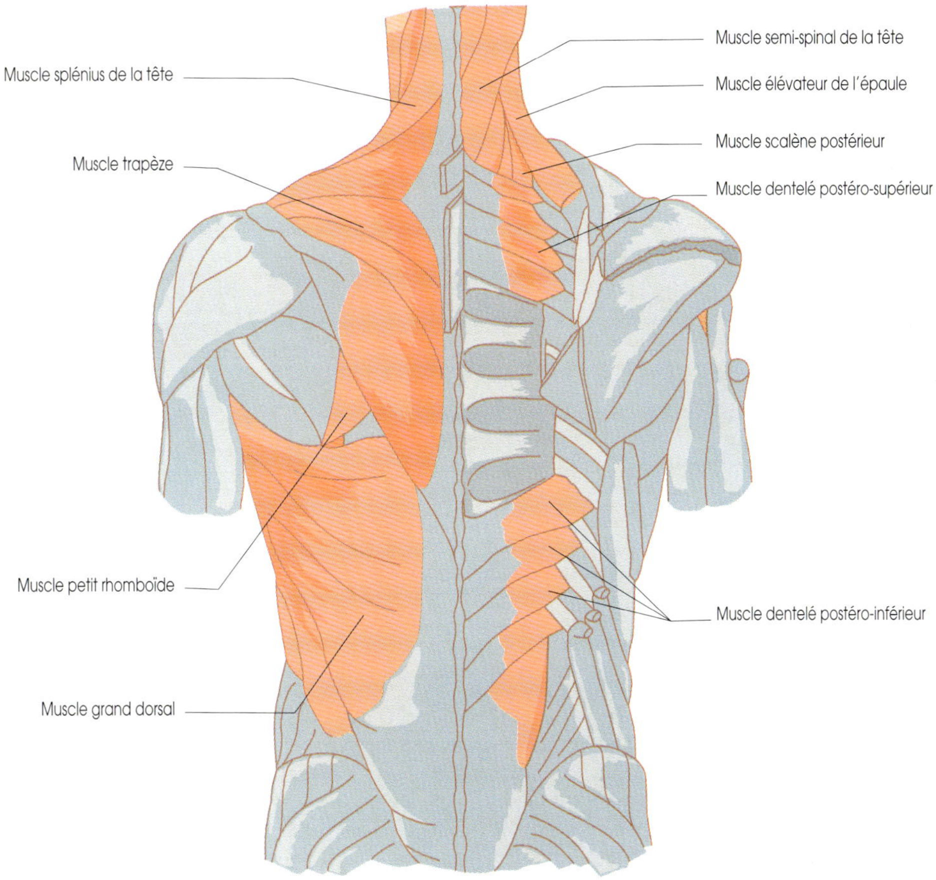

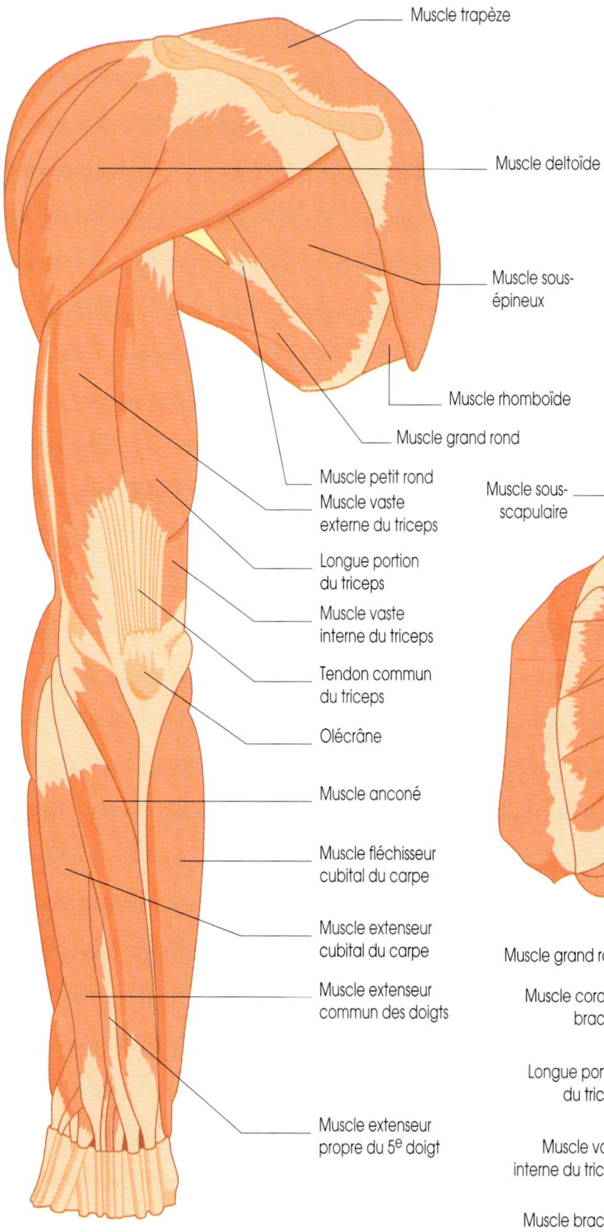

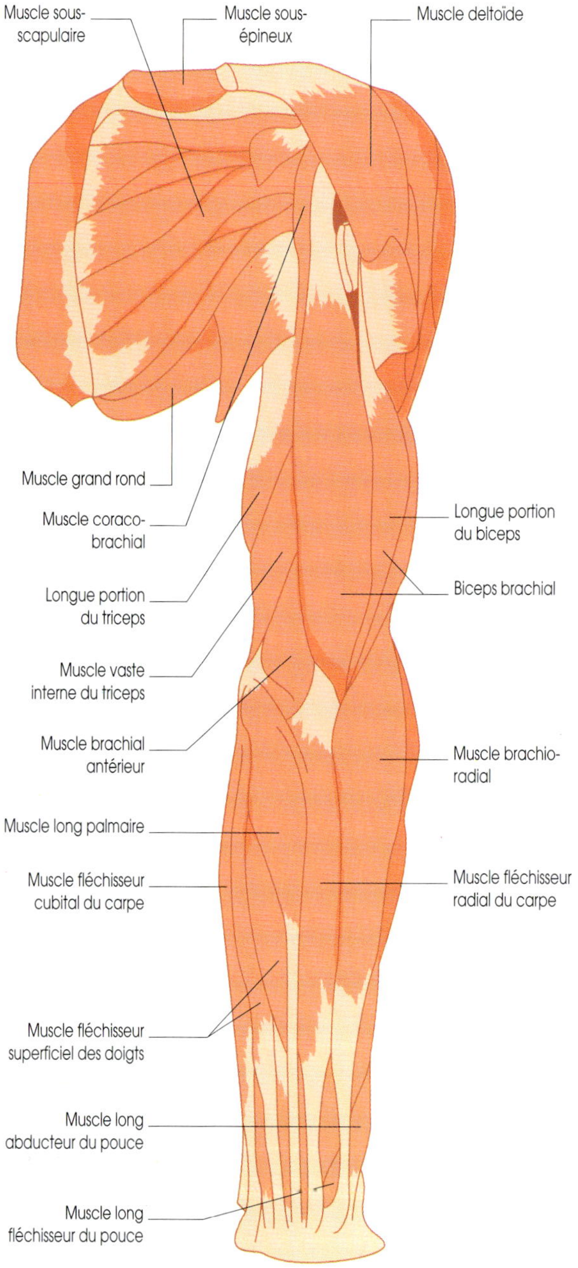

mais pas au-delà de 90°. L'omoplate donne également insertion à cinq autres muscles qui vont tous à l'humérus et constituent la «coiffe» des rotateurs de l'épaule. Ce sont les muscles sus-épineux, sous-épineux, sus-scapulaire, grand et petit rond. Ils permettent à l'épaule de se mouvoir dans toutes les directions. La tendinite de l'épaule ou périarthrite provient de l'inflammation des tendons de certains de ces muscles.

On distingue deux loges musculaires dans le bras, l'une antérieure (biceps, coraco-brachial et brachial) et l'autre postérieure (triceps) dont les fonctions sont antagonistes. Le biceps (deux tendons supérieurs) s'insère en haut sur l'omoplate par ses deux tendons, et se fixe en bas sur le radius après avoir formé un gros ventre. Sa fonction est de fléchir l'avant-bras sur le bras, mais aussi de tourner l'avant-bras paume en l'air. Le muscle coraco-brachial va lui aussi de l'omoplate à l'humérus mais est plus petit que le biceps. En se contractant, il porte le bras en avant et en haut. Le brachial relie l'humérus au cubitus et fléchit l'avant-bras.

Dans la loge postérieure on trouve le triceps qui s'insère avec trois tendons : sur l'omoplate, sur la moitié supérieure de l'humérus et sur sa moitié inférieure. Ces trois têtes se réunissent en un gros ventre qui forme la partie postérieure du bras et se termine sur l'olécrâne du cubitus (le coude). Son action est opposée à celle du biceps, il étend l'avant-bras pendant que le biceps se relâche.

Pour la description des muscles et des directions de la main, la position anatomique de référence est la paume au-dessus, le pouce à l'extérieur. Les muscles sont spécialement développés (au niveau de la paume) du côté du pouce (éminence thénar) et de celui de l'auriculaire (éminence hypothénar). Les muscles du pouce sont le court abducteur (qui porte le pouce vers l'extérieur), l'opposant (qui permet d'opposer le pouce à l'auriculaire). Le court abducteur aide le long abducteur (muscle de l'avant-bras). L'adducteur du pouce porte celui-ci vers l'intérieur et le court fléchisseur aide le long fléchisseur (de l'avant-bras) pour fléchir le pouce.

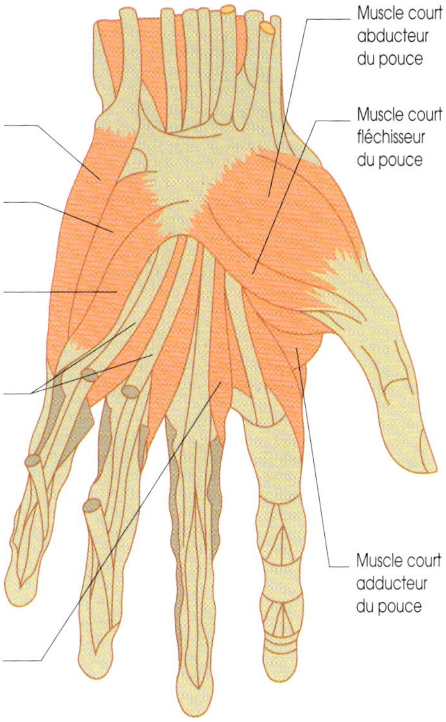

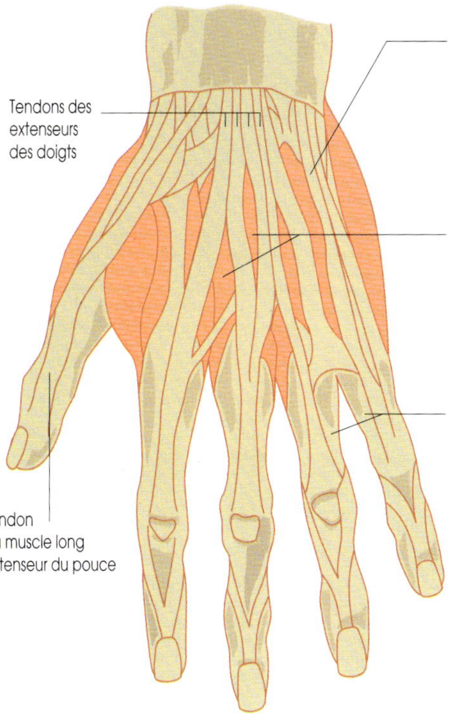

Au niveau de l'éminence hypothénar, on trouve le court fléchisseur, l'abducteur (porte l'auriculaire vers l'extérieur) et l'opposant de l'auriculaire. Les muscles de la paume sont constitués par les muscles lombricaux et interosseux. Les lombricaux sont fins et fléchissent la première phalange des quatre derniers doigts sur la paume mais étendent les deuxième et troisième phalanges. Les interosseux rapprochent et éloignent les doigts de l'axe de la main en ouvrant les doigts en éventail et en les réunissant.

Les muscles des membres inférieurs

Les muscles de la hanche se fixent en haut aux os du bassin et de la partie basse de la colonne vertébrale et se terminent sur le fémur. Le psoas iliaque, muscle de la fosse iliaque, se termine sur le fémur et fléchit la cuisse sur le bassin en la tournant légèrement vers l'extérieur ou bien incline le tronc en avant. Les muscles fessiers, à l'extérieur du cadre du bassin, sont au nombre de trois en couches superposées. Le grand fessier étend la cuisse et permet de se lever de la position assise. Le moyen fessier est rotateur externe. D'autres muscles plus petits, pyramidal, obturateur interne et carré du fémur, participent aussi à la rotation du fémur.

Trois loges (antérieure, moyenne et postérieure) regroupent les muscles de la cuisse. La loge antérieure est la plus importante avec le quadriceps et le muscle couturier. Le quadriceps est un gros muscle très puissant fait de quatre ventres musculaires qui se réunissent au niveau de la rotule en un seul tendon quadricipital et s'insère ensuite sur la face antéro-supérieure du tibia par le tendon rotulien. Le quadriceps étend la jambe dans le prolongement de la cuisse. Le couturier part de l'épine iliaque antéro-supérieure, parcourt la cuisse en croisant le quadriceps et se termine à la face antéro-interne du tibia. Il participe à la marche en étant fléchisseur de la cuisse et extenseur de la jambe. La loge moyenne est interne avec les muscles adducteurs qui ont pour fonction de rapprocher la cuisse de la ligne médiane en «serrant» les cuisses. À ces adducteurs il faut ajouter le pectiné et l'obturateur externe. La loge postérieure de la cuisse comprend le biceps fémoral et les muscles demi-tendineux et demi-membraneux que l'on regroupe sous le nom de muscles ischio-jambiers. Leur fonction est de fléchir la jambe sur la cuisse en arrière et étendent la cuisse sur le bassin en pliant le genou.

Les muscles de la jambe sont aussi regroupés en trois loges. La loge antérieure comprend le muscle tibial antérieur, l'extenseur long des orteils et du gros orteil. Ces muscles ont pour fonction de fléchir le pied dans son ensemble ou les orteils. Les muscles latéraux sont représentés par les deux

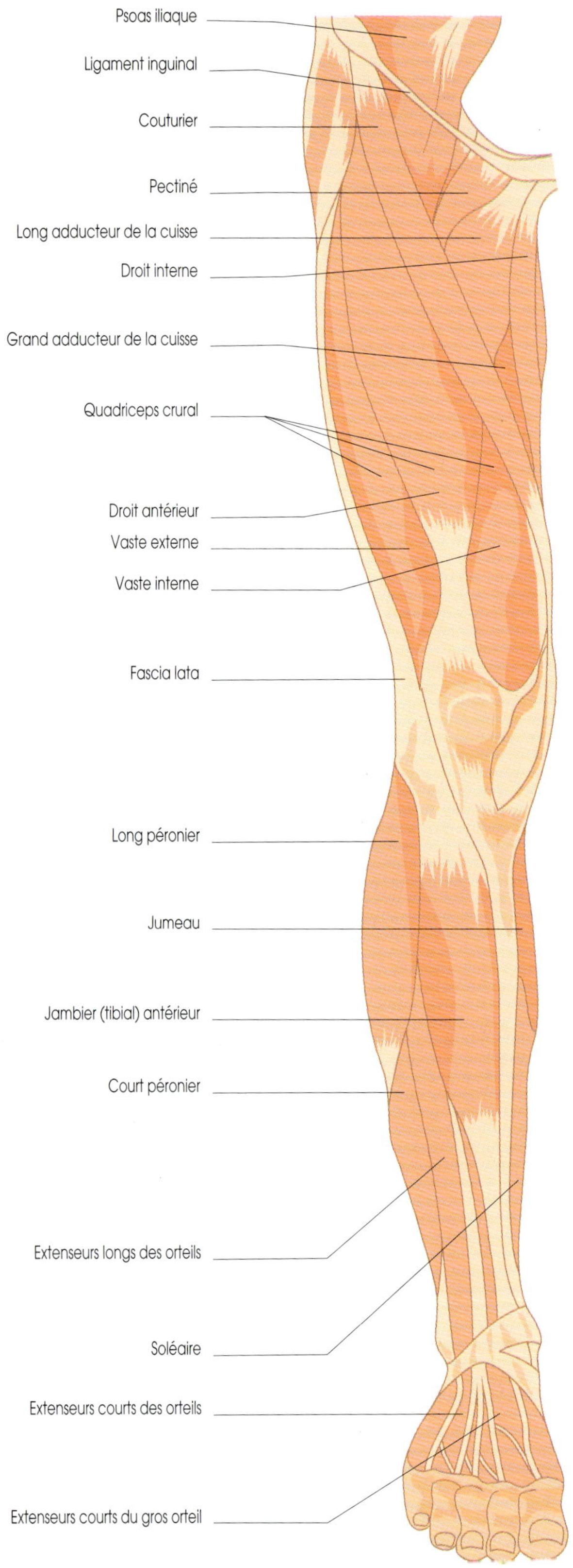

À l'avant de la cuisse, on trouve les muscles qui mettent la jambe en mouvement. Le muscle tibial et les extenseurs des orteils permettent au pied et aux orteils de s'étendre.

péroniers (le court et le long) qui sont abducteurs en portant le pied vers l'extérieur. Les muscles postérieurs étendent le pied et les orteils en permettant de se mettre sur les «pointes» pour les danseuses. Le plus gros de ces muscles est le triceps sural constitué de trois ventres musculaires. Deux d'entre eux sont constitués par les muscles jumeaux (interne et externe) et le troisième est le soléaire situé plus en profondeur. Il se termine par le tendon d'Achille qui s'insère à la face postérieure du calcanéum. Les autres muscles postérieurs sont le fléchisseur commun des orteils, le fléchisseur du gros orteil et le jambier postérieur, qui étend et porte la pointe du pied vers l'extérieur et tourne le pied vers l'intérieur. Le poplité fléchit la jambe et la fait tourner vers l'intérieur.

Sur le dos du pied, l'extenseur court des orteils relève les orteils vers le haut. Sous le pied au niveau de la plante, on trouve trois groupes musculaires. Le groupe interne (abducteur oblique du gros orteil, court fléchisseur du gros orteil, adducteur du gros orteil) actionne le gros orteil en le faisant bouger vers l'extérieur et le bas. Le groupe moyen (fléchisseur commun des orteils, carré de la plante ou chair carrée de Sylvius, muscles lombricaux et interosseux du pied, muscles interosseux dorsaux) concourt à la flexion de tous les orteils. Le groupe latéral externe fait bouger le petit orteil en le portant vers l'extérieur et le bas.

Muscles de la jambe droite et de la face supérieure du pied. On voit comment les muscles jumeaux (gastrocnémien et soléaire) forment ensemble le mollet.

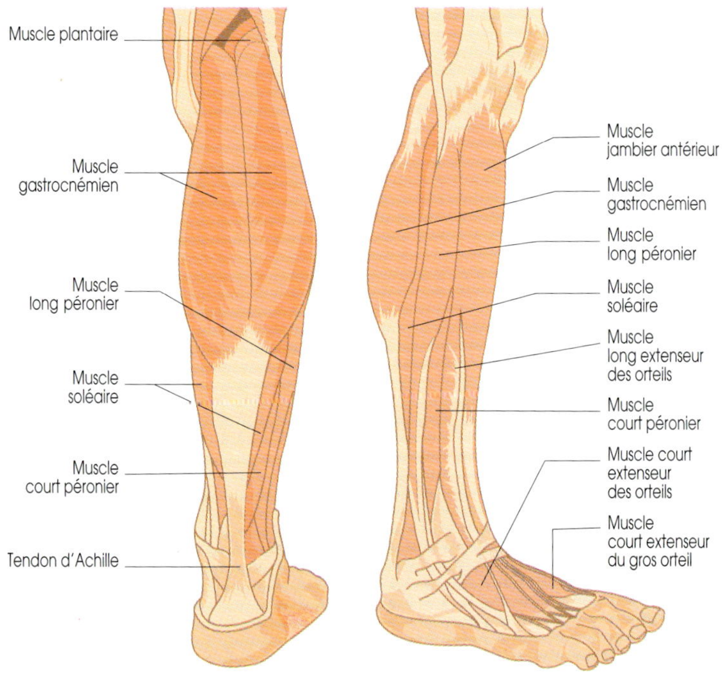

LE SYSTÈME NERVEUX

Le système nerveux est l'ensemble des organes et des tissus qui permettent à l'organisme de fonctionner et de réagir aux sollicitations du milieu. Pour cela, il perçoit différentes sensations, les analyse puis donne des ordres aux différents organes. Ce fonctionnement est commun à tous les animaux.

Chez l'homme le système nerveux central analyse les informations recueillies par les organes et coordonne les mouvements qui dépendent, en partie, de la volonté. Il s'agit d'un ensemble d'organes vitaux et particulièrement fragiles. Les atteintes sont définitives puisque, contrairement à certaines cellules, celles du sang ou de la peau, par exemple, les cellules nerveuses ne se régénèrent pas. Les organes du système nerveux sont heureusement bien protégés : le cerveau dans la boîte crânienne, la moelle osseuse dans le canal vertébral.

Le système nerveux se compose de fibres et de milliards de cellules nerveuses ou neurones, qui détectent et traitent toutes les informations en provenance de l'extérieur ou de l'intérieur du corps.

LE SYSTÈME NERVEUX CENTRAL

Il est composé de l'encéphale et de la moelle épinière qui relie le cerveau au reste du corps. Les nerfs moteurs transmettent les ordres du cerveau aux différents organes en descendant par la moelle épinière. Les centres nerveux, crâniens ou spinaux, sont composés de matière grise, formée de cellules nerveuses et de matière blanche, composée essentiellement de fibres.

Les nerfs qui partent directement du crâne sont appelés nerfs crâniens et ceux en rapport avec la moelle épinière, nerfs spinaux. Ils font partie du système nerveux périphérique. L'encéphale comprend le cerveau, le cervelet et le tronc cérébral.

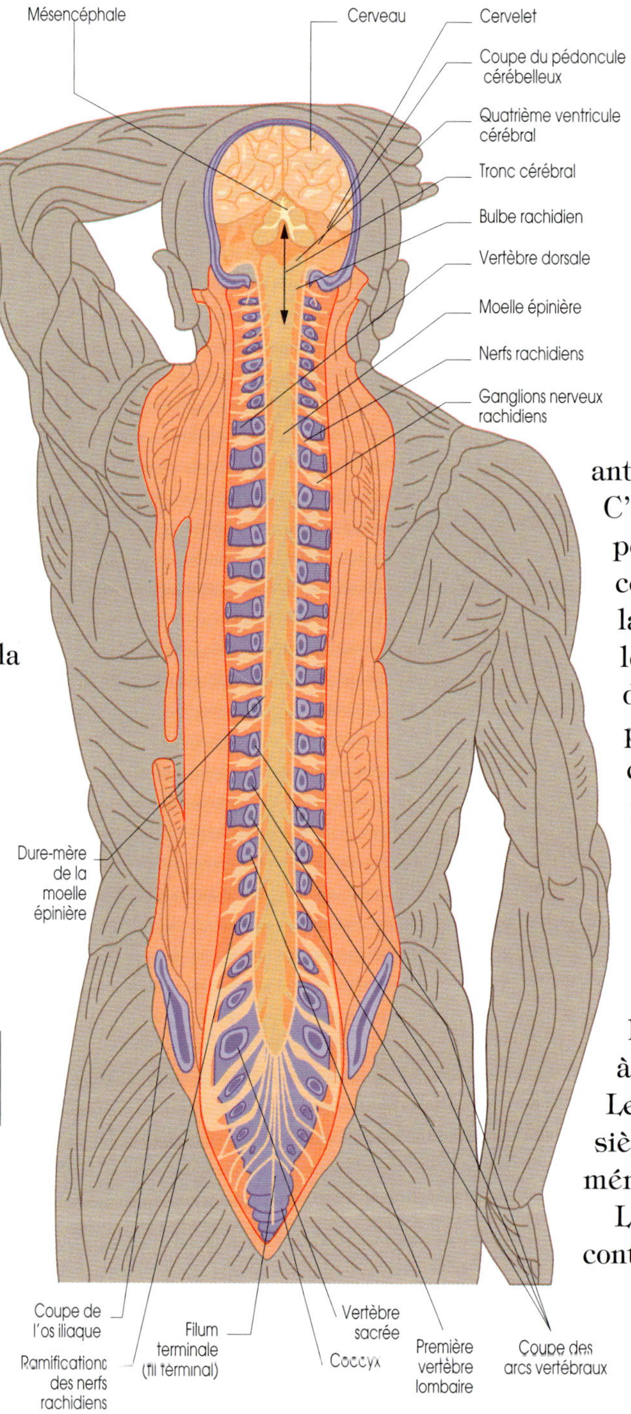

Vue postérieure du système nerveux central. Le cervelet — que l'on peut voir détaillé page 37 — n'est pas représenté afin de montrer la position du tronc cérébral.

Le cerveau

Le cerveau humain se différencie par sa taille de celui des autres espèces. Il pèse environ 1,5 kg, soit un cinquantième du poids du corps. Avec ses dizaines de milliards de cellules et de neurones c'est certainement l'objet le plus complexe de l'univers connu. Il est composé de trois parties : les cerveaux antérieur, postérieur et moyen. C'est l'évolution qui a peu à peu développé le volume du cerveau antérieur. À partir de la moelle épinière s'est formé le cerveau moyen et à partir de celui-ci, les cerveaux postérieur et antérieur. Le cerveau antérieur est principalement constitué de cellules nerveuses qui forment l'écorce cérébrale. C'est la partie la plus large du cerveau. Un profond sillon délimite les deux hémisphères qui se divisent à leur tour en quatre lobes. Le cerveau antérieur serait le siège de la pensée et de la mémoire.

Les deux hémisphères, qui se contrôlent l'un l'autre, sont reliés par un paquet très dense de fibres nerveuses qui s'entrecroisent, celles de gauche passant à droite et vice-versa : c'est le corps calleux. Les moitiés droite et gauche du cerveau ont des rôles différents. L'hémisphère gauche est le cerveau logique et «verbal», alors que le droit commande les fonctions visuelles ou «artistiques». Mais la plupart du temps, ils coopèrent, car chacun gouverne des fonctions sensorielles différentes.

Sous le corps calleux est situé le thalamus qui règle notre pouvoir de concentration, et encore en dessous, l'hypothalamus, une sorte de «cerveau à l'intérieur du cerveau» qui gouverne les émotions (joie, plaisir, angoisse) et les grandes fonctions physiologiques (faim, soif, thermorégulation, etc.).

Une atteinte de l'hypothalamus se traduit fréquemment par une baisse de l'activité sexuelle et des troubles de l'émotivité, car il contrôle également le système endocrinien. Le cerveau a la propriété d'être insensible à la douleur. Aussi a-t-on pu, lors d'opérations chirurgicales, placer des électrodes sur les parties à étudier et observer les réactions involontaires du patient (sensation physique, vision, etc.). On a pu alors déterminer l'affectation de certaines zones du cerveau. On sait, par exemple, que la vision a son siège dans le lobe occipital et celui de l'audition dans le lobe temporal. Dans la troisième circonvolution frontale, on trouve le centre de Broca, siège de la prononciation des paroles, et le long de la circonvolution frontale ascendante, le centre des mouvements volontaires.

Le cerveau moyen ou tronc cérébral est situé entre cerveau et cervelet, d'une part, et moelle épinière de l'autre. Il a la forme générale d'une pyramide tronquée de 3 cm de hauteur. Il contient les nerfs moteurs descendants et les nerfs sensoriels descendants ainsi que le bulbe rachidien contrôlant les fonctions automatiques, tels la respiration et les battements du cœur.

Au centre du tronc cérébral, on trouve la formation réticulaire, formée d'un dense réseau de neurones. Elle est connectée à l'écorce cérébrale et gouverne les cycles d'éveil et de sommeil. Elle conditionne l'activité du cerveau. Quand elle est endommagée, un état comateux s'installe.

La moelle épinière

Elle prend naissance à partir du trou occipital et descend jusqu'au niveau de la deuxième vertèbre lombaire, soit une longueur d'à peu près 46 centimètres chez l'adulte. C'est un cylindre d'un centimètre de diamètre, aplati d'avant en arrière. Logée dans le canal rachidien formé par les vertèbres, elle présente deux renflements d'où partent les nerfs rachidiens destinés aux nerfs des membres supérieurs (renflement cervical) et le renflement lombaire où se rejoignent ceux destinés aux membres inférieurs. Elle est prolongée par un filum terminal.
La moelle présente, sur ses faces antérieure et postérieure, deux sillons :

Le cervelet ou cerveau postérieur

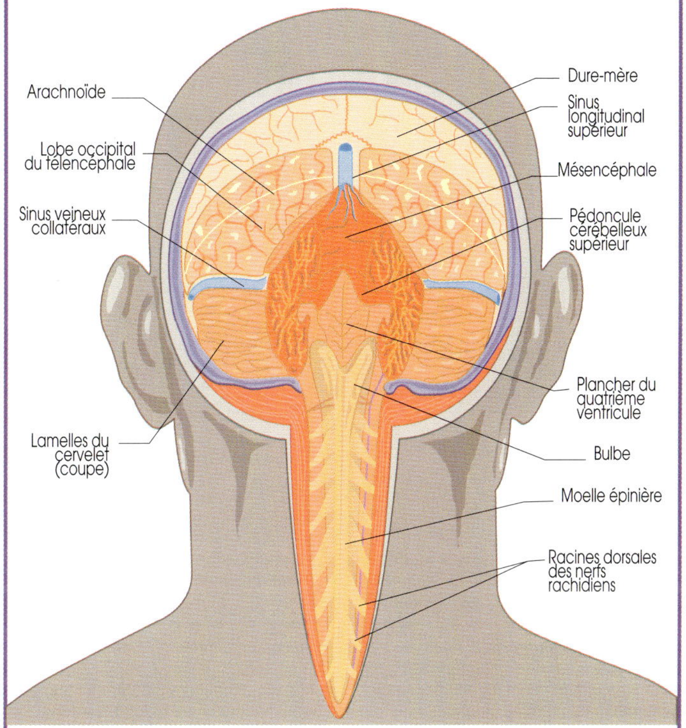

Le cervelet est situé à la partie inférieure de l'encéphale. Il est rattaché au cerveau par deux prolongements, les pédoncules cérébraux supérieurs, et au bulbe rachidien par les deux pédoncules cérébraux inférieurs. On distingue, séparés par des scissures, deux lobes latéraux et un lobe central, le vermis. Le cervelet reçoit les impulsions nerveuses provenant des canaux semi-circulaires de l'oreille et contrôle les mouvements commandés par la zone motrice cérébrale. C'est là qu'est stockée la mémoire des mouvements nécessaires à l'activité (par exemple la frappe à la machine). Comme le cerveau, il est composé de matière grise à l'extérieur et de substance blanche (fibres) à l'intérieur.

Un rôle particulier incombe au cervelet, celui de coordonner les mouvements. Il assure l'équilibre du corps en repos ou en mouvement. Une lésion du cervelet rend la marche mal assurée et certains mouvements complexes deviennent impossibles.

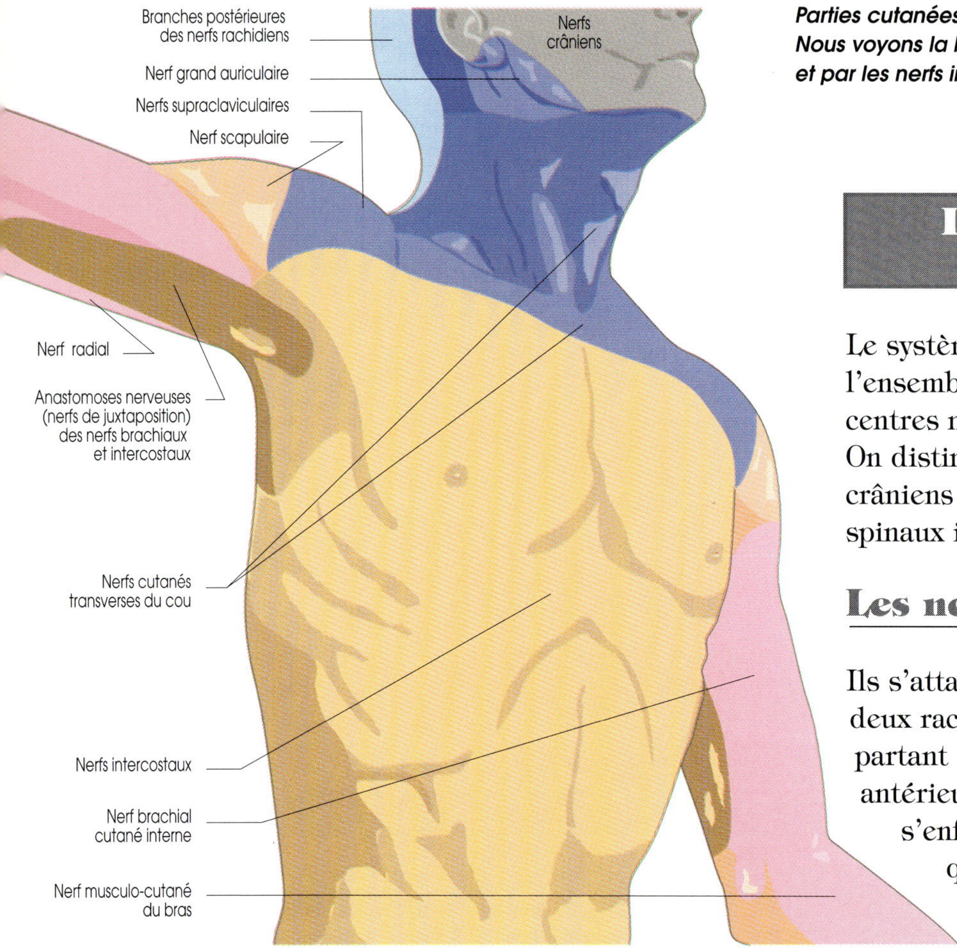

Parties cutanées du cou, des bras et du thorax innervées. Nous voyons la liaison entre les zones innervées par le plexus brachial et par les nerfs intercostaux.

LE SYSTÈME NERVEUX PÉRIPHÉRIQUE

Le système nerveux périphérique est constitué de l'ensemble des nerfs qui naissent au niveau des centres nerveux et se distribuent dans tout le corps. On distingue deux catégories de nerfs : les nerfs crâniens qui naissent de l'encéphale et les nerfs spinaux issus de la moelle épinière.

Les nerfs spinaux

Ils s'attachent, le long de la moelle épinière, par deux racines nerveuses : les racines antérieures, partant de la corne (colonne de substance grise) antérieure de la moelle, et les racines postérieures, s'enfonçant dans la corne postérieure. Avant de quitter le canal vertébral, elles se rejoignent pour former un nerf rachidien et sortent par le trou de conjugaison.

Parmi les nerfs spinaux, certains ont un rôle essentiel. Le nerf phrénique, important pour la respiration, se détache du plexus cervical et innerve le diaphragme. Les nerfs médian, radial et cubital innervent les membres supérieurs. Le nerf fémoral se détache du plexus lombaire et se poursuit dans la jambe. Enfin le nerf sciatique se détache du plexus sacré, descend par la région postérieure de la cuisse pour se diviser en deux branches qui innervent les jambes et les pieds.

Les nerfs spinaux sont appelés nerfs mixtes car ils sont à la fois moteurs et sensitifs. Si on coupe la racine postérieure du nerf, la région qu'il commande devient insensible. Si on coupe la racine antérieure, on observe une paralysie de ces mêmes muscles.

Les nerfs crâniens

Lorsque la moelle se transforme insensiblement en bulbe rachidien, ses colonnes grises se déforment. Elles se différencient et constituent des noyaux gris d'où partent des fibres motrices qui servent à innerver les zones qui ne le sont pas par les nerfs spinaux. Contenues dans le crâne, elles sortent par

l'un étroit et profond (le sillon médian postérieur), l'autre, plus large, appelé fissure médiane intérieure. Chacun d'eux est à son tour divisé par deux longs sillons latéraux d'où émergent les racines qui forment les 31 paires de nerfs spiraux. Contrairement au cerveau, la matière grise qui, vue en coupe affecte une forme en H, est au centre et la matière blanche à la périphérie. La moelle, parcourue par le canal épendymaire, n'occupe pas la totalité du volume du canal vertébral : elle est protégée par les méninges et le liquide céphalo-rachidien. Celui-ci descend plus bas. Il est contenu dans le sac formé par les méninges. C'est dans cet espace que l'on pratique les ponctions lombaires qui ont une grande importance pour le diagnostic des affections du système nerveux central.

À chaque étage de la moelle, les faisceaux de fibres se dirigent dans trois directions : vers l'extérieur de la moelle aux nerfs rachidiens, vers l'encéphale, faisceau ascendant, vers le coccyx, faisceau descendant.

La proportion de matière grise augmente au fur et à mesure que l'on s'approche de l'encéphale.

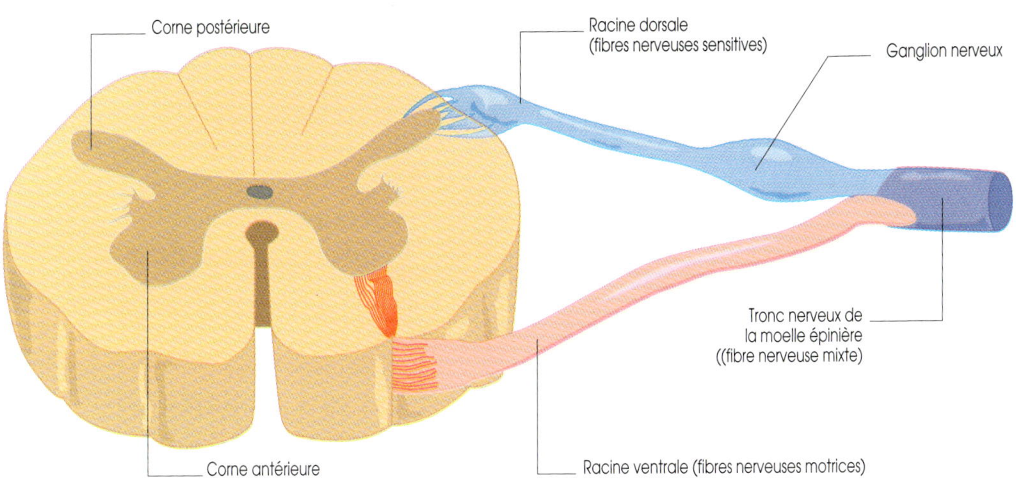

Ci-contre. Le nerf rachidien est composé de fibres nerveuses sensitives provenant de la racine dorsale et de fibres nerveuses motrices issues de la racine ventrale.

En bas. Cellule nerveuse (ou neurone) du système nerveux périphérique prolongée par des dendrites qui véhiculent les informations reçues vers le corps cellulaire ; et axone qui conduit l'influx nerveux vers d'autres cellules nerveuses ou vers les cellules nerveuses d'un muscle. Au centre, détails du noyau cellulaire.

des trous ou des fissures et sont au nombre de douze paires. Trois paires ont un rôle uniquement sensitif. Ce sont les nerfs optique, olfactif et auditif (ou vestibulo-cochléaire). Le nerf cochléaire reçoit les impressions auditives de l'oreille interne et le vestibulaire celles destinées à la conservation de l'équilibre.

Cinq paires sont exclusivement motrices : le nerf moteur oculaire commun, le nerf pathétique, le nerf oculaire externe (qui commandent les mouvements de l'œil), le nerf grand hypoglosse (qui fait mouvoir la langue) et le nerf spinal (qui commande les mouvements de fléchissement et d'inclinaison de la tête et d'élévation de l'épaule).

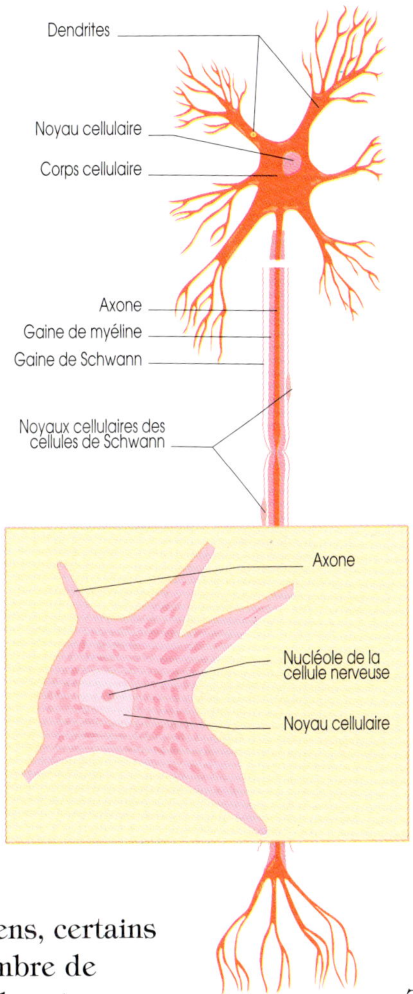

Enfin, comme les nerfs rachidiens, certains nerfs crâniens sont mixtes. Au nombre de quatre, ils sont destinés aux muscles et disposent dans leur zone sensitive de ganglions.

Les nerfs crâniens sont :

1. Le nerf trijumeau. Avant de sortir du crâne, il rencontre le ganglion de Gasser où siège sa partie sensitive, puis il se divise en trois branches (d'où son nom) et transmet au cerveau les sensations de la face, des orbites, de la cavité buccale et des fosses nasales. Sa partie motrice excite les muscles masticatoires ;

2. Le nerf facial. Sa racine motrice est le nerf facial proprement dit qui anime les muscles mimiques de la face. Il comprend des fibres végétatives pour la sécrétion lacrymale et une racine sensitive, le nerf de Wrisberg qui recueille les sensations gustatives de la langue. Il comprend lui aussi des fibres végétatives pour les glandes linguales et sous-linguales ;

3. Le nerf glosso-pharyngien. Ses fibres motrices innervent les muscles du pharynx et certains muscles de la langue. Sa partie sensitive innerve la muqueuse de ces mêmes organes ;

4. Le nerf vague ou pneumogastrique. Son territoire très étendu comprend les viscères du cou, du thorax et de l'abdomen. Il appartient au système nerveux végétatif (parasympathique) et ses fonctions sont capitales.

CONSTITUTION DES CENTRES NERVEUX ET DES NERFS

Tous les éléments du système nerveux sont constitués de cellules d'un même type : les neurones. Un neurone, de teinte grise, est composé d'un corps cellulaire prolongé par un axone ou neurite.

La fibre nerveuse

Observée au microscope, la section d'un nerf laisse apparaître des fibres nerveuses, groupées en faisceaux et entourées d'un tissu conjonctif.

Ces fibres ne sont pas rectilignes mais disposées en zigzag. Cette disposition permet, sans rupture, une extension modérée du nerf. Une formation conjonctive appelée épinèvre, très résistante, entoure les fibres. Dans l'épinèvre sont logés des canaux qui irriguent le nerf.

En plus du neurite qui, enrobé de ses gaines, constitue la fibre nerveuse, la cellule nerveuse a d'autres prolongements : les dendrites, qui forment une sorte d'arborescence autour d'elle.

La fibre nerveuse conduit l'influx nerveux, c'est-à-dire qu'elle est parcourue par une onde de polarisation électrique comme la fibre musculaire. La gaine myélinique accélère la vitesse de conduction de l'influx salvatoire qui est cent fois plus rapide que dans les fibres amyéliniques.

1. Les neurones sensitifs qui transmettent les impressions sensibles reçues par les organes sensoriels et les terminaisons nerveuses. L'influx nerveux les parcourt de la périphérie vers le névraxe (le système cérébro-spinal). Ils sont centripètes ;
2. Les neurones effecteurs ou moteurs qui provoquent la contraction des muscles. Ils sont centrifuges ;
3. Les neurones d'association qui relient deux neurones sensitifs ou effecteurs ;
4. Des neurones ayant des activités glandulaires qui sécrètent des produits capables d'exciter d'autres neurones.

Ces neurones forment une chaîne en se mettant bout à bout, sans perdre leur individualité, pour former les nerfs.

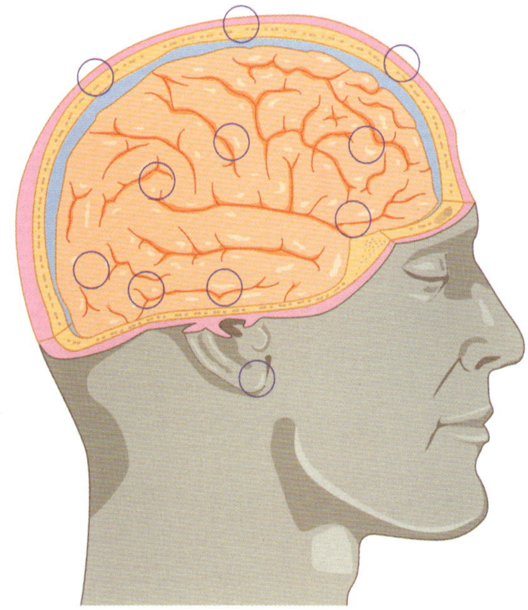

L'activité électrique du cerveau se mesure grâce à un électro-encéphalographe. À l'aide d'électrodes placées à des endroits bien précis du crâne, l'appareil enregistre les tensions électriques et en imprime les tracés sur un rouleau de papier, qui seront interprétés par le neurologue.

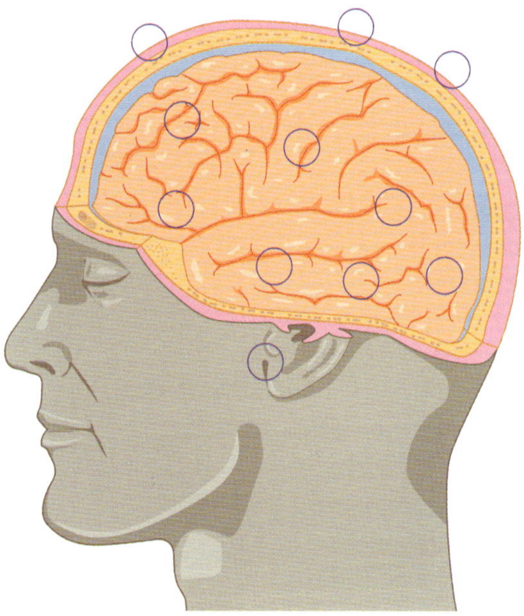

Le neurone

Chaque neurone comprend un axone. Ce noyau, toujours en repos puisque la cellule nerveuse ne se divise pas, devient cylindrique et grise pour former le neurite, myélinique ou amyélinique, et se terminer, enfin, par une arborescence de dendrites très ramifiées, prolongements du corps cellulaire. Le neurone est spécialisé pour transmettre l'impulsion nerveuse aux neurones voisins. Du point de vue de la forme, on distingue, suivant qu'ils ont deux ou plusieurs prolongements cytoplasmiques, deux types de neurones : ce sont les neurones bipolaires et les neurones unipolaires. Du point de vue physiologique, on distingue quatre différents types de neurones :

L'influx nerveux circule du corps cellulaire vers l'axone. Cette loi, qui ne connaît pas d'exception, est appelée loi de polarisation dynamique. Par ces nerfs, les centres nerveux envoient des impulsions aux muscles pour qu'ils se contractent.

Certains de ces mouvements sont indépendants de notre volonté : ce sont les réflexes.
À l'inverse, une sensation perçue à la surface du corps stimule le nerf. Elle parcourt les voies nerveuses jusqu'à la moelle épinière, est transmise aux cellules motrices des cornes antérieures et retourne aux muscles par les voies motrices pour déclencher une réaction immédiate et inconsciente au stimulus. Ce parcours s'appelle l'arc réflexe.

Les activités réflexes sont indépendantes de la

Les principaux troubles qui peuvent être provoqués par une tumeur cérébrale : il peut se passer parfois plusieurs mois ou même des années avant que les symptômes se manifestent. Parmi les symptômes généraux, non mentionnés ci-contre, citons : des maux de tête, des vomissements, une hypertension intracrânienne, une réduction de la conscience...

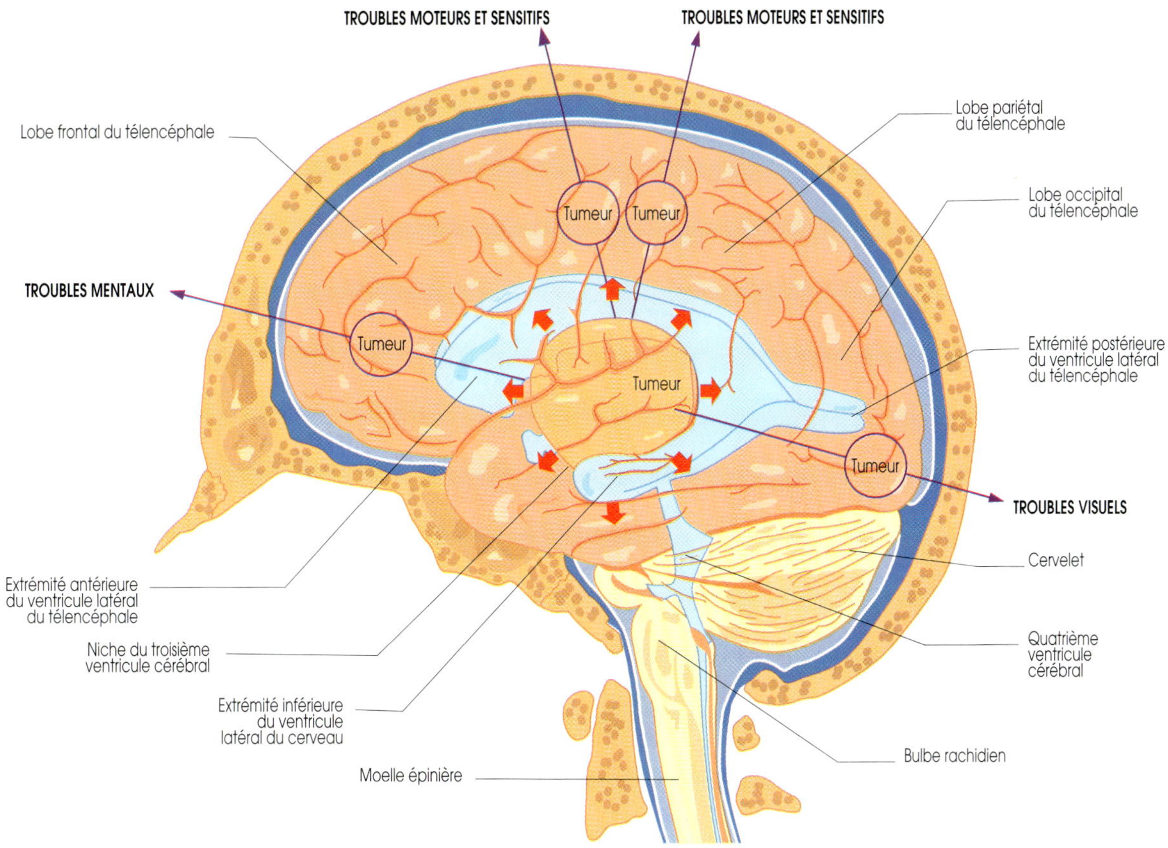

volonté. Toutefois, cette activité peut être contrôlée par les hémisphères cérébraux.

Ainsi, alors qu'un réflexe tend à nous faire retirer notre main lorsqu'elle touche par mégarde une bougie allumée, notre volonté peut nous permettre de l'y maintenir.

Les hémisphères cérébraux sont le siège des centres de la sensibilité consciente, de la motricité volontaire, des facultés intellectuelles et des sensations. Chacune de ces facultés est située dans une zone précise.

Le système nerveux végétatif

Il comprend le système sympathique, qui est destiné à régler la vie végétative (fonctionnement des viscères) en fonction des différents besoins et en synergie avec le système parasympathique.

Le système sympathique comporte des centres situés dans le système nerveux central, de part et d'autre de la colonne vertébrale, appelés ganglions latéro-vertébraux, et une partie périphérique constituée de nerfs et de ganglions. La chaîne ganglionnaire sympathique est constituée de ganglions prévertébraux reliés au système cérébro-spinal par des rameaux communicants. La chaîne ganglionnaire prend le nom de la zone vertébrale dans laquelle elle se trouve. On trouve ainsi les ganglions sympathiques cervicaux, dorsaux, lombaires, sacrés et coccygiens. Outre ces centres vertébraux, il en existe d'autres, situés près des viscères et appelés pour cela préviscéraux.

Ces ganglions sont réunis par des filaments nerveux qui constituent de véritables plexus. On compte au total 23 paires de ganglions sympathiques situés le long de la colonne vertébrale. Les fibres sympathiques se rattachent à la moelle épinière par les racines antérieures en passant par la dérivation des ganglions.

Chacun reçoit donc de la racine un rameau communicant blanc et envoie un rameau communicant gris vers le nerf mixte. De plus, des branches efférentes sortent du ganglion pour se distribuer aux vaisseaux et aux viscères.

Ils ne s'y rendent pas toujours directement mais se joignent à certains autres ganglions périphériques pour constituer ainsi quatre plexus d'où les nerfs sympathiques partent en direction des viscères. Ce sont les plexus cardiaque, solaire, mésentérique et hypogastrique qui vont participer avec le système cérébro-spinal à l'innervation de ces viscères.

On appelle parasympathique la partie du système

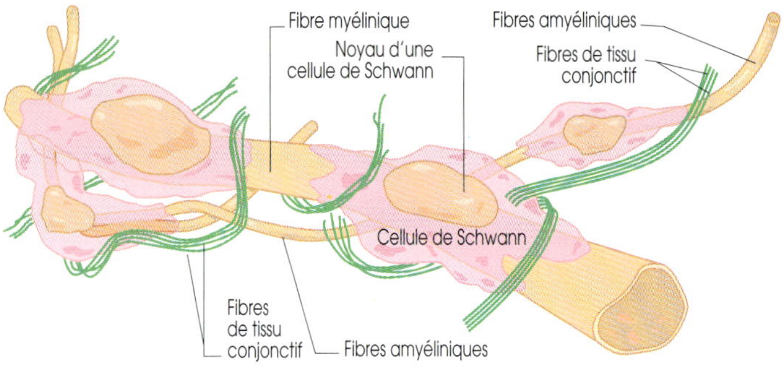

Illustration schématique d'une fibre nerveuse avec sa gaine de myéline et la fibre nerveuse amyélinique.

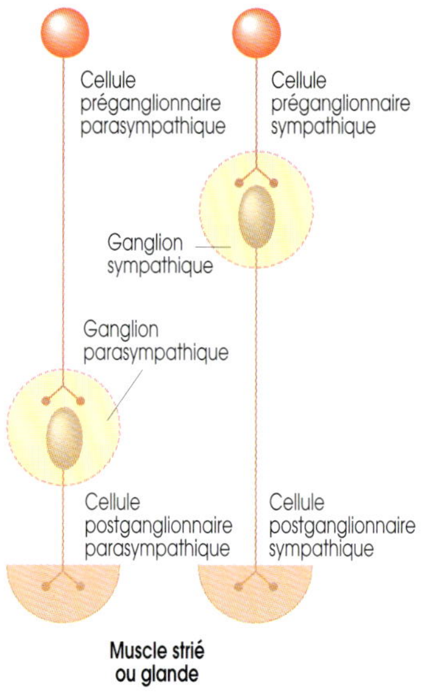

Le système nerveux central (sympathique et parasympathique) est formé de chaînes ganglionnaires. La réunion des ganglions constitue des plexus portant le nom de la zone dans laquelle ils se situent.

cérébro-spinal qui collabore avec le sympathique à l'innervation des organes. Elle est constituée presque entièrement par les ramifications du nerf vague. Le nerf vague et le sympathique ont toujours une action antagoniste.

Le système parasympathique se compose d'éléments nerveux d'origine cérébro-spinale, ayant leur siège dans les noyaux de certains nerfs crâniens ou dans certains étages de la moelle épinière, et d'éléments nerveux, ayant leur siège dans les ganglions sympathiques périphériques.

Le système nerveux parasympathique crânien participe à la constitution de nerfs crâniens, comme le nerf pneumogastrique qui comprend un noyau viscéro-moteur dont les fibres atteignent le cœur, l'appareil respiratoire et la quasi-totalité de l'appareil digestif. Le parasympathique pelvien innerve le gros intestin, la vessie et les organes érecteurs. Le parasympathique dorso-lombaire enfin, contrôle la contraction des muscles des viscères.

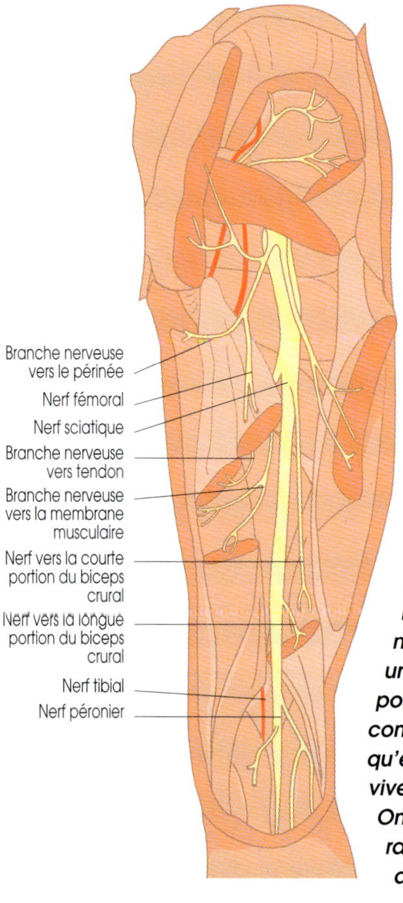

Le grand nerf sciatique innerve, grâce à ses nombreuses ramifications, une grande partie de la face postérieure de la jambe. Une compression de ce nerf, quelle qu'en soit l'origine, cause une vive douleur dans cette région. On voit ici, en détail, ces ramifications à l'intérieur de la cuisse.

Les centres du système nerveux végétatif

Le système nerveux végétatif commande les mouvements involontaires comme les battements du cœur. Pendant l'effort, l'activité du sympathique augmente. En revanche, pendant le sommeil, son activité se ralentit. Pour que ces réflexes jouent, il faut que le centre nerveux de l'organe correspondant, situé dans la moelle épinière, le mésencéphale ou le bulbe, soit excité par des stimulations physiques, chimiques ou hormonales appropriées. L'activité de ces centres est réglée par des centres nerveux supérieurs situés dans l'encéphale. L'excitation permet la libération de médiateurs chimiques comme l'adrénaline ou l'acétylcholine. Le sympathique comporte des fibres qui excitent la motilité et la sécrétion des organes. Le système parasympathique a une action opposée. Il freine la motilité et les sécrétions. Ainsi, le système sympathique aura sur les vaisseaux de la peau, des viscères et du cerveau une action vasoconstrictive et le parasympathique une action de vasodilatation. En revanche, sur les vaisseaux coronaires, les actions des deux systèmes sont inversées. Les impulsions pour lesquelles le vague prédomine sont dites vagotoniques. Celles où le sympathique l'emporte sont dites sympathicotoniques. Le tonus musculaire, qui est la tension permanente (légère), auquel le muscle est soumis et qui permet le maintien de la posture, a un rôle très important. Il est réglé par des circuits réflexes situés dans les centres nerveux. Le tonus dépend du bon équilibre des deux parties du système nerveux végétatif.

LES CINQ SENS

Le système sensoriel est un intermédiaire obligé qui, de par ses facultés, renseigne l'organisme sur certains éléments du milieu extérieur de nature physique (vue, audition, sensibilité à la pesanteur, toucher) ou de nature chimique (goût, odorat). Bien souvent le déficit d'un de ces cinq sens peut être compensé par une sensibilité exacerbée d'un ou plusieurs autres.

1. LE TOUCHER

La peau est l'organe du sens du toucher. Le toucher nous fournit une importante somme d'informations sur la qualité des corps, sur leur forme, leur poids, leur consistance et leur température.

La physiologie du toucher

La peau est composée de deux parties superposées : l'épiderme, en surface, le derme, en profondeur. Sous le derme se trouve le tissu sous-cutané riche en terminaisons nerveuses. La peau permet de percevoir trois sensations très distinctes : tactile, thermique et douloureuse (ou somatique).

La sensation tactile est déterminée par des corpuscules. Les plus grands (entre 1 et 5 mm), les corpuscules de Pacini, se situent dans les couches profondes du derme, dans les aponévroses des muscles et dans le périoste autour des articulations. On en trouve, en très fortes concentrations, dans les doigts et la paume des mains. Ils permettent de percevoir le sens de la pression (baresthésie), lorsque nous sommes serrés dans un vêtement ou des chaussures par exemple.

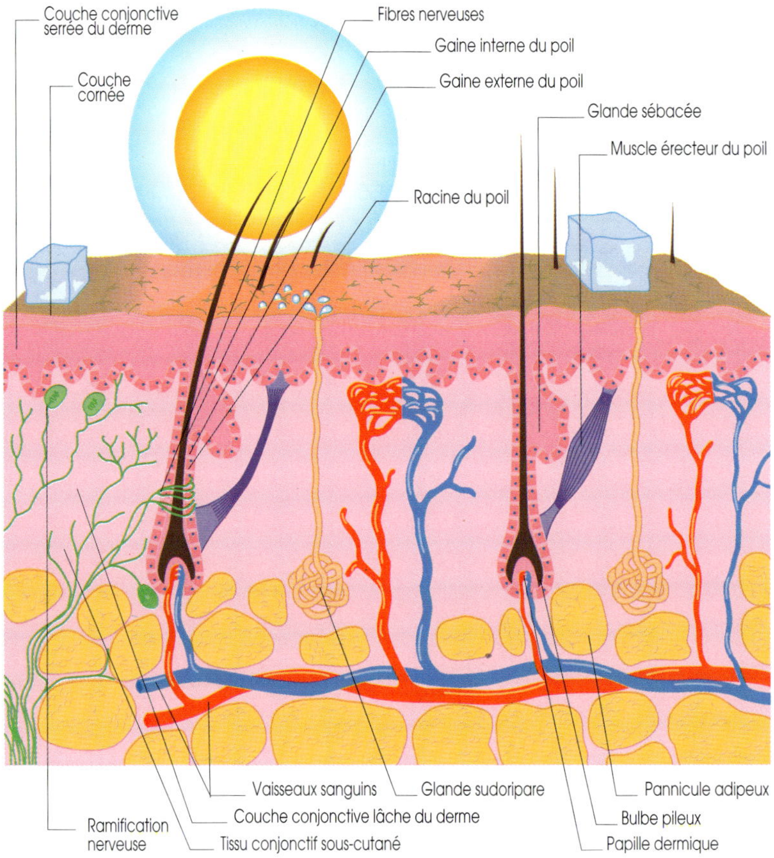

La chaleur dilate les vaisseaux et augmente la transpiration. Le froid, en revanche, rétrécit les vaisseaux.

Les corpuscules dits de Meissner sont beaucoup plus petits (à peine 0,1 mm). On en trouve essentiellement sur la face palmaire des mains (paume et dessous des doigts) et la plante des pieds. Ces zones sont à proprement parler le siège du sens tactile qui nous permet d'évaluer les caractéristiques des surfaces des corps. Enfin, les corpuscules dits de Ruffini sont éparpillés entre le derme et l'épiderme. Ils nous informent sur l'exacte localisation d'un point du corps stimulé par une sensation, quelle qu'elle soit.

La sensation thermique est évaluée par des terminaisons nerveuses (thermorécepteurs) et certains corpuscules (de Krause et de Golgi-Mazzoni). La sensibilité du chaud est distincte de celle du froid : chez l'adulte, les corpuscules de sensibilité pour la chaleur vont de zéro à trois par centimètre carré de peau tandis que ceux pour le froid sont au nombre de six à vingt-trois.

La sensation douloureuse est perçue grâce à des terminaisons libres, sans corpuscules. Ces terminaisons constituent des points de douleur indépendants des points tactiles de chaud et de froid. Elles existent en nombre variable selon les régions considérées, la moyenne allant de cinquante à deux cents terminaisons par centimètre carré.

L'anatomie de la peau

Véritable enveloppe protectrice, la peau recouvre toute la surface du corps (ce qui représente environ 1,6 m^2 !) Aux orifices naturels (narines, bouche et

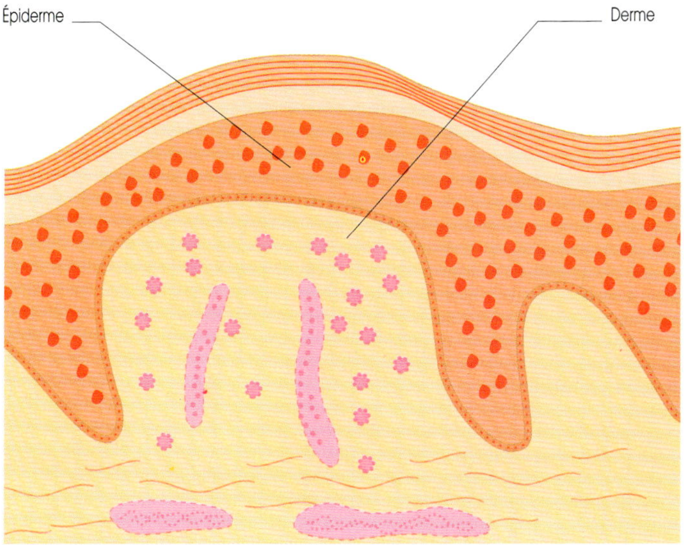

anus, etc.), elle se poursuit directement par les muqueuses. Continuellement en rapport avec les agents extérieurs contre lesquels elle doit lutter (froid, pollution, microbes, etc.), la peau est la principale défense de l'organisme ; elle subit d'importantes transformations avec l'âge ou les maladies.

• **L'épiderme.** C'est la surface visible de la peau. Il est mince, transparent, sans vaisseaux et en constante régénération. Il est constitué de cellules épithéliales disposées en de nombreuses couches superposées, comme un mille-feuille. Les cellules neuves des couches profondes montent progressivement vers la surface tandis que les couches les plus superficielles sont formées de cellules mortes qui s'éliminent progressivement (desquamation).

On trouve, sous l'épiderme, une mince couche de cellules (1 à 2 µm d'épaisseur) appelée couche basale. Elle assure le renouvellement continu des cellules neuves. Puisqu'il ne peut tirer sa nourriture de vaisseaux sanguins inexistants, l'épiderme tire ses ressources de la couche située en dessous, le derme.

• **Le derme.** C'est une couche tissulaire élastique, résistante, formée de tissu conjonctif.

Sa face supérieure, c'est-à-dire celle qui est en contact avec la couche profonde de l'épiderme, présente de nombreuses saillies appelées papilles, riches en filaments nerveux et en vaisseaux sanguins. Ces papilles dessinent des reliefs qui, surtout au niveau de la face inférieure du bout des doigts, se disposent en séries linéaires formant un tracé caractéristique, différent pour chaque être humain. C'est justement sur cette caractéristique anatomique qu'est basé le principe du relevé des empreintes digitales.

Sous le derme, on trouve le tissu de liaison sous-cutané riche en cellules grasses (pannicules adipeux) et en vaisseaux sanguins. Il a pour fonction de protéger les organes internes des chocs et du froid. En outre, il constitue une sorte de réserve d'énergie à laquelle l'organisme peut recourir en cas de besoin (c'est lui qui disparaît le premier lors d'un amaigrissement).

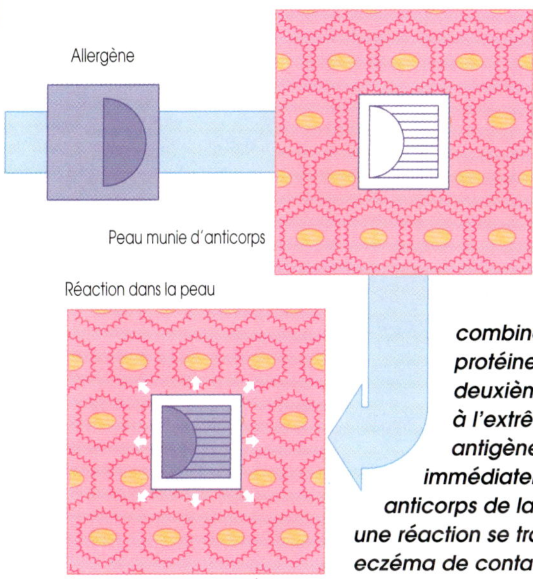

Voici comment se développe une allergie. Au premier contact avec un allergène (substance étrangère au corps), la peau produit des anticorps permanents, combinés avec des protéines. Lors d'un deuxième contact (schéma à l'extrême gauche), ces antigènes sont immédiatement captés par les anticorps de la peau et provoquent une réaction se traduisant par un eczéma de contact.

• **Les phanères ou annexes de la peau.** On entend par ce terme les poils, les ongles et les cheveux. La quasi-totalité de la peau est couverte de poils, exception faite de la paume des mains et de la plante des pieds. Les poils, et les cheveux en particulier, doivent leur couleur à la mélanine. Avec les années, ce pigment tend à diminuer : cheveux et poils deviennent blancs (canitie).

Les poils sont des formations cornées filiformes émergeant de la peau, avec une partie libre, la tige, et une partie enfouie dans le derme, la racine. La partie inférieure de la racine, appelée bulbe pileux, est creuse : elle contient la papille, fournie en terminaisons nerveuses et en vaisseaux. Les poils, comme les cheveux, se renouvellent régulièrement.

On perd normalement en moyenne une trentaine de cheveux par jour. Leur durée de vie est de neuf à dix mois tandis que celle des sourcils est d'environ cinq mois.

Certains poils, plus volumineux, sont dotés de petits muscles érecteurs, les «horripilateurs ». C'est à l'action de ces muscles, redressant les poils, que l'on doit le phénomène de la «chair de poule». En travaillant, ces muscles dégagent de la chaleur pour protéger la peau du froid, mais c'est souvent insuffisant.

L'ongle est une production cornée implantée dans un repli du derme, le sillon unguéal. Cette corne repose sa face inférieure sur la surface rose de la phalangette du doigt ; on parle alors du lit de l'ongle.

Son extrémité postérieure, la racine, représente la partie vitale en continuel accroissement. La racine se trouve essentiellement sous la peau sauf pour une petite partie de forme semi-lunaire, la lunule.

La rapidité de croissance de l'ongle est variable d'une personne à l'autre mais on peut l'estimer à un millimètre par semaine.

• **Les glandes sébacées.** Elles sont annexées aux follicules pileux et sécrètent une substance grasse, le sébum, qui a pour rôle de protéger la peau, de maintenir la souplesse et de lubrifier les poils. Elles sont éparpillées sur toute la surface du corps, exception faite de la paume des mains, de la plante des pieds, du gland, de la face interne du prépuce et de la face interne des petites lèvres. Leur sécrétion est continue.

• **Les glandes sudoripares.** Elles se situent dans l'épaisseur du derme et sont reliées à la surface de la peau par un petit tube dont l'extrémité libre forme le pore. Elles permettent d'éliminer la sueur, liquide incolore, de saveur salée, acide, dont la composition est très proche de celle de l'urine (98 % d'eau, chlorures, phosphates, sulfates, urée). En outre, son odeur est due à une petite quantité d'acide formique et d'acides gras volatils. La sueur en elle-même ne sent rien mais c'est son oxydation à l'air libre qui lui donne son odeur caractéristique. Enfin, les glandes sudoripares ont aussi pour fonction d'éliminer les toxines du corps, essentiellement celles provenant de la combustion cellulaire (urée), venant ainsi en aide aux reins.

2. LA VUE

Ce n'est pas par hasard si les physiologistes appellent le cerveau humain «cerveau visuel», par opposition au cerveau olfactif d'un grand nombre d'animaux : notre sens de la vue est extrêmement développé.

Il nous permet d'apprécier la forme, la couleur et la position dans l'espace de la plupart des choses qui existent matériellement sans qu'il y ait contact direct.

La lumière est essentielle à notre vue, renvoyée par les objets, elle est captée par l'œil comme le fait un objectif photographique.

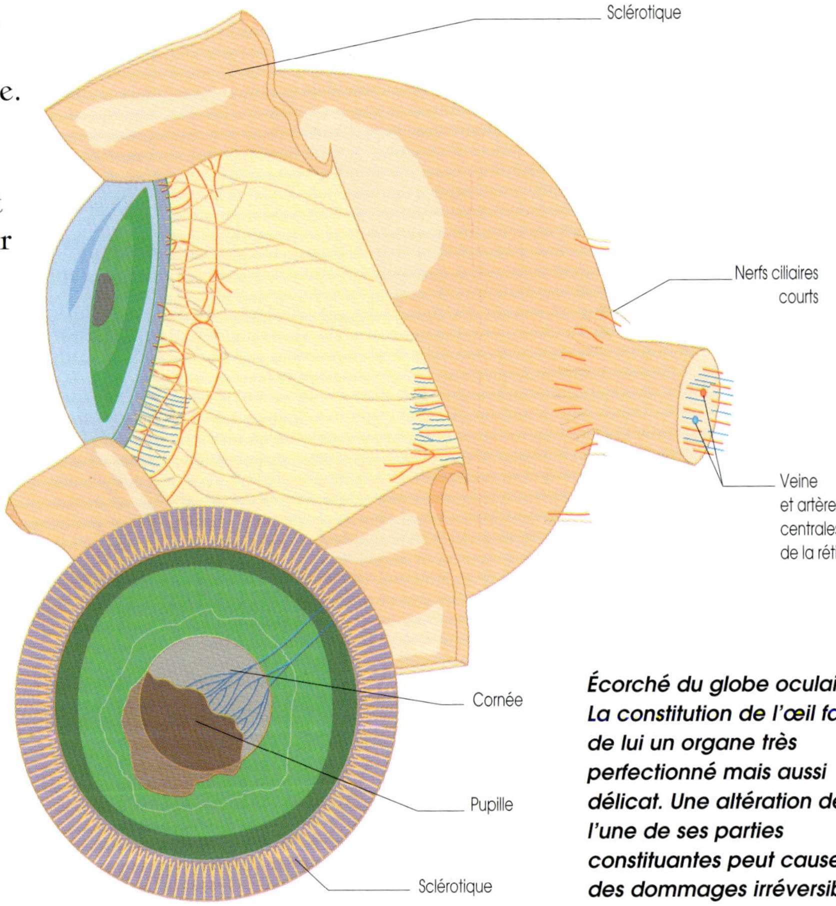

Écorché du globe oculaire. La constitution de l'œil fait de lui un organe très perfectionné mais aussi délicat. Une altération de l'une de ses parties constituantes peut causer des dommages irréversibles.

La physiologie de l'œil

L'œil est un organe sphérique d'environ 22 mm de diamètre. Ses parois sont constituées de trois membranes superposées qui sont, en allant de l'extérieur vers l'intérieur : la sclérotique (le «blanc de l'œil», dans le langage courant), la choroïde, la rétine.

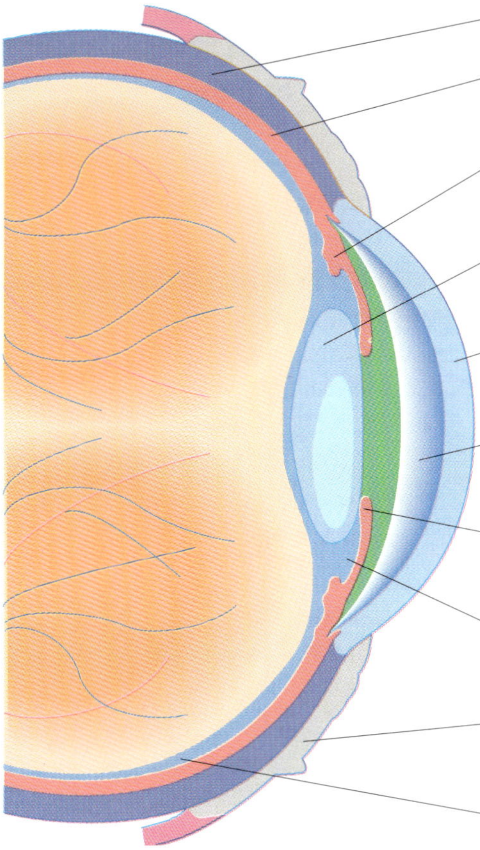

Coupe du globe oculaire. La cornée possède plusieurs couches où ne passe aucun vaisseau sanguin. La rétine renferme les récepteurs des rayons lumineux. Le cristallin joue le rôle d'une lentille biconvexe et convergente.

• La sclérotique. Elle est blanche, épaisse d'environ 1 mm, se transforme dans sa partie antérieure. Là, elle prend l'aspect d'une membrane transparente très délicate, la cornée, qui laisse transparaître derrière elle l'iris coloré. Autour de la cornée, la sclérotique est recouverte d'une membrane transparente : la conjonctive.

• La choroïde. C'est une membrane riche en pigments et en vaisseaux sanguins dont le rôle est de transformer l'intérieur de l'œil en chambre noire. Sur l'avant de l'œil, la choroïde forme l'iris, diaphragme ayant en son centre un orifice rond, la pupille. La couleur de l'iris, de caractère héréditaire, peut varier du plus clair (bleu, vert, gris) au plus foncé (brun).

• La rétine. C'est la membrane sensible de l'œil, dans laquelle se trouvent les éléments récepteurs des rayons lumineux. Dans sa partie postérieure, une petite cupule blanchâtre, la papille optique, correspond au point de pénétration du nerf optique, lequel répand ses fibres sur la rétine. Cette papille optique ne contenant aucun élément sensoriel est appelée tache aveugle.

Avant d'impressionner la rétine, les rayons lumineux qui parviennent à l'intérieur de l'œil doivent successivement traverser l'épaisseur de la cornée, puis l'humeur aqueuse, le cristallin et l'humeur vitrée. Ces trois derniers éléments constituent l'appareil réfringent de l'œil.

L'humeur aqueuse est un liquide se comportant comme une lentille plane et convexe.

Comment voit-on ?

C'est de la rétine que dépend la fonction visuelle de l'œil. Pour qu'une image nette des objets se forme, il faut que les rayons renvoyés par chacun d'eux se réunissent exactement sur la rétine, après avoir traversé l'œil.

Les éléments permettant à la rétine de recueillir les rayons lumineux se nomment les cônes et les bâtonnets. Ces cellules, dont le nom définit la forme particulière, représentent les cellules réceptives des stimuli lumineux.

Les cônes se trouvent, seuls, dans une zone correspondant à l'axe optique (appelée fovea ou tache jaune) et sont de moins en moins nombreux à mesure qu'on s'en éloigne.

Ils permettent de préciser la forme et la couleur des objets. Les bâtonnets, eux, donnent essentiellement la notion de luminosité et de différence d'éclairement.

Ce sont eux qui interviennent au cours de la vision nocturne, car leur seuil d'excitabilité est bas.

Les bâtonnets sont beaucoup plus nombreux que les cônes (environ cent vingt à cent trente millions contre sept millions). Chacun d'entre eux se prolonge par une fibre qui entre en rapport avec une fibre nerveuse (un million environ).

Ces dernières se réunissent pour former le nerf optique qui sort de la partie postérieure de l'œil comme la queue d'un fruit.

Après un parcours compliqué, le nerf optique rejoint le centre de la vision, une zone de l'écorce cérébrale située dans la partie postérieure du cerveau. À ce niveau, le stimulus nerveux se transforme en sensation dans l'acte psychique de la vue.

• **Des yeux pour voir en relief.** Si nous possédons deux yeux, c'est parce que la vision binoculaire permet seule, en effet, d'avoir une vision spatiale des objets, avec la perception claire de leur relief et de leur éloignement. Autrement dit, la perception de la troisième dimension ne peut être parfaite et immédiate que grâce à la vision binoculaire.

Pour s'en convaincre, il suffit d'essayer d'enfiler un fil dans le chas d'une aiguille en fermant un œil. En effet, lorsque nous regardons un objet quelconque, deux images légèrement différentes de ce même objet se forment.

Si l'on observe un objet proche de l'œil droit d'abord, puis de l'œil gauche, on voit respectivement quelque chose de plus du côté droit de l'objet et quelque chose de plus du côté gauche du même objet. Normalement, les deux images se fondent dans notre cerveau pour donner une seule image en trois dimensions. Lorsque les deux images sont parfaitement égales, nous perdons la notion du relief, ce qui peut arriver lorsqu'on observe des objets très éloignés.

L'œil humain se comporte donc comme un stéréoscope, machine très commune dans laquelle deux objectifs placés à distance l'un de l'autre permettent d'obtenir une image en relief.

Le cristallin

Il ressemble à une lentille biconvexe et convergente de 4 mm d'épaisseur formée d'une série de lamelles transparentes encastrées

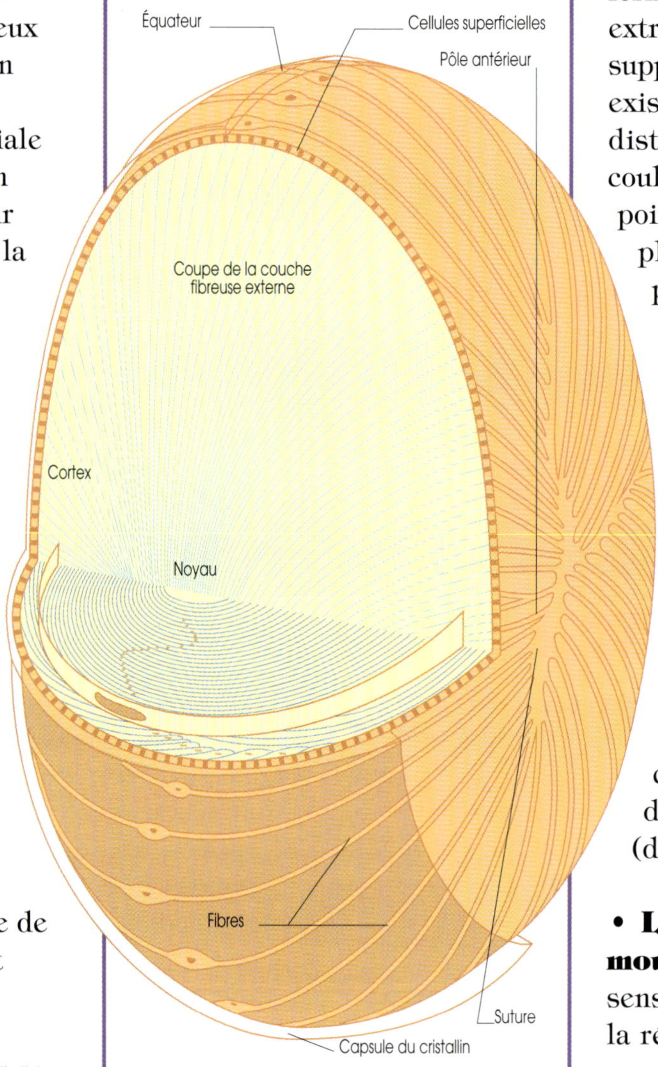

Représentation du cristallin sectionné en deux endroits afin d'en faire apparaître la structure. Au centre, on voit s'estomper la structure fibreuse.

les unes dans les autres à la manière d'un bulbe d'oignon. Il est maintenu dans sa position et légèrement aplati par les expansions de la choroïde qui forment le ligament suspenseur. L'humeur vitrée est composée d'une substance semblable à de la gélatine, enfermée dans une membrane transparente (la membrane hyaloïde).

• **Le mystère de la vision des couleurs.** Il semblerait qu'un adulte soit en mesure de distinguer plusieurs milliers de nuances de couleurs.
De nombreuses théories ont été formulées pour expliquer cette extraordinaire sensibilité. On a supposé, entre autres, qu'il existait des fibres nerveuses distinctes pour les diverses couleurs composées en chaque point de la rétine. On a parlé de phénomènes photoélectriques, photochimiques, électroniques... sans qu'aucune des diverses hypothèses ait pu être sérieusement démontrée. Si la science n'est pas aujourd'hui capable d'expliquer comment nous voyons les couleurs, elle n'est pas à plus forte raison capable d'expliquer pourquoi certains d'entre nous ne les perçoivent pas, comme dans les cas de cécité de certaines couleurs (daltonisme).

• **La perception du mouvement de l'image.** La sensation lumineuse persiste sur la rétine environ 0,35 s après que le stimulus a cessé d'agir. C'est pourquoi, si nous observons un cheval au galop par exemple, nous ne sommes pas capables de suivre tous les mouvements de la course qui se suivent trop rapidement sur notre rétine. Mais notre cerveau synthétise le tout en une sensation complète de mouvement.
C'est cette propriété qui a été utilisée pour créer l'impression de mouvement au cinéma. Une pellicule cinématographique s'imprime d'images successives à

Illusions d'optique :
1. La distance entre les points A et B semble plus courte que la distance entre B et C, bien que AB = BC.
2. Du fait des traits transversaux, les lignes qui sont en réalité parallèles semblent se rapprocher ou s'éloigner les unes des autres.
3. En regardant le milieu de ces cercles concentriques, tout en faisant pivoter le livre, nous avons l'illusion que le dessin tourne sur lui-même sans être mû par aucun mouvement.

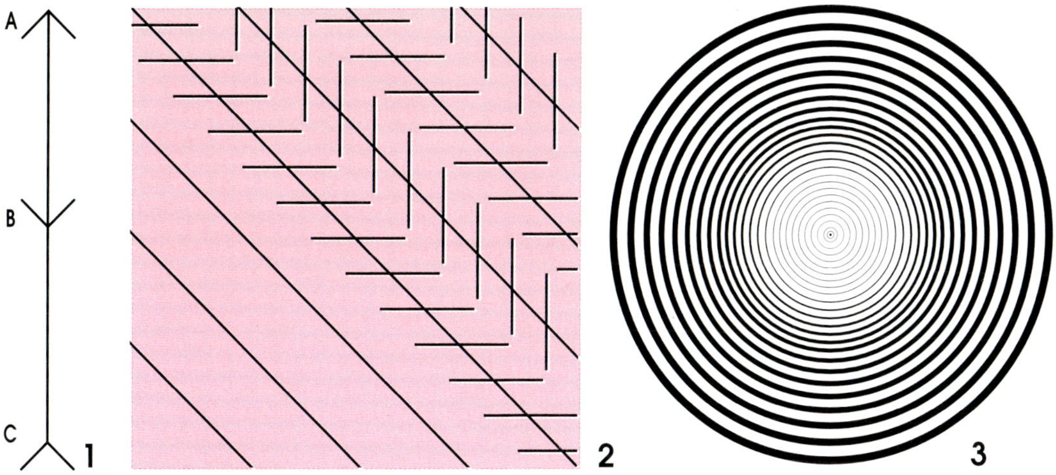

Le système visuel est constitué d'un réseau recréant des impulsions nerveuses entre la rétine et le point du cortex cérébral où elles deviennent conscientes. Cette voie est constituée successivement par le nerf optique, le chiasma optique, les bandelettes optiques d'où les fibres nerveuses se déploient vers le cortex visuel dans les deux lobes occipitaux du cerveau.

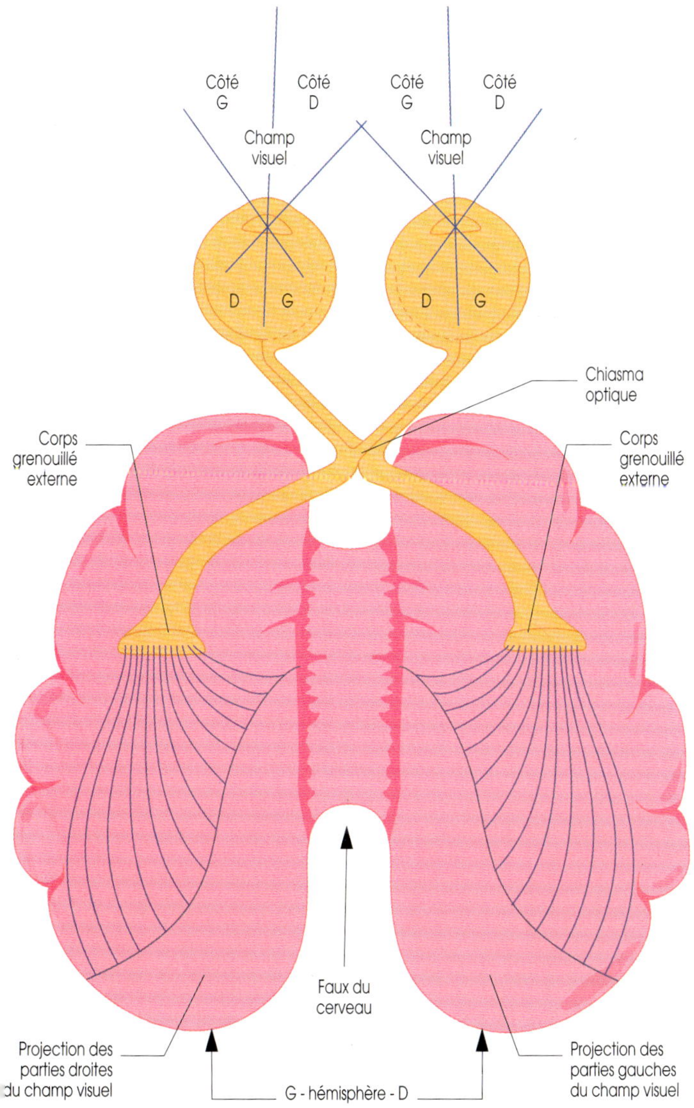

la vitesse de vingt-quatre images par seconde ; les images sont ensuite projetées sur un écran à la même vitesse.

• **Les organes moteurs et protecteurs de l'œil.** L'œil peut bouger dans la cavité de l'orbite grâce à l'action de six muscles.

Le droit supérieur et le droit inférieur le font bouger transversalement (de droite et de gauche). Le droit interne et le droit externe agissent verticalement (le haut et le bas). Enfin, combinés à l'action des précédents muscles, le grand oblique et le petit oblique permettent d'exercer les mouvements de rotation.

La partie visible de l'œil est protégée par les paupières supérieure et inférieure. Les paupières sont constituées d'un pli musculo-membraneux comportant vers l'extérieur, la peau, et vers l'intérieur, une muqueuse (la conjonctive).

Lorsque nous ne dormons pas, nos paupières s'ouvrent et se ferment automatiquement plusieurs fois par minute pour conserver son humidité à l'œil.

Les petites ouvertures des glandes sébacées (glandes de Meibonius) et sudoripares (glandes de Moll) se trouvent dans le coin interne de l'œil, sur le bord libre des paupières.

Les cils, implantés sur le bord des paupières, ont pour fonction de protéger les yeux des poussières, de même que la ligne des sourcils a pour fonction de les protéger de la sueur, des poussières et de la luminosité du soleil.

L'humidité constante des yeux est entretenue par des larmes sécrétées de façon permanente par les glandes lacrymales (situées dans la partie supérieure et externe de l'orbite).

Normalement, les larmes se déversent, en

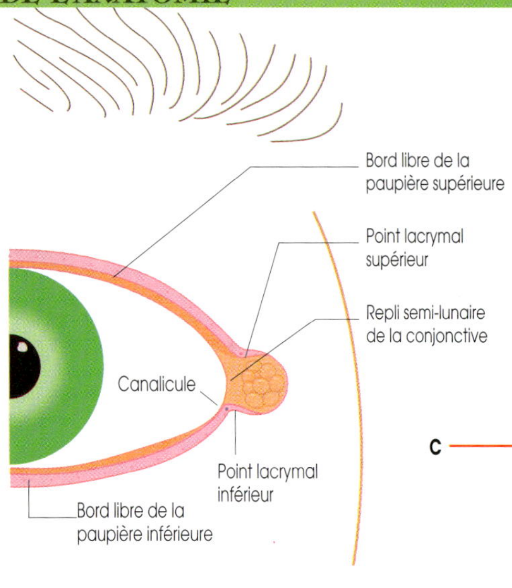

Ci-contre, la structure de l'angle interne de l'œil, siège des glandes lacrymales. Les glandes lacrymales produisent l'humidification de l'œil, fonction essentielle. Elles peuvent aussi être mises en sécrétion par une émotion qui se traduit par des larmes : joie intense ou tristesse. Sans elles, on ne peut pas pleurer.

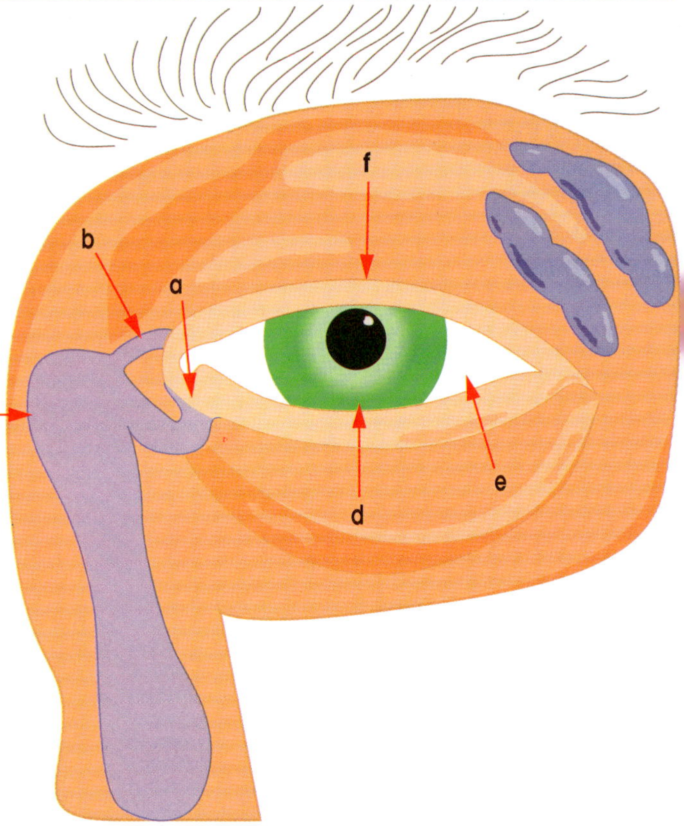

Les flèches indiquent l'endroit où les troubles oculaires peuvent survenir. A : points lacrymaux ; B : canalicules lacrymaux ; C : sac lacrymal, siège le plus fréquent d'une inflammation ; D, E et F indiquent les cibles des complications d'une infection des voies lacrymales. Ce sont : D, la cornée (kératite) ; E, la conjonctive (conjonctivite) ; F, le bord libre de la paupière (blépharite).

quantités trop faibles pour qu'on y prenne garde, dans le nez.

Aussi, lorsqu'on pleure, la fonction naturelle se trouve sur-sollicitée, de grosses larmes se forment et l'on éprouve le besoin de se moucher.

3. L'OUÏE

Nous devons notre sens de l'ouïe à nos oreilles qui perçoivent les sensations acoustiques produites par les vibrations de l'atmosphère. Notre capacité d'analyse des sons est immense et s'exerce sur une gamme de vibrations assez étendue : l'oreille normale peut, en moyenne, percevoir des vibrations de seize à vingt mille unités à la seconde (hertz).

La sensibilité de l'ouïe est étroitement liée à la perfection des mécanismes qui permettent la perception des sons.

Du point de vue anatomique, l'oreille est formée de trois parties distinctes : l'oreille externe, l'oreille moyenne et l'oreille interne.

Les deux premières servent à la transmission des sons et des bruits, la troisième à la réception.

L'oreille externe

La plupart des mammifères possèdent une oreille mobile, en forme de conque plus ou moins allongée ; la mobilité sert à capter les sons et à en localiser exactement la provenance précise.

Cette partie visible de l'oreille, nommée pavillon, joue un rôle infiniment moindre que les autres parties de l'oreille en ce qui concerne l'ouïe.

On répertorie deux parties dans l'oreille externe : le conduit auditif externe et le pavillon, ce dernier n'étant pas mobile chez l'homme.

Le conduit auditif externe, creusé dans l'os temporal, se présente comme un canal qui s'ouvre de façon presque cylindrique au milieu du pavillon. Il mesure environ 7 à 8 mm de diamètre par 25 mm de long. Sa principale fonction est de protéger la membrane du tympan (qui bouche son extrémité interne) grâce à son étroitesse, à sa longueur, aux poils qui se trouvent à son embouchure, grâce, enfin, au cérumen qu'il produit. Cette substance jaunâtre et dense est sécrétée par les glandes cutanées annexées au conduit auditif.

L'oreille moyenne

L'oreille moyenne, qui se trouve derrière la membrane du tympan, est principalement constituée par la «caisse du tympan», une petite cavité en forme de parallélépipède creusée dans l'os temporal.

La chaîne des osselets, se trouve à l'intérieur de

A

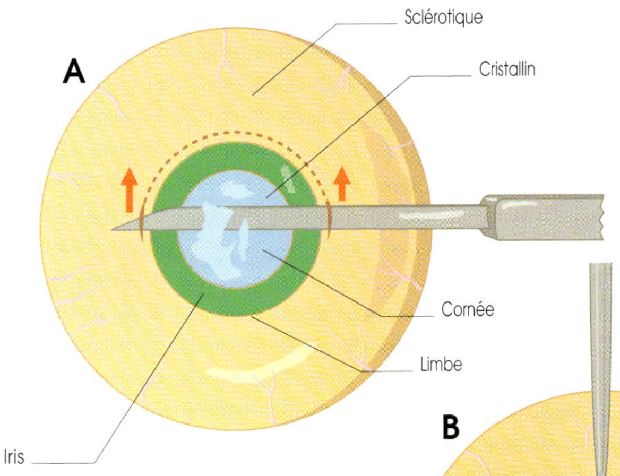

Opération de la cataracte

A. L'incision de la cornée est pratiquée à proximité du limbe, suivant un demi-cercle.
B. À travers l'ouverture pratiquée, l'iris est tiré vers le haut par une petite pince et une entaille est pratiquée à son niveau, pour éviter l'apparition d'un iris bombant dû à des adhérences après l'opération. Auparavant, un fil a été passé dans la cornée et dans la sclérotique, afin qu'à l'extraction du cristallin l'ouverture puisse être parfaitement refermée.
C. Lors de l'extraction intracapsulaire, le cristallin est enlevé à l'aide d'une cryode munie d'une boule de glace à laquelle le cristallin adhère solidement.
D. L'ouverture est ensuite suturée sous microscope.

B

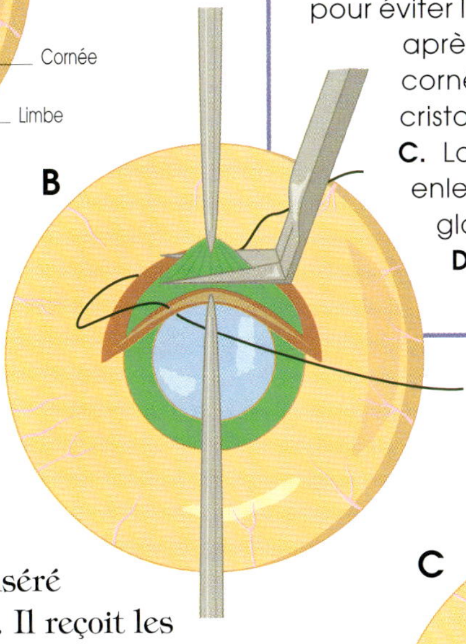

C

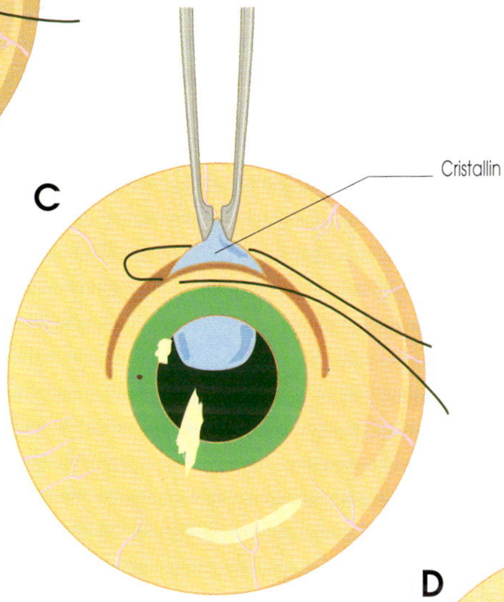

D

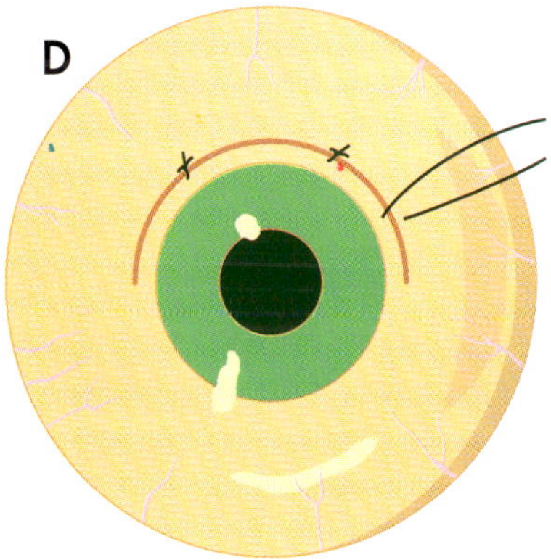

la caisse du tympan. Les osselets sont agencés de façon extrêmement précise. À l'extrémité la plus extérieure de la chaîne, on trouve le marteau, dont le nom vient de sa forme caractéristique, intimement inséré dans la membrane du tympan. Il reçoit les vibrations du tympan et les transmet à l'enclume qui, comme un intermédiaire, les retransmet à son tour à l'os lenticulaire puis à l'étrier. Ce dernier est encastré dans une membrane fermant une ouverture, la fenêtre ovale à travers laquelle les vibrations parviennent à l'oreille interne.

Il existe une seconde fenêtre au niveau de l'oreille interne, la fenêtre ronde, également fermée par une membrane, et qui communique avec le limaçon (situé dans l'oreille interne).

La caisse du tympan communique avec l'extérieur par les voies aériennes supérieures grâce à un canal, la trompe d'Eustache. Son orifice supérieur s'ouvre dans la caisse, tandis que son orifice inférieur s'ouvre dans la partie haute du pharynx, derrière le voile palatin. La communication de l'oreille moyenne avec l'extérieur est absolument nécessaire et, dans ce système, la trompe d'Eustache sert ni plus ni moins de «prise d'air». En effet, pour que l'oreille moyenne puisse retransmettre parfaitement les sons, la pression de l'air doit impérativement être égale des deux côtés de la membrane tympanique.

La face externe du tympan (côté oreille externe) est naturellement soumise à la pression atmosphérique ; du côté de la face interne, sans communicatiuon avec le pharynx, la pression serait inférieure à la pression atmosphérique. Or, grâce à la trompe d'Eustache, les pressions peuvent s'égaliser de chaque côté du tympan. L'air extérieur pénètre dans la trompe par un petit sphincter qui s'ouvre à chaque déglutition.

Lorsqu'il y a un changement brusque de la pression, comme lors des voyages en avion, des troubles de l'ouïe se produisent, jusqu'à ce que, grâce à des déglutitions répétées, les pressions extérieure et intérieure se soient rééquilibrées.

L'oreille interne

Partie la plus importante et la plus complexe dans le mécanisme de l'ouïe, l'oreille interne est logée

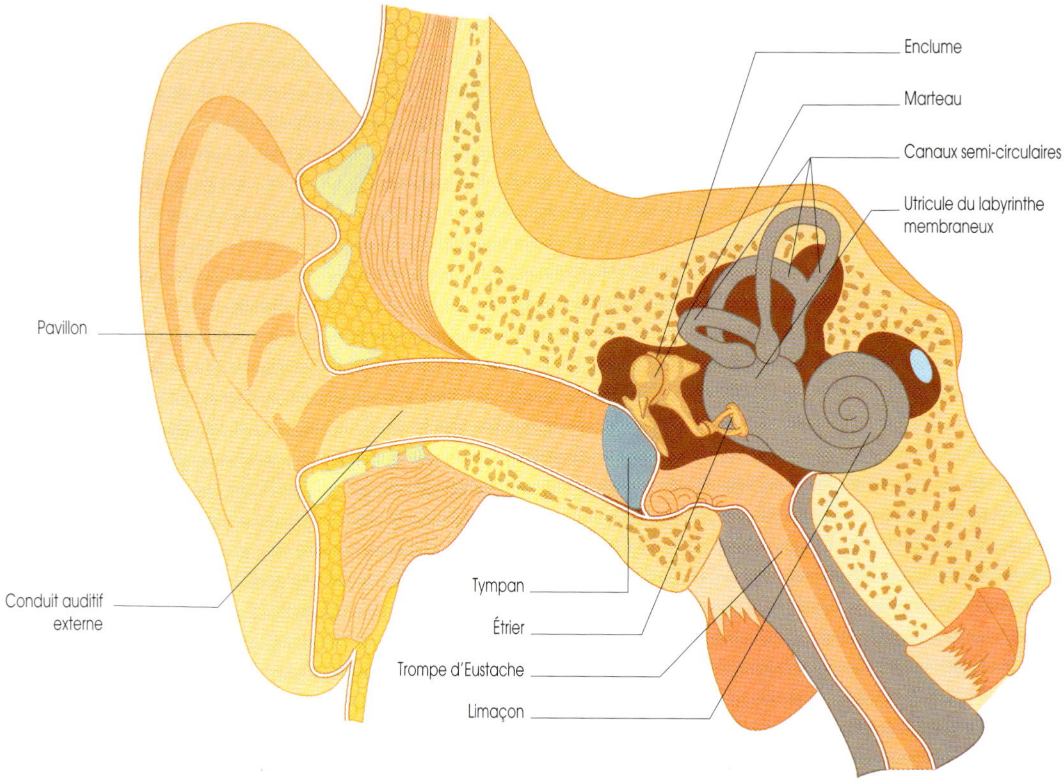

Les oreilles externe, moyenne et interne. L'oreille moyenne contient la chaîne des osselets, qui contribuent à amplifier les vibrations sonores avant qu'elles ne soient transmises au limaçon. Les vibrations mécaniques, résultant de la transformation des ondes sonores captées par le pavillon, actionnent le tympan. Au niveau de l'oreille moyenne, l'étrier fonctionne comme un piston dans la «fenêtre ovale». Les vibrations mécaniques sont propagées par le liquide de l'oreille moyenne et transmises au limaçon, où elles provoquent finalement un mouvement de la membrane basiliaire. Ce mouvement est traduit en impulsions nerveuses auditives, transmises au cerveau.

dans une cavitée de l'os temporal. Cette cavité présente une forme compliquée, d'où son nom : «labyrinthe». Elle contient un sac membraneux épousant sa forme, rempli d'un liquide (endolymphe) et isolé de la paroi osseuse par un autre liquide (périlymphe).

Le labyrinthe membraneux comprend trois parties. Le vestibule ouvre sur les deux autres parties : les canaux et le limaçon. Les canaux semi-circulaires, au nombre de trois, sont orientés suivant les axes de l'espace. Ils renseignent les centres cérébraux sur la position de la tête et sur ses déplacements. Le limaçon, partant du vestibule, s'enroule en spirale dans l'intérieur du rocher (os du crâne) autour d'un axe central (la columelle), à la manière d'une coquille d'escargot. Canal osseux, la colummelle est divisée en deux parties : une rampe supérieure dite vestibulaire et une rampe inférieure dite tympanique. La rampe vestibulaire est à son tour divisée en deux par la membrane de Riessner : la rampe vestibulaire proprement dite et le canal cochléaire. Seul le canal cochléaire constitue l'appareil auditif. Dans l'endolymphe qui le remplit sont plongés les récepteurs des vibrations sonores, dits organes de Corti. C'est l'organe de Corti le véritable organe sensoriel qui transforme les ondes sonores en stimulations nerveuses. Il est constitué de cellules sensorielles assistées par un groupe de cellules de soutien et par les deux piliers de Corti. Les cellules sensorielles sont disposées verticalement et possèdent des cils à leur sommet.

La membrane de Reissner est située juste au-dessus des cils. Les cils et la membrane entrent en contact à chaque fois qu'une onde sonore rejoint l'oreille interne, transmise par l'endolymphe et, de ce fait, provoquent la stimulation nerveuse auditive.

Cette stimulation, recueillie par les terminaisons du nerf cochléaire, se transmet au cerveau.

Comment entend-on ?

Une onde sonore émise à côté de nous pénètre dans notre oreille le long du conduit auditif externe. Il semblerait ensuite que le mécanisme diffère suivant les ondes, comme tendrait à le prouver le retentissement de certaines affections (en cas d'otite moyenne, lorsque les osselets sont bloqués, l'ouïe baisse pour les sons graves uniquement).

Les ondes de haute fréquence (son aigu) sont directement transmises par les vibrations de l'air. En cas d'onde de basse fréquence (son grave), la membrane tympanique vibre et transmet sa vibration à la chaîne des osselets.

L'étrier, dernier de la chaîne, transmet ses vibrations à la fenêtre ovale, laquelle suit fidèlement toutes les oscillations de la membrane tympanique et les transmet aux liquides se trouvant dans l'oreille moyenne.

L'ouïe, phénomène mécanique ou cérébral ?

Le phénomène de la sensation acoustique fait encore l'objet de discussions controversées. Disons, pour simplifier, que deux grandes théories s'opposent.

La théorie de la résonance (dite de Helmhotz), la plus conforme aux observations, suppose que chacune des fibres de la membrane basilaire vibre individuellement en réponse à une fréquence donnée.

On constate ce même phénomène au niveau des instruments de musique ; si, par exemple, un violon émet un fa à côté d'un piano, une corde du piano vibrera, celle du fa correspondant.

Or l'ensemble de la membrane basilaire est comparable à la table des cordes d'un piano ; les fibres les plus longues répondraient aux sons graves, les plus courtes aux aigus. Chaque excitation nerveuse serait donc préidentifiée avant d'être transmise au cerveau.

La théorie microphonique (dite de Rutheford), au contraire, compare la membrane basilaire à un microphone, vibrant dans sa totalité. L'analyse des sons ne se ferait donc plus au niveau de l'oreille, comme dans la théorie précédente, mais directement au niveau du cerveau.

Le rôle de l'oreille dans le sens de l'équilibre

Le sens de l'équilibre dans la vie de tous les jours est une chose si naturelle que nous n'y songeons guère. Marcher droit, orienter la tête, connaître la position de notre corps dans l'espace ne nous demandent aucun effort de conscience. C'est que notre cerveau assure la régulation automatique, inconsciente, de notre équilibre.

Il faut aujourd'hui se débarrasser du cliché selon lequel le sens de l'équilibre ne trouverait son seul siège que dans l'oreille interne. En réalité, l'oreille interne fonctionne en association avec les renseignements provenant d'autres récepteurs comme les muscles du tronc, du cou, les téguments des membres (surtout des pieds) et les yeux. Pour ce qui concerne l'oreille interne, la notion des positions prises par notre tête par rapport aux trois plans de l'espace nous est communiquée par le labyrinthe membraneux.

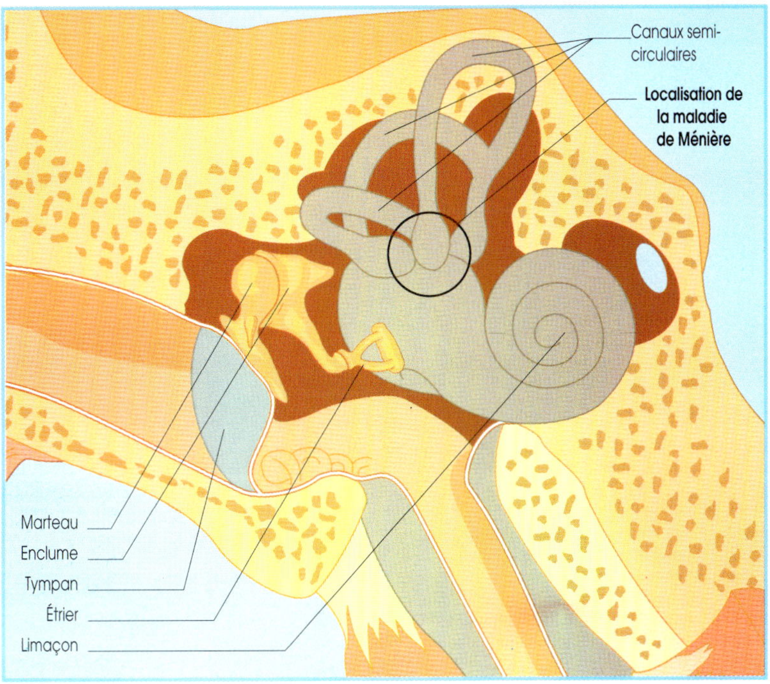

Les infections de l'organe auditif peuvent frapper le canal auditif (eczémas, inflammations), le tympan, l'oreille moyenne (inflammation, œdème), les petites articulations (otosclérose) et l'oreille interne (maladie de Ménière).

Il contient deux systèmes : le système récepteur statique (système otolithique) qui perçoit les positions de la tête, et le système récepteur dynamique-cinétique (les canaux semi-circulaires) qui perçoit les mouvements.

Le système otolithique se sert du phénomène de la pesanteur pour évaluer les positions. Le système récepteur-dynamique, lui, est plus complexe.

Les trois canaux semi-circulaires qui le composent sont disposés dans les trois directions de l'espace (horizontalité, verticalité, profondeur) : l'un est horizontal, l'autre frontal (vertical vu de face), le dernier sagittal (vertical vu de profil).

L'une des extrémités renflées de chaque canal («l'ampoule») contient des cellules dont les longs cils rigides baignent dans l'endolymphe. Lorsque nous bougeons la tête, le liquide endolymphatique se met en mouvement et impressionne les cellules par l'intermédiaire des cils.

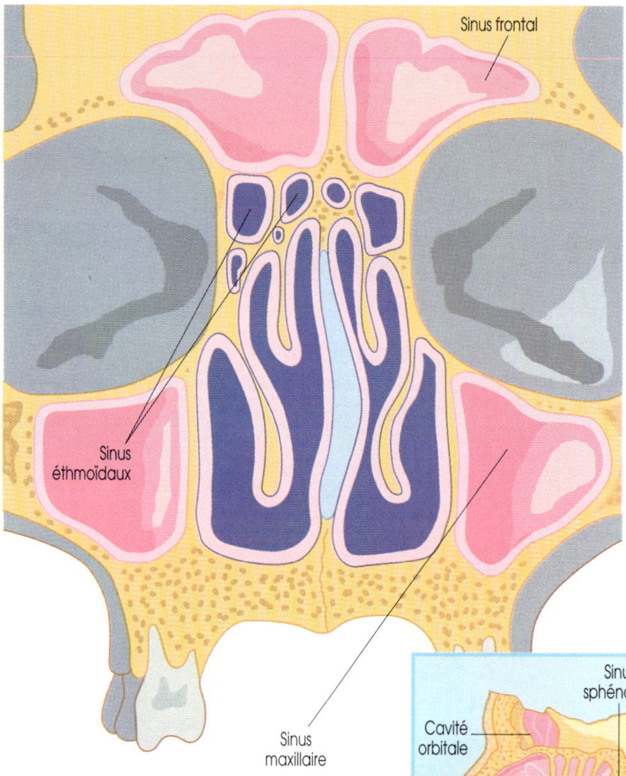

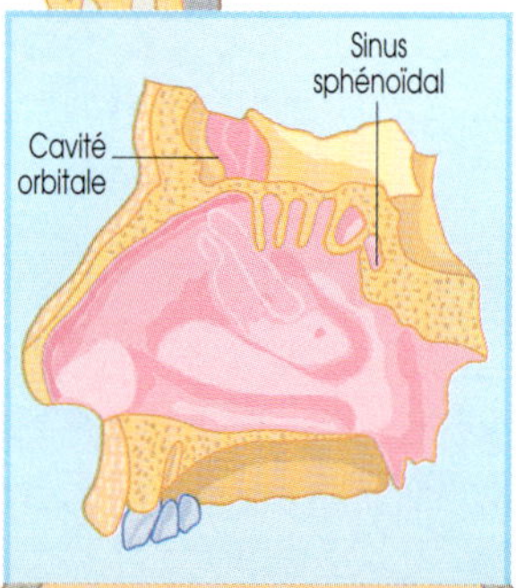

Coupe transversale des sinus. Lorsque la muqueuse nasale s'enflamme, les sinus peuvent être le siège d'infections variées dont certaines sont douloureuses comme la sinusite.

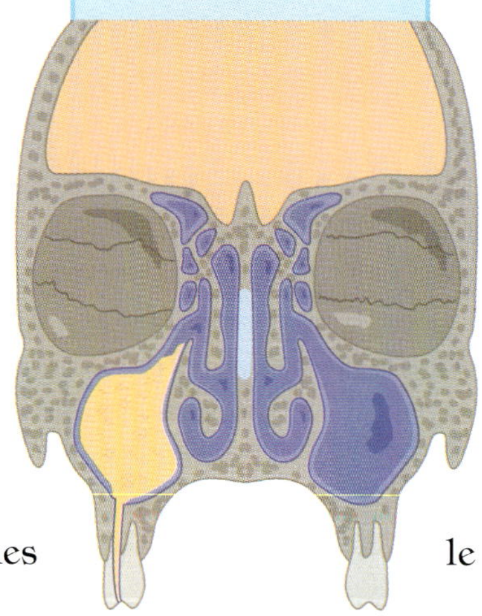

Ci-contre : représentation d'une sinusite maxillaire suppurée d'origine dentaire. Il y a de nombreuses causes au phénomène de la sinusite et une infection de la zone dentaire peut en être une. Cette sinusite est bien souvent ignorée si ce n'est l'observation de l'élimination de pus par une seule narine.

Toutes les informations ainsi obtenues sont synthétisées pour nous permettre d'en prendre conscience, si nous le désirons, et retransmises au cervelet qui assure la régulation automatique de notre équilibre.

4. L'ODORAT

Contrairement à la vue et à l'ouïe, l'odorat est un sens «subjectif» : il est impossible de définir avec précision la qualité des odeurs. Placés devant une même substance olfactive, les individus réagissent différemment, les uns aiment ce que les autres détestent. À la réaction personnelle, il faut ajouter le phénomène culturel : en France, pour être «fraîche», une odeur doit être légèrement citronnée ; en Grande-Bretagne, elle doit se rapprocher de l'odeur de la rose. Le sens de l'odorat est localisé dans les fosses nasales, plus précisément au niveau des cornets recouverts d'une muqueuse renfermant les cellules sensorielles. Celles-ci, munies d'un cil vibratile retransmettent les informations au cerveau. Pour qu'une substance puisse provoquer une sensation olfactive, elle doit être «volatile» et respecter une certaine vitesse de déplacement dans l'air (d'où le réflexe de flairer qui crée un courant d'air). L'acuité olfactive est variable d'un individu à l'autre et beaucoup plus développée chez les animaux que chez nous. Elle peut être mesurée grace à l'olfactomètre de Zwaardemaker.

5. LE GOÛT

Le sens du goût nous permet de reconnaître les caractères chimiques des substances que nous mettons à notre bouche. Ces substances doivent entrer en contact direct avec les cellules appropriées, dotées d'une sensibilité particulière et localisées en différentes parties de la muqueuse buccale : les papilles gustatives. On les trouve sur la langue, le voile du palais et l'épiglotte.

Les impulsions gustatives sont recueillies par le nerf lingual qui s'unit ensuite au nerf facial et rejoint le point de l'écorce cérébrale où siège le centre du goût.

Les sensations gustatives se réduisent à quatre saveurs fondamentales : le sucré, le salé, l'acide et l'amer.

Chaque groupe de papilles perçoit uniquement l'une de ces saveurs, ce qui permet de dresser une «carte géographique» de la langue. La pointe est plus sensible au sucré, le fond (la base) à l'amer, les bords à l'acide, une partie des bords et de la pointe au salé.

Enfin, outre les saveurs fondamentales, nous percevons toute la subtilité de chaque saveur (qui nous permet de reconnaître les aliments) par l'intermédiaire des fosses nasales.

LES CENTRES DE RÉGULATION

Les glandes endocrines (du grec *endon* : «au dedans») sont des organes dont les cellules rejettent des sécrétions. Contrairement aux glandes exocrines qui rejettent leurs sécrétions par le biais d'un canal ou d'une cavité (c'est le cas notamment des glandes salivaires), les glandes endocrines n'ont pas de canal excréteur et rejettent leurs sécrétions directement dans le sang.

Les vaisseaux sanguins, par capillarité, en recueillent les produits (les hormones) et les transmettent à des organes bien précis (organes-cibles). Ces hormones (du grec *ormao* : «j'excite») ont la propriété d'exciter à distance ces organes.

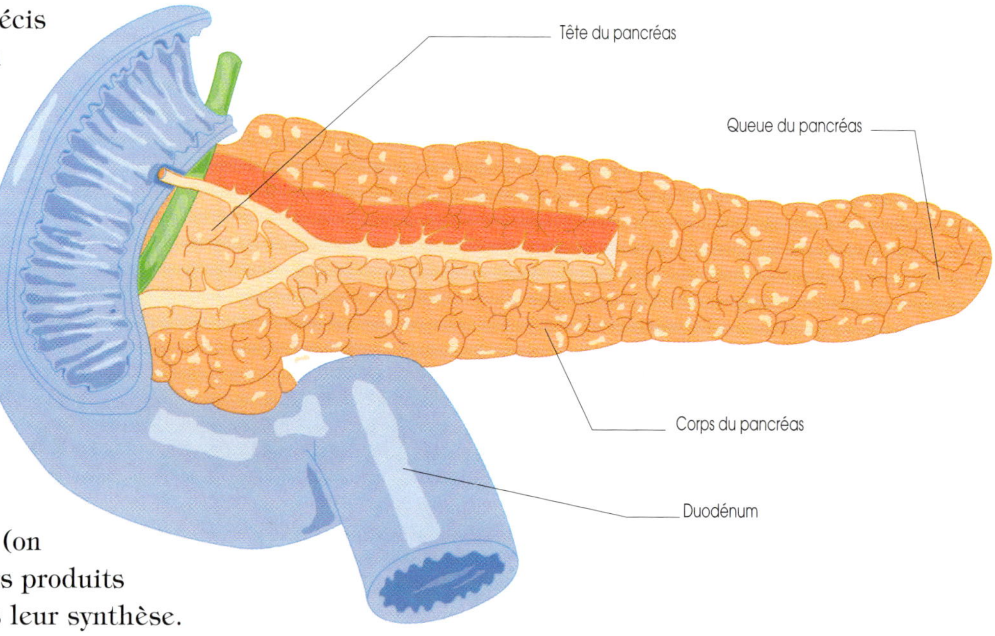

Schéma d'une partie du système digestif : en orange, le pancréas, abouché au duodénum dans lequel il déverse, par le biais d'un canal, le suc pancréatique.

Les importants progrès de l'endocrinologie ont permis l'analyse des différentes hormones (on détecte par des dosages précis leurs produits d'élimination dans les urines), puis leur synthèse. Elles sont aujourd'hui, couramment fabriquées par les laboratoires pharmaceutiques et utilisées à des fins thérapeutiques.

DES GLANDES À SÉCRÉTION INTERNE

Les glandes très nombreuses qui les produisent jouent donc dans l'organisme un rôle important, notamment dans la croissance, le système digestif, le système nerveux, les fonctions sexuelles... Une production insuffisante, ou au contraire trop abondante, déclenche des troubles qui peuvent retentir bien au-delà de l'organe ou du tissu qu'elles contrôlent. Les principales glandes sont le pancréas, la thyroïde, les parathyroïdes, les capsules surrénales, l'hypophyse et les gonades.

LE PANCRÉAS

Le pancréas est l'une des plus grosses glandes du corps. Il s'agit d'une glande abdominale située en arrière de l'estomac qui intervient dans la régulation du sucre. C'est aussi une glande mixte car il a aussi une fonction de sécrétion externe. Il produit le suc pancréatique qui participe à la digestion des aliments et se déverse dans le duodénum par un canal qui parcourt le pancréas dans toute sa longueur.
En tant que glande endocrine, le pancréas produit deux hormones qu'il déverse dans le sang : l'insuline et le glucagon. Le nom de l'insuline provient du latin *insula* (c'est-à-dire «île»), parce qu'elle est produite, comme le glucagon, dans des îlots. Ces deux hormones sont, en effet, produites respectivement par les cellules alpha et bêta au sein de petits «îlots», situés dans l'épaisseur du pancréas, les îlots de Langerhans. Tous les aliments sucrés et les féculents, comme la pomme de terre, sont décomposés en glucose. C'est sous cette forme qu'ils peuvent être assimilés par les cellules du corps, notamment par celles des muscles, qui le brûlent dans les mitochondries, sortes de centrales d'énergie de la cellule. C'est l'insuline qui, en rendant les cellules perméables au glucose, permet cette réaction. Au cours de cette transformation, les cellules fabriquent deux sous-produits : de l'eau et du carbone. Une personne diabétique ne fabrique plus assez d'insuline. Le glucose s'accumule alors dans le sang, provoquant de nombreux troubles du métabolisme.

L'insuline supervise le stockage du glucose dans le foie et contrôle les quantités de sucre dans le sang. Si le sucre s'accumule trop dans le sang, le rein ne peut plus le retenir. Il passe alors, à travers les glomérules, dans les urines.

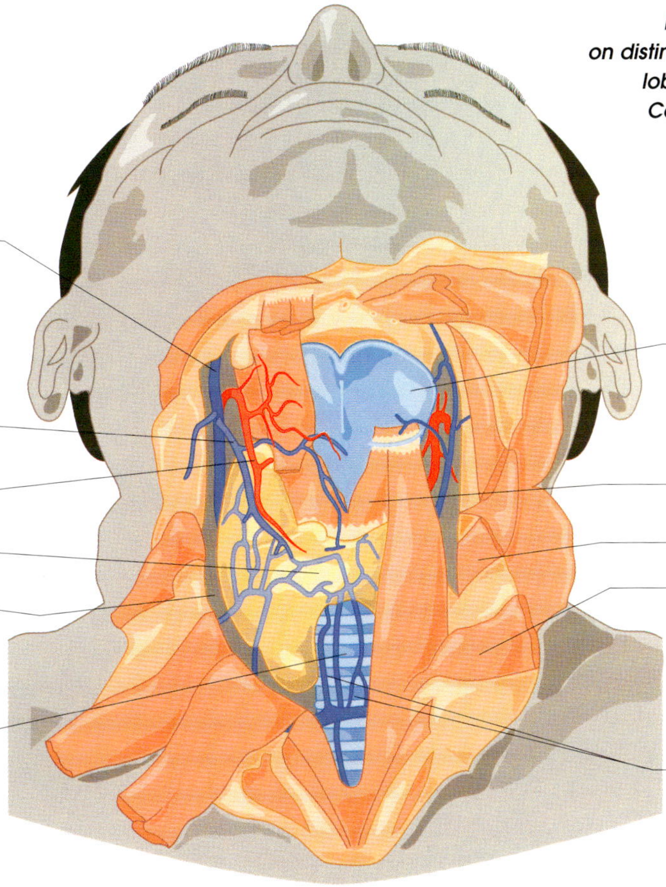

Écorché de la thyroïde : on distingue nettement les deux lobes réunis par un isthme. Cette glande se trouve au niveau de la sixième vertèbre cervicale.

La thyroïde est sous la dépendance de l'hypophyse. Celle-ci, par le biais de l'hormone thyréo-stimulante (petites boules rose, sur le dessin), fait sécréter par la thyroïde des hormones thyroïdiennes (petites boules bleues) influençant ainsi l'hypothalamus qui augmente ou diminue la production des hormones thyroïdiennes. Les hormones thyroïdiennes influencent ainsi le métabolisme.

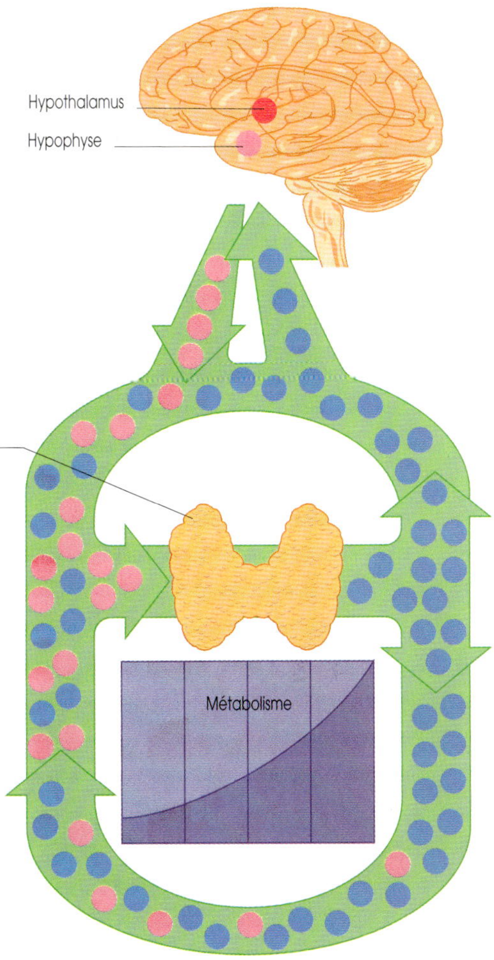

LA THYROÏDE

La thyroïde est une glande composée de deux lobes réunis par un isthme. Elle pèse 28 grammes et se situe à la base du cou, devant le larynx, juste sous la peau.

C'est la plus vascularisée de toutes les glandes endocrines.

Sa sécrétion, la thyroxine, dépend d'une hormone anté-hypophisaire qui la stimule, la thyréostimuline. La thyroïde préside au métabolisme cellulaire. Elle a une grande affinité pour l'iode et sécrète différentes hormones iodées, dont la thyroxine aux multiples fonctions :

1. Elle accélère la combustion des aliments (protéines, hydrates de carbone, graisse) et élève le métabolisme de base et la température interne du corps.

En excès, elle fait maigrir l'individu ; si elle est trop réduite, au contraire, l'individu tend à grossir ;

2. Elle favorise l'élimination de l'eau par les tissus ;

3. Elle détermine l'accroissement de stature des enfants (sans iode, les enfants ne peuvent grandir correctement) ;

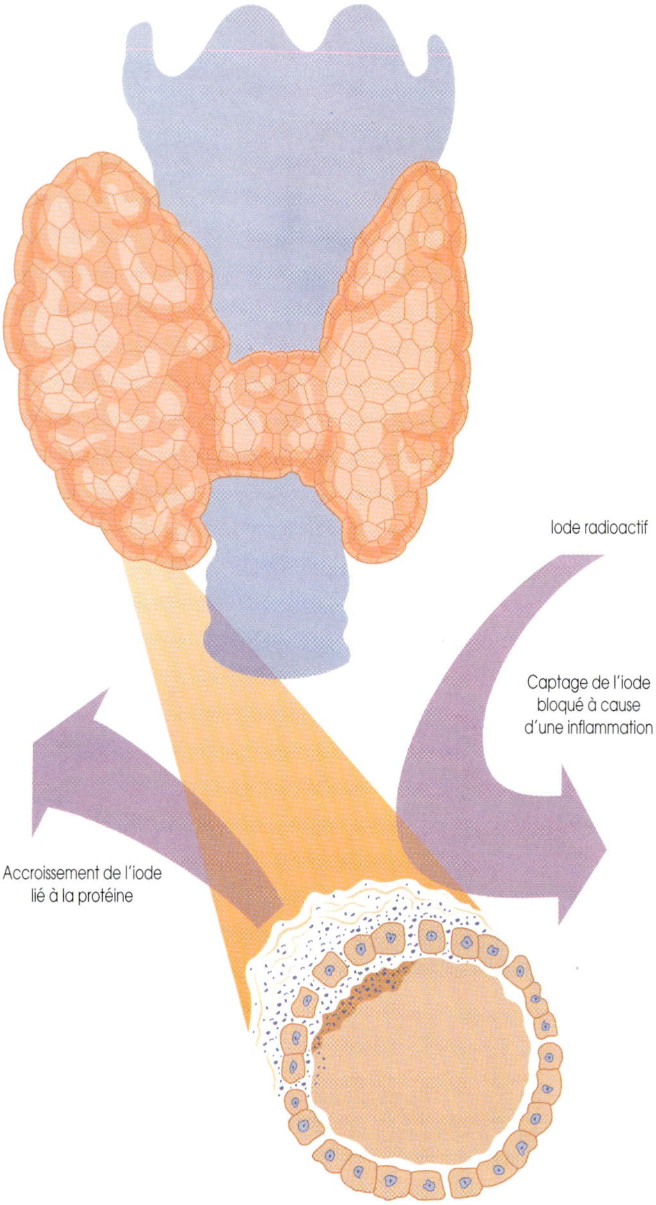

4. Elle aide le fonctionnement du cœur et des poumons et favorise le développement des facultés intellectuelles (un bébé né sans thyroïde souffrira d'arriération mentale très prononcée car la thyroxine est indispensable au développement de l'intelligence).

La thyroïde est composée de nombreuses petites vésicules remplies d'une substance colloïde dont le principal constituant est la thyroglobuline.

Fabriquée à partir de l'iode (capturé et oxydé par la thyroïde), la thyroglobuline est fractionnée en petites molécules et passe dans le sang.

Lorsque des manifestations locales (tuméfaction de la glande, goitre) ou générale (asthénie) font soupçonner une thyroïdite, on procède à un prélèvement de matériel dans le ganglion afin de rechercher l'agent viral qui en est la cause.

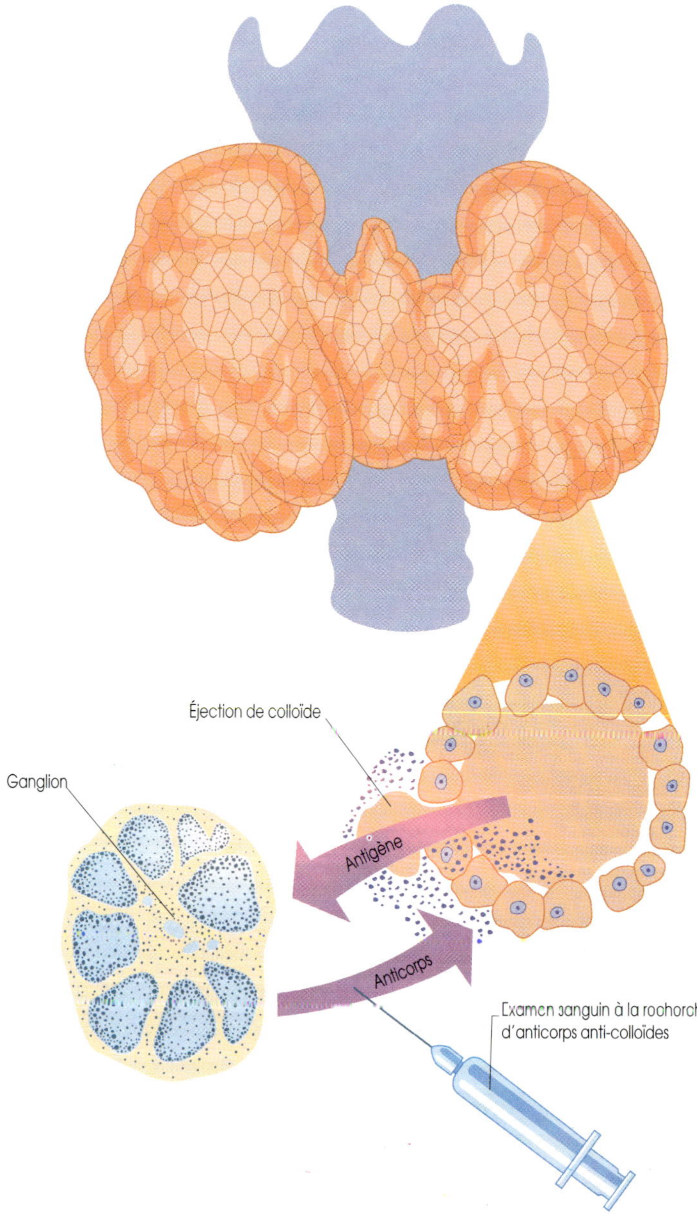

L'un des traitements de l'hyperthyroïdie est l'administration d'iode radioactif afin de bloquer l'activité de la glande thyroïde. Par ailleurs parce que la thyroïde a une affinité pour l'iode, il arrive dans certains pays que l'on distribue aux populations habitant à proximité des centrales nucléaires des tablettes d'iode. En cas d'alerte, ces tablettes sont ingérées afin de saturer la thyroïde et d'empêcher la fixation dans l'organisme de l'iode radioactif. Cette précaution est efficace à condition de renouveler périodiquement les stocks d'iode, celle-ci s'altérant en quelques mois.

LES GLANDES PARATHYROÏDES

Ces glandes, au nombre de quatre, sont situées sur la face postérieure de la thyroïde. Elles sécrètent une hormone, la parathormone, qui règle le taux de calcium dans le sang. Si ce taux diminue, le corps puise dans les os le calcium dont il a besoin grâce à la parathormone.

Le calcium joue en effet un rôle important dans de nombreux processus métaboliques.

Quand il manque, il provoque une hypertonie des muscles et des crises convulsives se produisent alors.

Qu'il vienne à trop augmenter et c'est au contraire un hypotonie et une hypoexcitabilité des muscles et des nerfs qui se produisent, car le calcium a un effet calmant sur les muscles et les nerfs.

Le phosphore est également nécessaire, notamment pour les oxydations.

Ses sels permettent de maintenir l'équilibre acide-base de l'organisme, équilibre dont dépend la vie.

Les dysfonctionnements des parathyroïdes, en déréglant les mouvements du calcium et du phosphore, sont à l'origine de maladies complexes.

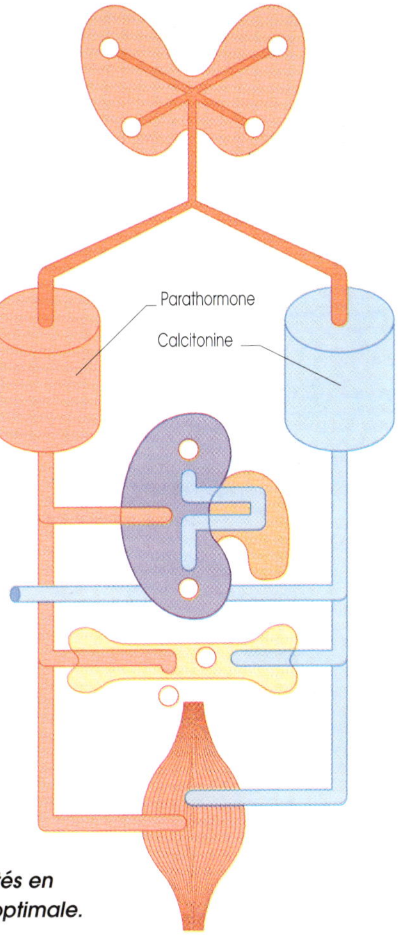

Les parathyroïdes produisent la parathormone qui augmente la concentration de calcium dans le sang (calcémie) en libérant ce minéral, éventuellement prélevé dans les os. La thyroïde produit, elle, la calcitonine qui réduit le taux de calcium. Les hormones thyroïdienne et parathyroïdienne équilibrent ainsi leurs activités en maintenant une calcémie optimale.

Les parathyroïdes, au nombre de quatre, sont parfaitement indépendantes de la thyroïde bien qu'elles y soient accolées et se distinguent malaisément dans le tissu thyroïdien. En dépit de leur petite taille (5 à 10 mm de longueur pour 1 à 2 mm d'épaisseur), elles jouent un rôle important dans la régulation du métabolisme du phosphate et du calcium.

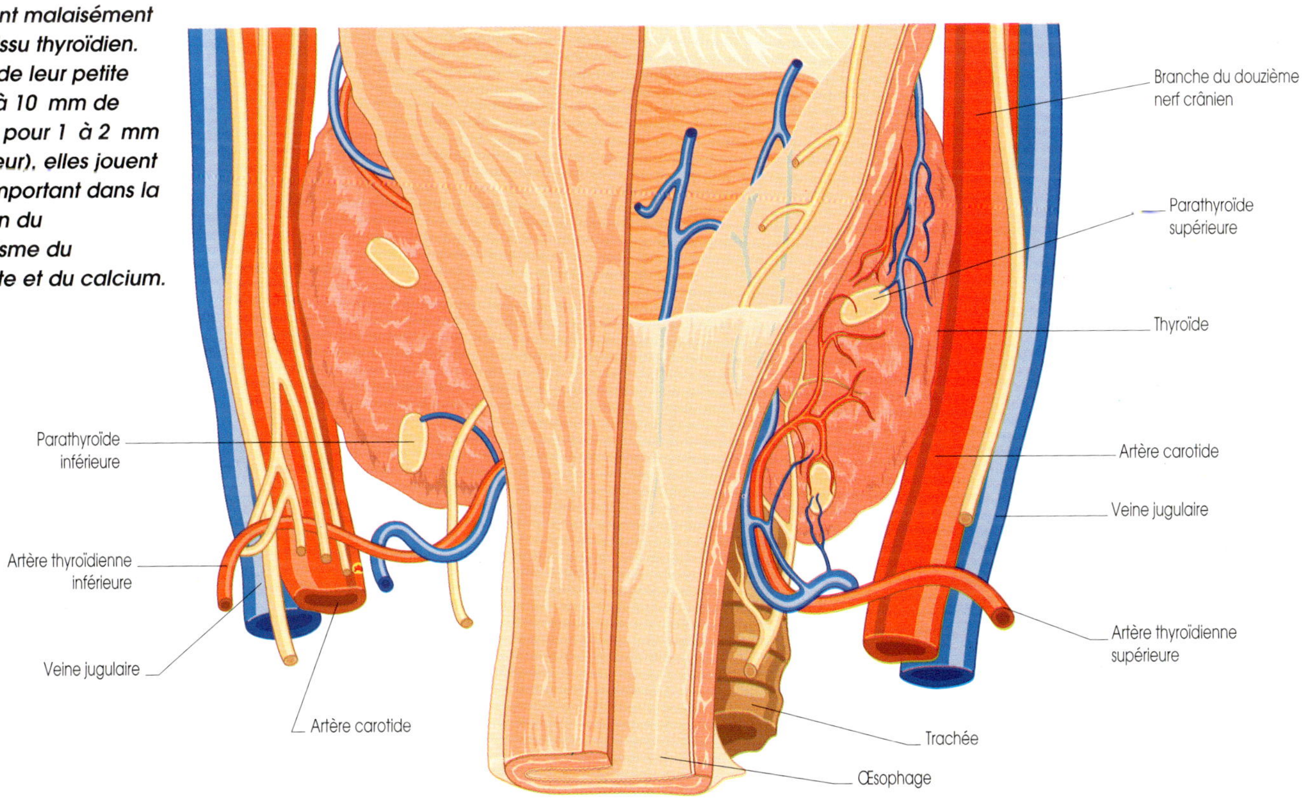

LES CAPSULES SURRÉNALES

Elles pèsent environ sept grammes chacune et sont situées au-dessus de chaque rein, dont elles couvrent le pôle supérieur. Elles sont reliées par de nombreux filets nerveux au plexus solaire. Chaque glande surrénale comporte en fait deux glandes distinctes,

Fonctionnement des surrénales

Quand les surrénales fonctionnent trop ou pas assez, surviennent des troubles particuliers et même de véritables maladies.

La cortisone et l'aldostérone, les hormones stéroïdes de la corticosurrénale, sont essentielles à la vie.

La cortisone est génératrice d'énergie, elle a des propriétés anti-inflammatoires. De ce fait, elle établit un véritable cordon sanitaire autour de la partie du corps infectée, empêchant ainsi l'infection d'envahir tous les tissus.

L'aldostérone agit au niveau du rein.

Elle provoque la rétention du sodium, empêchant une excessive perte d'eau, ce qui maintient la contractilité des muscles. Enfin, les surrénales jouent un rôle important dans la réaction au stress.

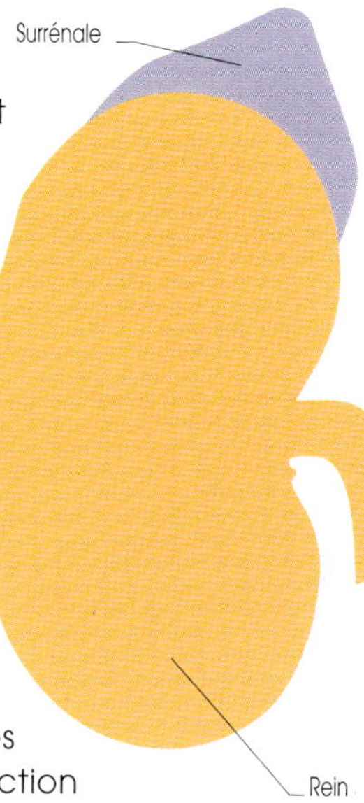

embryologiquement et fonctionnellement différentes : la partie périphérique ou corticosurrénale et une partie centrale, de couleur rouge violacé, la médullosurrénale.

La corticosurrénale est une glande activée par l'adrénocorticotrophine, une hormone qui lui est envoyée par l'hypophyse. Elle produit alors trois hormones qui sont :

• Les hormones stéroïdes qui agissent sur le métabolisme des hydrates de carbone ;

• Les hormones qui interviennent sur la régulation de l'eau et des sels minéraux (désoxicortisone) ;

• Les hormones à action sexuelle (androstérone, etc.).

La médullosurrénale est, elle, un agent du système nerveux sympathique.

Elle répond donc à des stimulations, non pas hormonales, mais nerveuses.

Elle sécrète deux hormones : la noradrénaline et surtout l'adrénaline, qui ont une action sur le système circulatoire et l'appareil respiratoire et qui règlent également la glycémie (quantité de glucose dans le sang) en stimulant les combustions cellulaires et en augmentant le métabolisme basal.

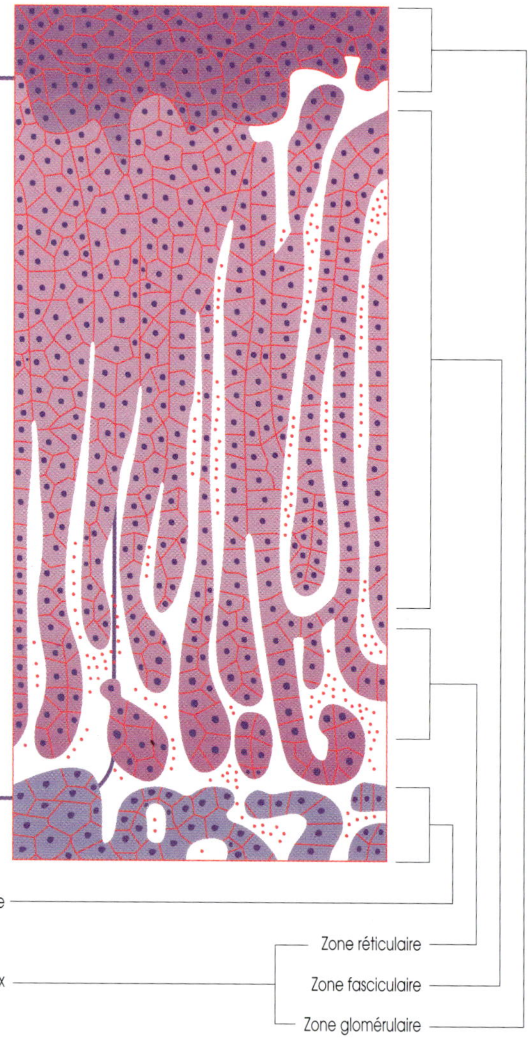

Petites glandes situées au-dessus des reins, les surrénales sont constituées d'une zone médullaire et d'une zone corticale. Le cortex surrénal comprend trois couches : la couche externe appelée zone glomérulaire, la zone moyenne ou zone fasciculaire et la couche interne dénommée zone réticulaire, chacune d'entre elles produisant une hormone différente. La médullosurrénale produit deux hormones distinctes.

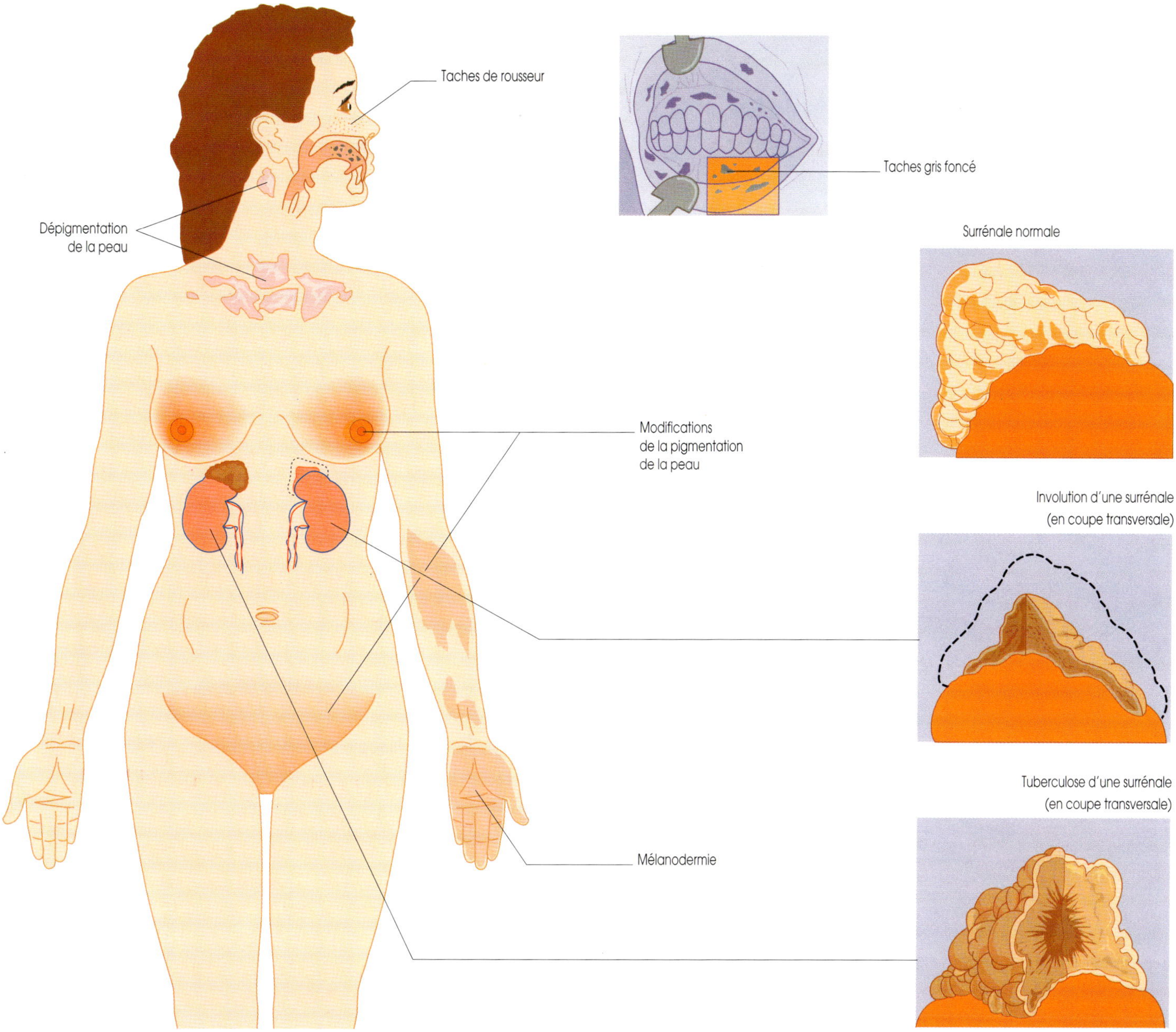

Les symptômes de la maladie d'Addison : cette maladie est causée par la quasi-disparition des glandes surrénales ; elle se traduit par la dépigmentation et la mélanodermie (bronzage). Ces symptômes la font heureusement assez facilement repérer et diagnostiquer, car, non traitée, cette maladie est mortelle.

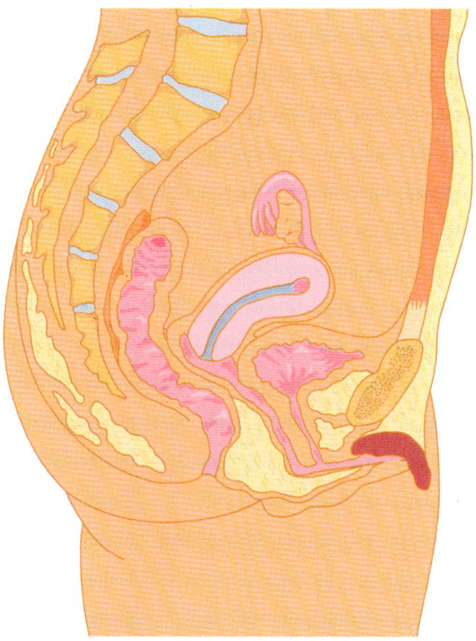

Coupe transversale d'un bassin de femme souffrant du syndrome adrénogénital dû au dysfonctionnement des glandes surrénales. L'utérus est petit, le vagin et l'urètre ne débouchent pas sur la même ouverture, le clitoris a la forme d'un pénis et les grandes lèvres sont attachées. Seuls les ovaires sont normaux. Mais le syndrome adrénogénital ne touche pas que les filles : chez les garçons cela se traduit par une croissance très importante du pénis alors que les testicules restent petits et ne descendent parfois pas dans le scrotum.

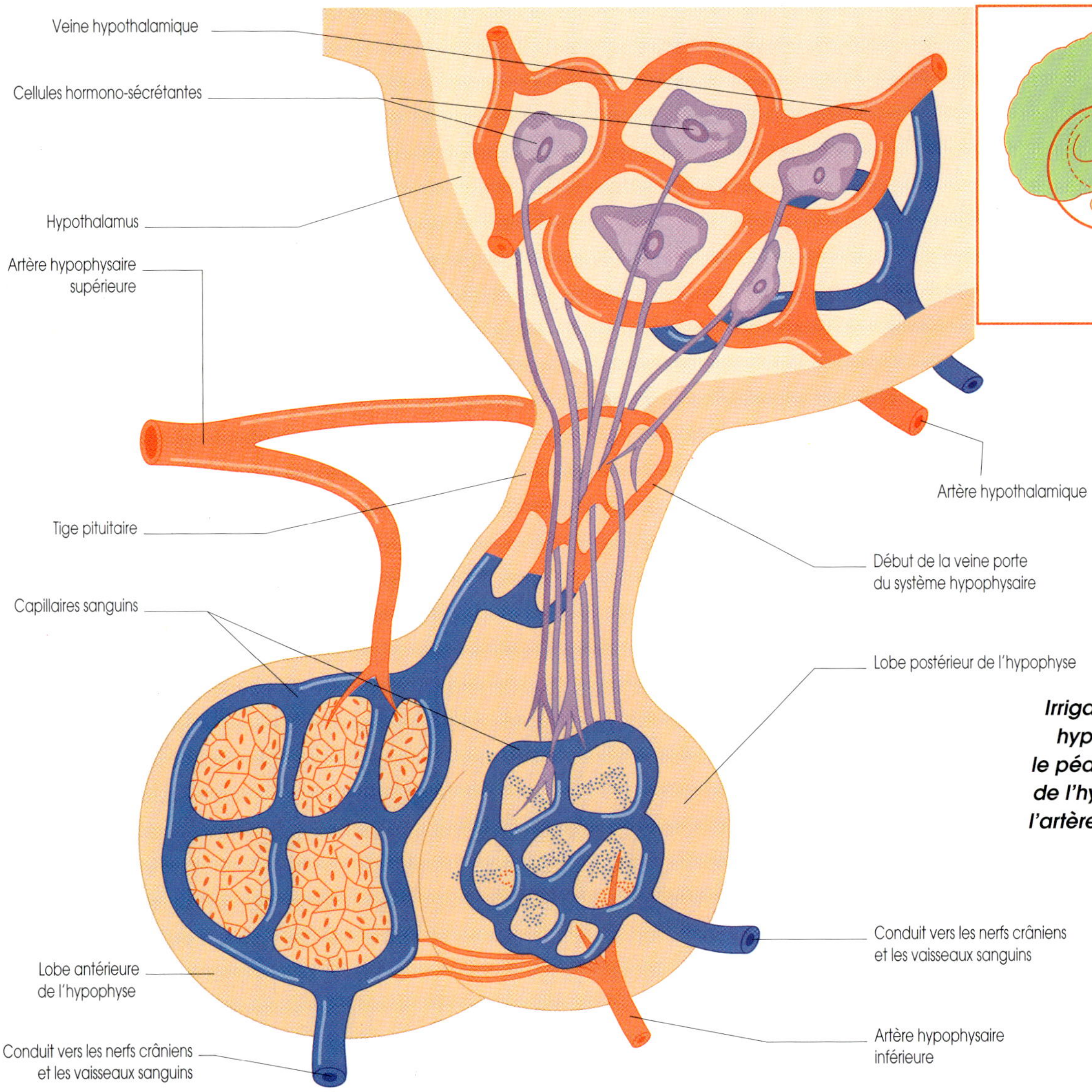

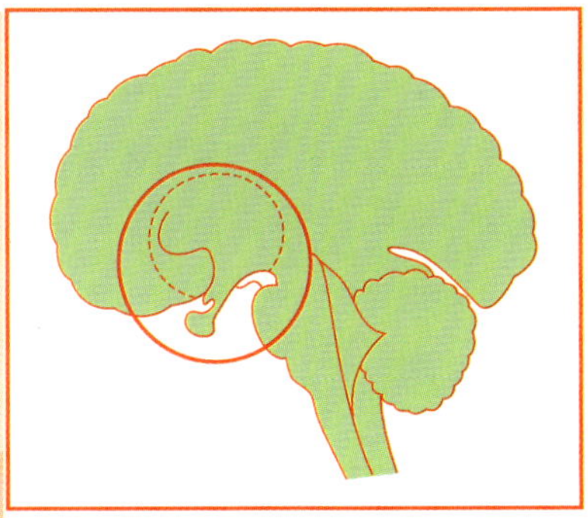

Irrigation sanguine du système hypothalamo-hypophysaire : le pédicule et le lobe postérieur de l'hypophyse sont irrigués par l'artère supérieure hypophysaire et le système porte de l'hypophyse.

L'HYPOPHYSE

Cette glande endocrine est située à la base du crâne, dans une cavité, la selle turcique. Elle a le volume d'une noisette et pèse moins d'un gramme.

On y trouve des tissus d'origines, de structures et de fonctions différentes qui lui confèrent un rôle physiologique primordial : c'est la centrale endocrinienne de l'organisme, la glande directrice dont dépendent toutes les glandes à sécrétion interne.

Par sa vascularisation (système porte) et ses structures nerveuses, elle est sous la dépendance étroite de l'hypothalamus qui la contrôle. La glande se divise en trois lobes, chacun sécrétant ses propres hormones : le lobe antérieur, le lobe intermédiaire et le lobe postérieur.

Le lobe antérieur est essentiellement constitué de cellules glandulaires chromophiles qui sécrètent des hormones.

Les stimulines hypophysaires

Sous le contrôle de facteurs hypothalamiques, elles stimulent les autres glandes (surrénales, thyroïdes, ovaires, testicules...), ce sont notamment :

• La thyréostimuline (TSH) qui excite la thyroïde ;

• La corticostimuline (ACTH) qui contrôle les glandes surrénales ;

• L'hormone parathyréo-trope qui intervient au niveau des parathyroïdes et l'hormone de croissance ;

• Les gonadostimulines apparaissent au moment de la puberté et sont au nombre de deux : l'hormone folliculostimulante (FSH) et la lutéinostimulante (LH). La FSH agit sur le développement ovarien et sur la spermatogenèse chez l'homme. La LH est sécrétée au moment de l'ovulation, et chez l'homme, stimule la testostérone (sécrétion testiculaire interne) ;

• La prolactine ou mammotrophine stimule la lactation chez la femme qui vient d'accoucher et contrôle la production de progestérone (ou lutéine).

L'hormone somatotrope (STH)

Appelée aussi hormone de croissance, elle favorise le développement des os et la production des protéines, «briques» de construction du corps.

Pendant l'enfance et l'adolescence, elle agit de concert avec les hormones sexuelles. Sa déficience non traitée entraîne des retards de croissance et peut conduire au nanisme.

La STH intervient dans le métabolisme des graisses et des sucres et a une tendance opposée à l'action de l'insuline. Elle agit au niveau des reins en régulant les déperditions de calcium et la rétention phosphorée. Le lobe intermédiaire sécrète une hormone, la mélanostimuline (MSH) qui induit la pigmentation de la peau en stimulant la synthèse de la mélanine.

Le lobe postérieur de l'hypophyse sécrète trois hormones dont :

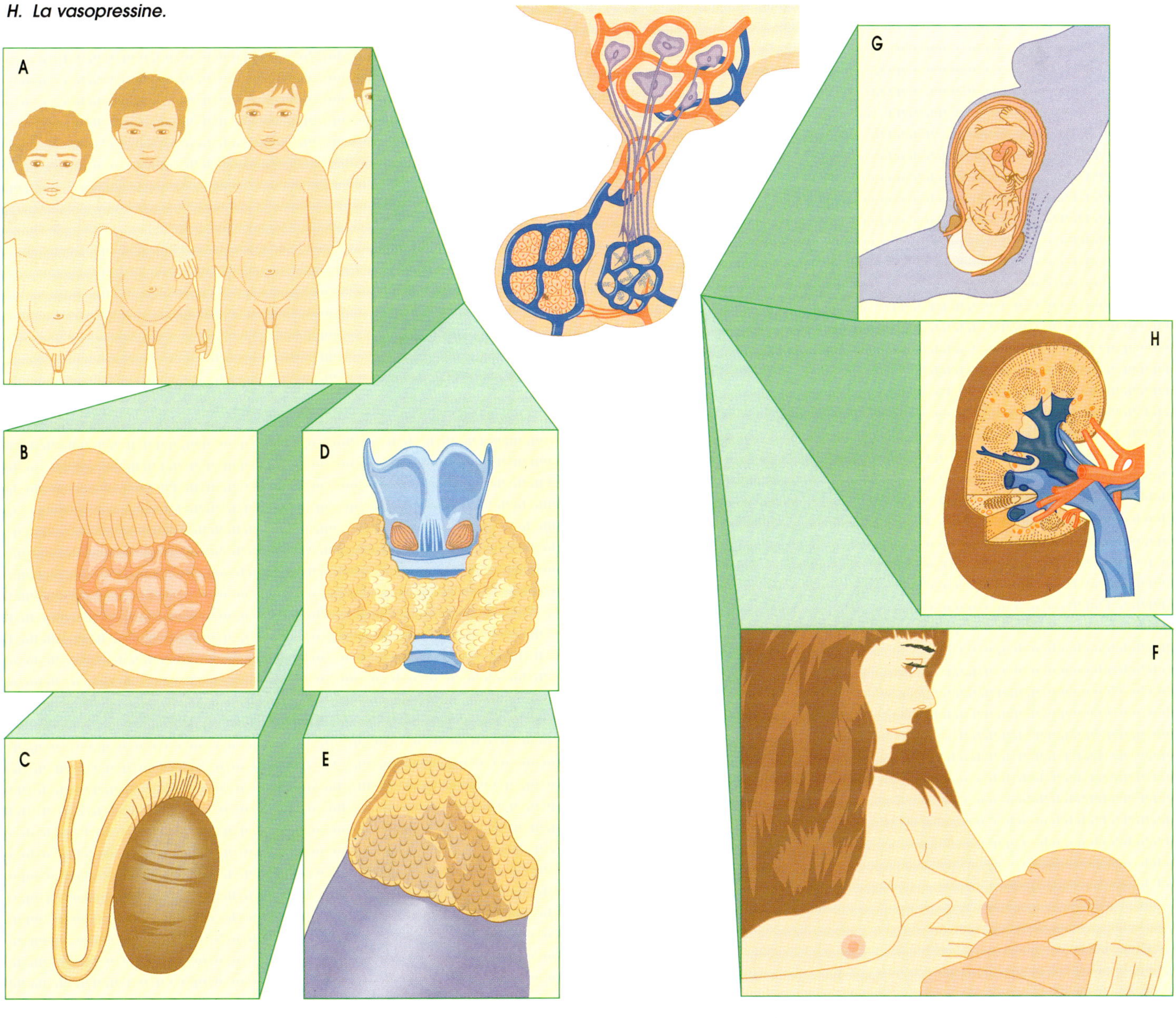

Activité globale de l'hypophyse.
Le lobe antérieur de l'hypophyse produit :
A. L'hormone de croissance.
B et C. L'hormone folliculo-stimulante.
D. L'hormone thyréotrope.
E. L'hormone adréno-corticotrope (ACTH).
F. La prolactine.
Le lobe postérieur produit :
G. L'ocytiocine.
H. La vasopressine.

• La vasopressine qui augmente la tonicité des vaisseaux en les contractant et agit sur la diurèse en diminuant les urines ;
• L'ocytocine qui stimule les contractions de l'utérus et joue un rôle très important durant l'accouchement.

LES GONADES

Ce sont les glandes sexuelles masculines (testicules) et féminines (ovaires) qui produisent les cellules reproductrices. Elles sécrètent les hormones qui déterminent les caractères sexuels propres à l'homme et la femme.

La testostérone, hormone mâle, agit, dès la vie intra-utérine, sur le développement des caractères sexuels primaires et secondaires ainsi que sur la croissance staturale.

Les hormones ovariennes interviennent chez la femme dans les modifications de la muqueuse utérine, au cours du cycle menstruel. L'activité endocrinienne des ovaires (qui sécrètent les œstrogènes et la progestérone) est sous le contrôle de l'hypophyse, par l'intermédiaire des gonadotrophines. On évalue la production hormonale ovarienne en étudiant la glaire cervicale et la cytologie vaginale et en analysant, dans les urines, les produits de dégradation des hormones (prégnandiol notamment).

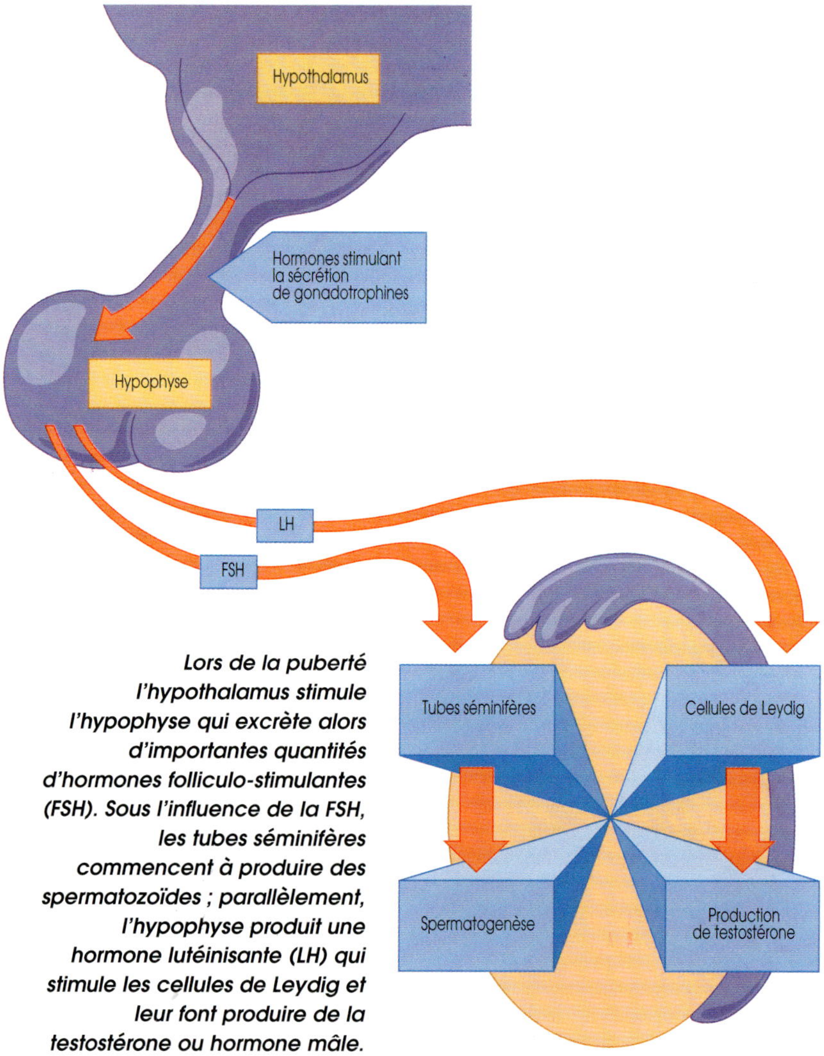

Lors de la puberté l'hypothalamus stimule l'hypophyse qui excrète alors d'importantes quantités d'hormones folliculo-stimulantes (FSH). Sous l'influence de la FSH, les tubes séminifères commencent à produire des spermatozoïdes ; parallèlement, l'hypophyse produit une hormone lutéinisante (LH) qui stimule les cellules de Leydig et leur font produire de la testostérone ou hormone mâle.

LE THYMUS ET L'ÉPYPHISE

1. Le thymus

Situé directement sous la thyroïde et les parathyroïdes, le thymus joue un rôle encore assez mal connu dans la résistance à l'infection.

Il détecte et rejette les substances étrangères au corps. Il est important chez l'enfant et s'atrophie chez l'adulte. Il sécrète une hormone, le facteur thymique humoral.

2. L'épiphyse

Appelée aussi glande pinéale, elle existe pendant la vie embryonnaire et les premières années de l'enfance. Elle s'atrophie dès l'adolescence pour disparaître à l'âge adulte. Sa fonction est en rapport avec la vie de l'enfant au stade embryonnaire. On pense qu'elle sert à produire les éléments de la lymphe (liquide occupant les espaces intercellulaires).

LES RÉGULATIONS NEURO-HORMONALES

Bien que le fonctionnement du système endocrinien ne soit pas entièrement connu, nous savons qu'il est fondé sur le principe du «feed-back», la contre-réaction. Les glandes endocrines dépendent les unes des autres et se conditionnent réciproquement. Elles dépendent par ailleurs des autres organes du corps à qui elles sont liées à chaque instant par des rapports étroits. Elle se mettent en relation au moyen d'intermédiaires circulatoires, nerveux et chimiques. Chaque phénomène en déclenche un autre. Tous ces enchaînements interagissent les uns sur les autres et exercent des influences complexes. La pièce maîtresse de cet ensemble est le système nerveux central qui en est le régulateur. Il agit un peu comme une sorte de thermostat très perfectionné. Ainsi, lorsque la température du corps descend, un flux sanguin plus froid arrive au cerveau. Ce flux active le centre de thermorégulation situé dans l'hypothalamus qui libère alors des hormones qui, transportées par le sang, vont activer certaines glandes. Ces glandes créent de l'énergie et vont réduire les pertes de l'énergie dépensée par le corps en interrompant la circulation sanguine de la peau notamment aux extrémités, pieds et mains.

Le système nerveux central (SNC) est un système de communication ultrarapide qui procède par impulsions électriques codées en utilisant tout un réseau de fibres nerveuses.

Pour les messages endocriniens plus lents, il se sert de l'hypothalamus. La communication hormonale comporte une série de réactions en chaîne qui est, la plupart du temps, déclenchée par une réaction de l'hypothalamus à un message du SNC.

L'hypothalamus, qui se comporte comme une glande endocrine, sécrète alors des substances appelées «releasing factors» qui déclenchent des sécrétions d'hormones hypophysaires.

Celles-ci transmettent le message à une glande spécifique qui contrôle un organe ou un tissu. En retour, les cellules de l'organe ou du tissu renvoient à l'hypothalamus des informations précisant leurs besoins hormonaux. L'hypophyse, ou l'hypothalamus, adapte alors sa production de l'hormone concernée en conséquence.

Le SNC intervient aussi directement sur certains phénomènes vitaux comme la respiration par le biais du bulbe rachidien. Grâce à la moelle épinière, il régule les consommations d'énergie.

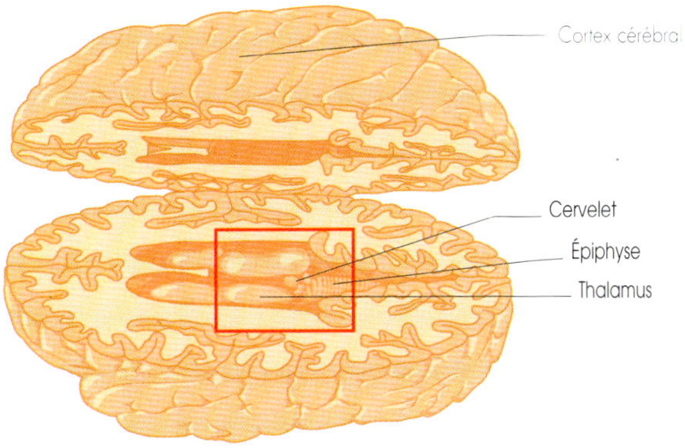

Vue en coupe du cerveau : l'épiphyse se situe entre les thalamus droit et gauche.

Cet ensemble de fonctions détermine l'unité psychosomatique de l'organisme.

L'ACTION DU SYSTÈME NERVEUX SYMPATHIQUE

Par la vasoconstriction et la vasodilatation, le système sympathique est le régulateur des activités dont dépend la composition de toutes les humeurs de l'organisme. Il contrôle ainsi le débit et la concentration du sang : il régularise l'apport du sang et modifie la nutrition des tissus. Le sympathique agit sur les sécrétions des glandes et certains processus chimiques en sont accélérés ou ralentis. Ces ramifications innervent les tissus et pénètrent dans

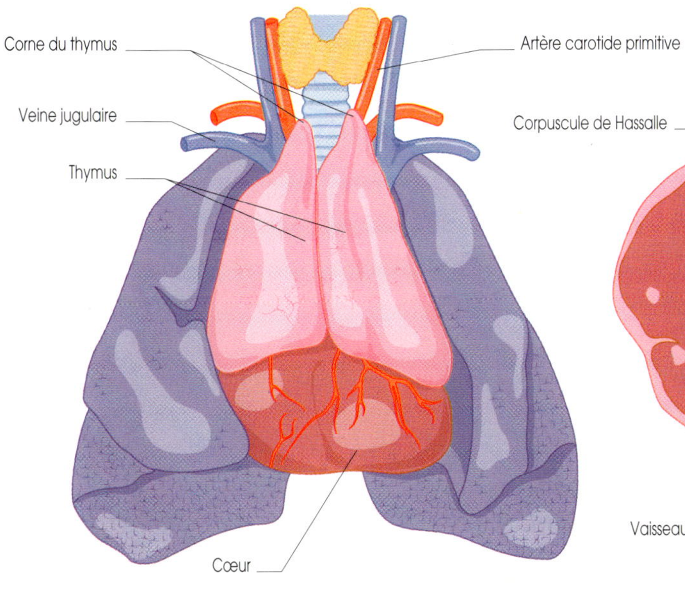

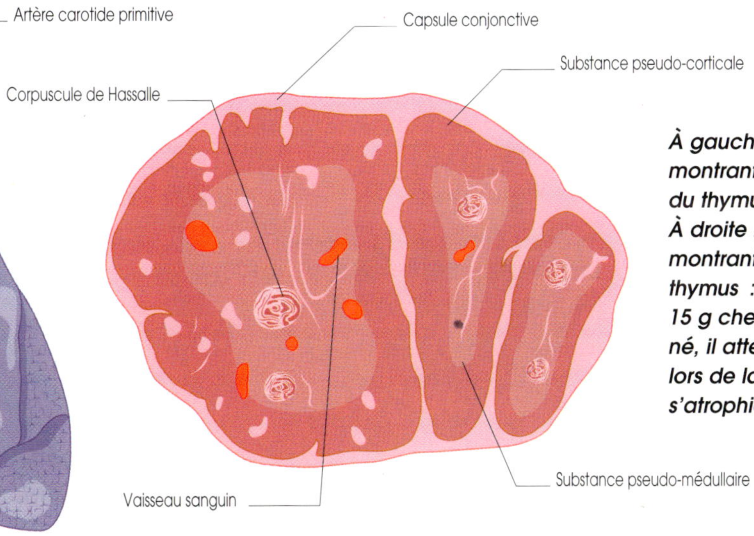

À gauche : dessin montrant la position du thymus. À droite : coupe montrant la structure du thymus : pesant de 12 à 15 g chez le nouveau-né, il atteint 30 à 40 g lors de la puberté pour s'atrophier ensuite.

les vaisseaux qui transportent la lymphe et le sang.

Le sympathique domine toutes les activités organiques.

Il intervient dans la régulation de la température interne, assure la motilité de certaines parties du tube digestif et régularise la fonction des organes sexuels.

Il est soumis à l'influence des hormones et, sous leur influence, règle la vie végétative.

Les émotions et les comportements de l'individu inhibent ou excitent certaines glandes qui produisent des hormones et modifient le métabolisme.

Ce dernier, en retour, modifie les comportements et les réactions de l'individu.

Les mouvements affectifs, la passion ou les scrupules inhibiteurs sont, physiologiquement parlant, des effets du sympathique.

Un individu colérique a un sympathique qui, en provoquant des crises de vasodilatation, le fait réagir aux plus petites stimulations.

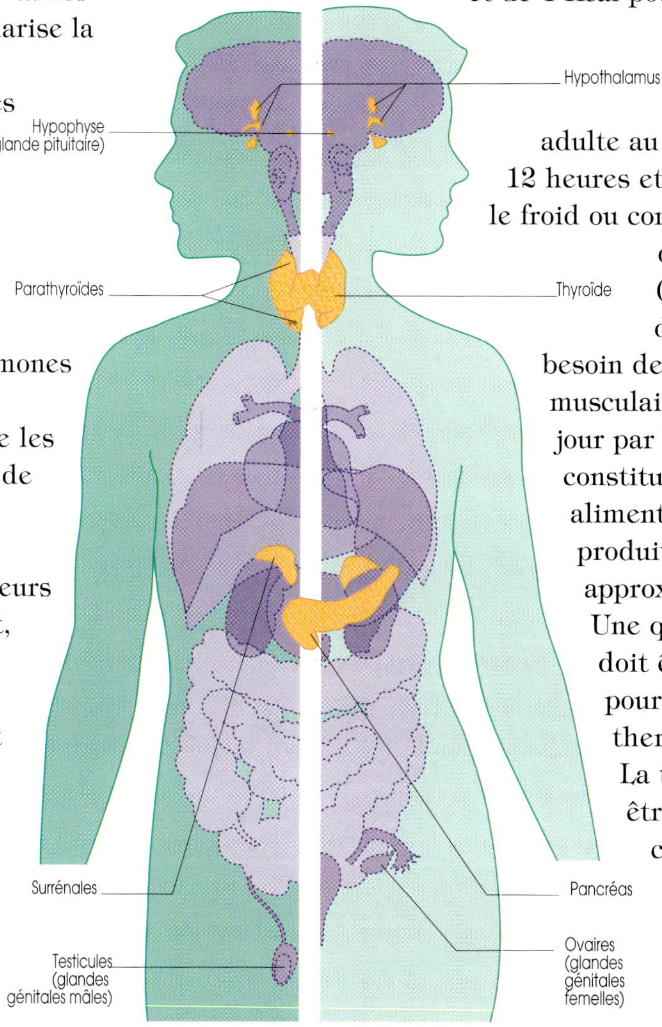

Le système endocrinien est régi par le système nerveux central. Les glandes réagissent en chaîne suivant le principe de la contre-réaction.

LA THERMORÉGULATION

La chaleur animale est une manifestation extérieure des actions physico-chimiques qui se passent à l'intérieur des cellules de l'organisme.

La thermorégulation est le mécanisme qui maintient constante la température interne de l'homme et de tous les homéothermes. C'est un équilibre précis entre les mécanismes produisant de la chaleur (la production du foie, la combustion des cellules, etc.) et les phénomènes physiques la dissipant. Ce réglage est effectué à la fois par le centre nerveux de la thermorégulation situé dans le diencéphale et par le contrôle endocrinien du métabolisme qui est sous le contrôle de la glande thyroïde.

La chaleur provient des aliments brûlés dans les cellules de l'organisme. En moyenne, la combustion des aliments est, pour un gramme, de 4 kilocalories (Kcal) pour les glucides, de 9 Kcal pour les protides et de 4 Kcal pour les lipides.

Le métabolisme de base est la quantité d'énergie dépensée par un individu adulte au repos, à jeun depuis 12 heures et qui n'a pas à lutter contre le froid ou contre la chaleur. La totalité des dépenses biologiques (métabolisme de base, frais d'assimilation des aliments, besoin de la thermorégulation, travail musculaire) doit être couverte chaque jour par l'apport énergétique que constitue la transformation des aliments. La quantité de chaleur produite chaque jour s'élève approximativement à 3000 Kcal. Une quantité de chaleur identique doit être dépensée chaque jour pour qu'il n'y ait pas d'élévation thermique.

La température du corps tend à être homogène pour tout le corps, toutefois, il s'agit d'une uniformité relative. Certains organes internes, notamment le foie où s'effectuent de nombreuses opérations chimiques productrices de chaleur, ont des températures plus élevées que les organes périphériques telle la peau où s'effectue la dissipation de la chaleur.

La température moyenne tourne autour de 37°C (rectum : 37°C, aisselle : 36,5°C, bouche : 36,8°C). Cette température oscille avec une variation d'environ 0,5°C à 1°C, en passant d'un minimum atteint vers 5 heures du matin à un maximum vers 18 heures.

Ces valeurs s'inversent chez ceux qui, par nécessité professionnelle, inversent leurs habitudes de vie en dormant le jour. Cette modification qui perturbe le fonctionnement naturel de l'organisme accélère son vieillissement.

La dispersion de la chaleur corporelle se fait par quatre mécanismes :

1. Conduction. Très faible pour les organismes qui vivent dans l'air (qui est très mauvais conducteur), elle est en revanche beaucoup plus rapide dans l'eau.

C'est pourquoi les plongeurs revêtent une combinaison de plongée.

2. Rayonnement. (cité pour mémoire).

3. Convection.

4. Évaporation. Lorsque la température ambiante augmente au-delà de 37°C, le corps déclenche le mécanisme de la transpiration.

Les sources de chaleur sont essentiellement : la combustion cellulaire qui brûle les aliments dans les cellules ; la contraction musculaire (même au repos, les muscles, pour maintenir leur tonus, consomment de l'énergie) ; enfin, les réactions chimiques qui se produisent dans le foie.

L'organisme réagit au froid par la constriction des vaisseaux sanguins et l'augmentation du métabolisme ; à la chaleur, par la dilatation de ces mêmes vaisseaux et par la transpiration.

En réaction à une température excessivement froide, le corps va réagir : des contractions fibrillaires des muscles du squelette vont provoquer des frissons et celles des muscles érectiles des poils : la «chair de poule».

Certaines parties du corps ont un rôle particulier dans la thermorégulation.

C'est le cas des extrémités, notamment les pieds, qui sont les premiers à ressentir l'abaissement de la température ambiante. Les extrémités comptent pour

La rétroaction négative ou «feed-back»

On désigne par le terme anglais «feed-back» (rétroaction négative) ce mécanisme de régulation par lequel le fonctionnement d'une glande est inhibé par les sécrétions des glandes qu'elle stimule.

L'hypothalamus (centre nerveux du diencéphale), indiqué par un cercle rouge sur le schéma, produit les «releasing factors» (hormones de libération). Il s'agit de signaux (indiqués par des flèches noires sur le schéma) destinés au lobe antérieur de l'hypophyse (coloré en bleu) et commandant la sécrétion des hormones hypophysaires. Les principales hormones sécrétées par l'antéhypophyse stimulent à leur tour l'activité sécrétoire des glandes endocrines. Ces principales hormones sont :

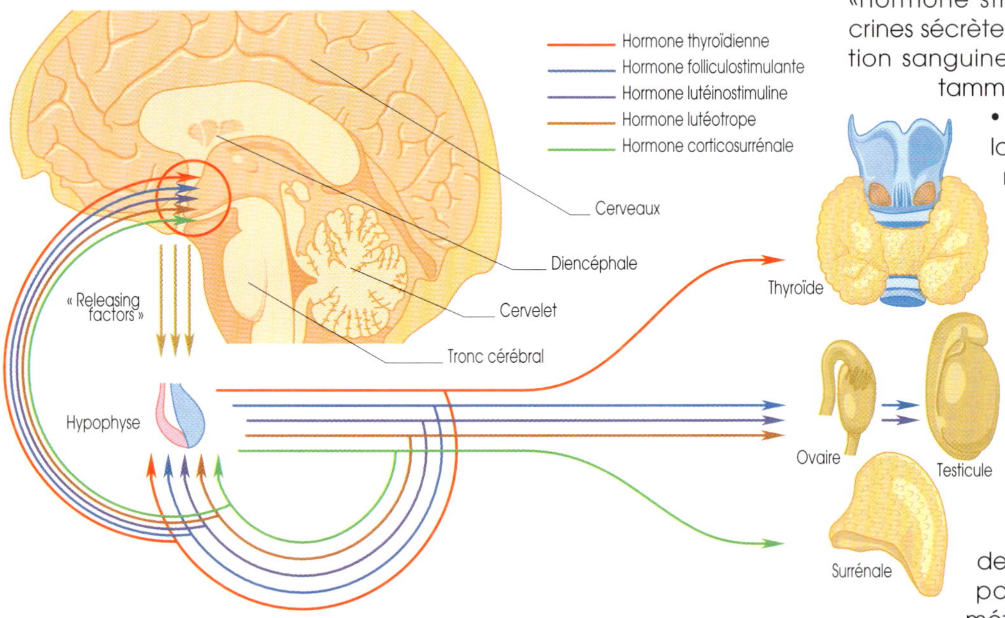

- **La thyréostimuline ou TSH**, de *thyreoidea* = glande thyroïde (indiquée en rouge) ;
- **L'hormone folliculostimulante ou FSH**, activant la maturation des ovules dans les ovaires ;
- **La lutéinostimuline ou LH**, stimulant l'ovulation, ainsi que la maturation des spermatozoïdes dans les testicules (indiquée par un trait mauve discontinu) ; les hormones lutéotropes (indiquées en bleu) poursuivent la lutéinisation ovarienne (transformation du follicule de Graaf en corps jaune) ;
- **L'hormone adrénocorticotrope (corticostimuline) ou ACTH**, stimulant la corticosurrénale (indiquée en noir).

Après avoir reçu du lobe antérieur de l'hypophyse une «hormone stimulante», les glandes endocrines sécrètent et déversent dans la circulation sanguine leurs propres hormones, notamment :

- **Les hormones thyroïdiennes :** la thyroxine (T4) et la tri-iodothyrosine (T3) qui, en collaboration avec l'hormone de croissance (STH), règlent la croissance de l'organisme ;
- **Les œstrogènes et la progestérone,** les hormones sexuelles féminines, sécrétées par les ovaires ;
- **La testostérone,** la principale hormone sexuelle mâle sécrétée par les testicules ;
- **La cortisone et l'aldostérone,** des hormones sexuelles sécrétées par la corticosurrénale dans le métabolisme, et intervenant dans l'apparition ou le développement des caractères sexuels, ainsi que dans la régulation du mécanisme de réabsorption d'eau et de sodium au niveau des reins.

Dès que le sang contient une hormone en quantité suffisante, un signal est transmis à l'hypophyse. De ce fait, la sécrétion de l'hormone stimulante correspondante est inhibée (ralentie ou arrêtée).

Un signal est également transmis à l'hypothalamus, provoquant un ralentissement ou un arrêt de la production du «releasing factor» correspondant.

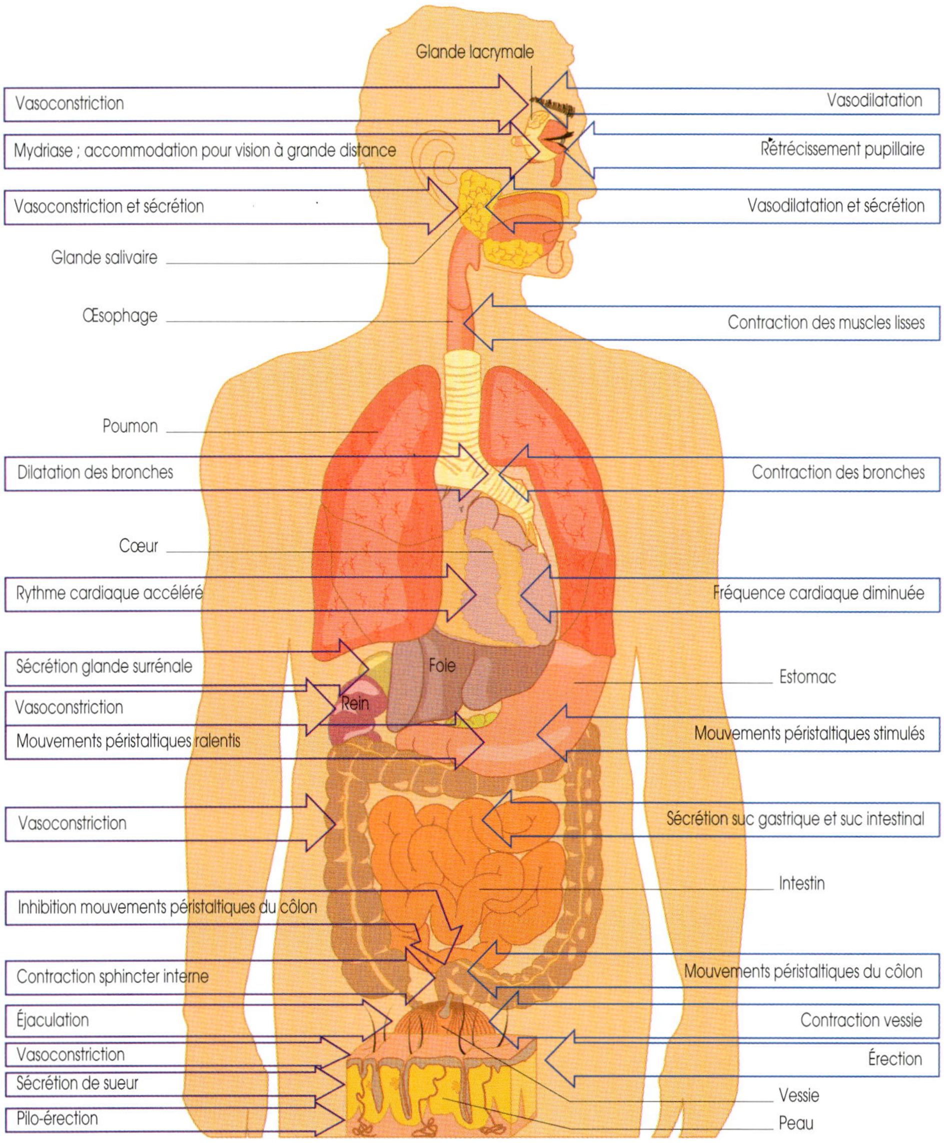

Schéma du système nerveux sympathique (partie gauche du dessin) et parasympathique (partie droite) qui régissent la vie végétative et le métabolisme. Le métabolisme a une influence importante sur le comportement et la personnalité des individus.

La fièvre n'est pas à proprement parler un mécanisme de défense. Elle est plutôt un signe des réactions de défense de l'organisme traduisant par exemple le déclenchement des mécanismes de l'immunité en réponse à une agression infectieuse. La fièvre en elle-même n'est pas dangereuse jusqu'aux environs de 40°C. Le danger réside dans les phénomènes qui l'accompagnent : déshydratation, signes méningés, vomissements, etc. D'ailleurs, l'intensité de la fièvre n'est pas forcément proportionnelle à la gravité de la maladie. Chez l'enfant, des infections banales s'accompagnent de fièvre de 39°C à 40°C, alors que certaines appendicites dites asthéniques se traduisent par des fièvres à peine perceptibles de moins de 38°C.

En revanche, les fièvres très élevées (au-delà de 41°C) sont dangereuses en elles-mêmes et occasionnent de sérieux troubles cérébraux : délire et prostration. Au cours des états fébriles, les variations journalières de température persistent.

20 % (beaucoup plus que la proportion de la surface du corps qu'elles représentent) dans la dispersion de la chaleur. C'est la raison pour laquelle le réchauffement des mains procure une sensation immédiate de bien-être.

La fièvre peut résulter d'une anomalie au niveau des centres thermorégulteurs. Il peut s'agir soit d'un dérèglement par des substances pyrogènes (le plus souvent des toxines microbiennes), soit d'une altération de ces centres (hypertension intracrânienne). Une déshydratation, stoppant la transpiration, ou une hyperthyroïdie, augmentant excessivement le métabolisme, peuvent également déclencher une fièvre.

La fièvre est ordinairement précédée de frissons et d'une sensation de froid, traduction de l'ascension thermique pendant laquelle les vaisseaux sanguins de la peau se dilatent (les glandes sudoripares étant habituellement paralysées, la peau reste sèche). Puis la fièvre se déclare accompagnée de signes discrets, de sueurs nocturnes.

Parfois, elle passe inaperçue du malade et ne se révèle qu'à la prise de température, effectuée à l'occasion de divers malaises dont se plaint le malade.

Pour connaître la fièvre avec une plus grande précision, il faut réaliser, dès le début de la maladie, une courbe de la température en la relevant soigneusement soir et matin.

On distingue différentes courbes, indicatrices du type de la maladie. Mais elles sont peu lisibles cependant, car on lutte contre la fièvre par des médicaments qui en modifient la courbe.

L'APPAREIL RESPIRATOIRE

LA RESPIRATION est l'acte par lequel un organisme, fut-il unicellulaire, emprunte à son milieu de l'oxygène pour y rejeter du gaz carbonique. Ce sont en effet les cellules, qui, par leurs activités chimiques, procurent à l'organisme pratiquement toute son énergie. Pour cela elles utilisent l'oxygène comme «combustible» et rejettent un «sous-produit», le gaz carbonique. Tous les êtres vivants, à l'exception de certains organismes très élémentaires, ont besoin d'oxygène pour vivre. On les appelle pour cela aérobies (du grec *aer* : air et *bios* : vie). En fait, il vaudrait mieux parler d'oxybiotiques car les poissons fixent l'oxygène contenu dans l'eau.

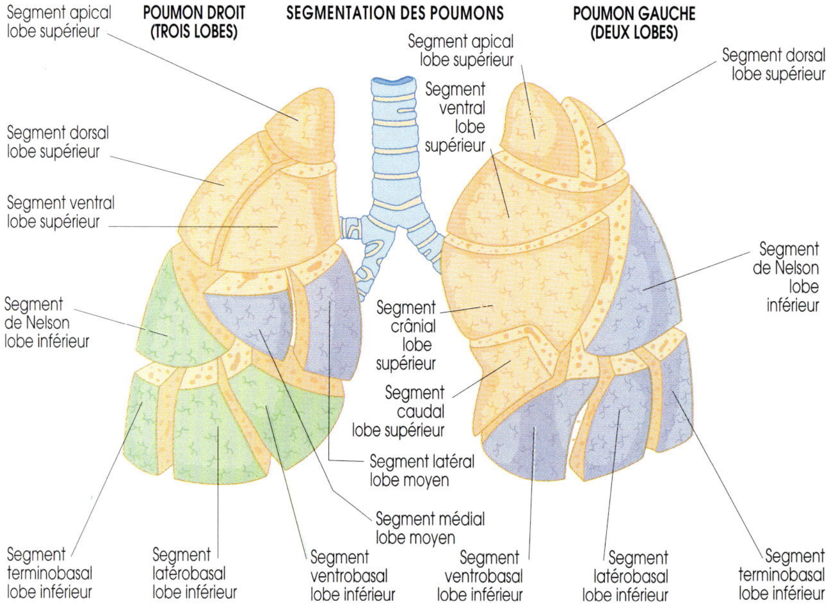

Cette illustration met en évidence la dissemblance des deux poumons. Non seulement le poumon droit est toujours plus volumineux que le gauche mais il est composé de trois lobes au lieu de deux à gauche.

L'approvisionnement en oxygène et l'élimination du gaz carbonique sont assurés chez les animaux supérieurs (et l'homme) par deux systèmes complémentaires :

1. Le système circulatoire sanguin : il véhicule l'oxygène, grâce à l'hémoglobine contenue dans les globules rouges, et le gaz carbonique ;

2. Le système respiratoire : il débarrasse le sang du gaz carbonique qu'il contient en excès et l'alimente en oxygène.

La rencontre se fait dans les poumons où passe le sang et où pénètre l'air extérieur, riche en oxygène. L'air se charge du gaz carbonique apporté par le sang et est expiré.

ANATOMIE DE L'APPAREIL RESPIRATOIRE

Les voies respiratoires sont constituées de sortes de petits tubes dont le diamètre devient de plus en plus fin. L'air capté par le nez, passe par les fosses nasales, puis par le pharynx et le larynx et arrive à la trachée. Celle-ci se divise en deux pour alimenter deux bronches qui se rendent chacune à l'un des deux poumons. L'air se répartit entre les différentes bronches de chacun des poumons, puis passe dans les bronchioles. Ces tubes aériens, aux parois trop épaisses pour qu'il y ait des échanges gazeux, arrivent aux alvéoles pulmonaires, sortes de petits sacs aux parois très minces où se fait l'échange gazeux. La cage thoracique, par ses mouvements d'expansion et de réduction, permet le passage de l'air par les voies respiratoires.

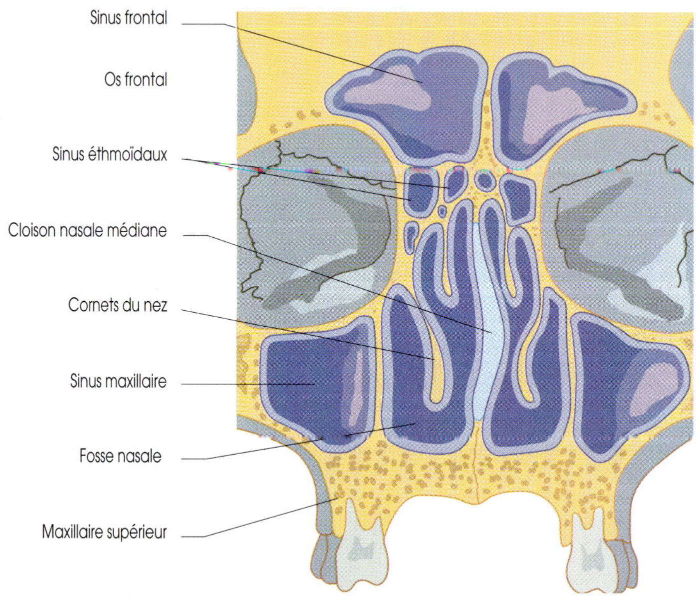

Coupe montrant les fosses nasales (où se fait l'humidification de l'air) et les sinus du nez ; on distingue également les sinus frontaux et ethmoïdaux, sièges de la plupart des sinusites.

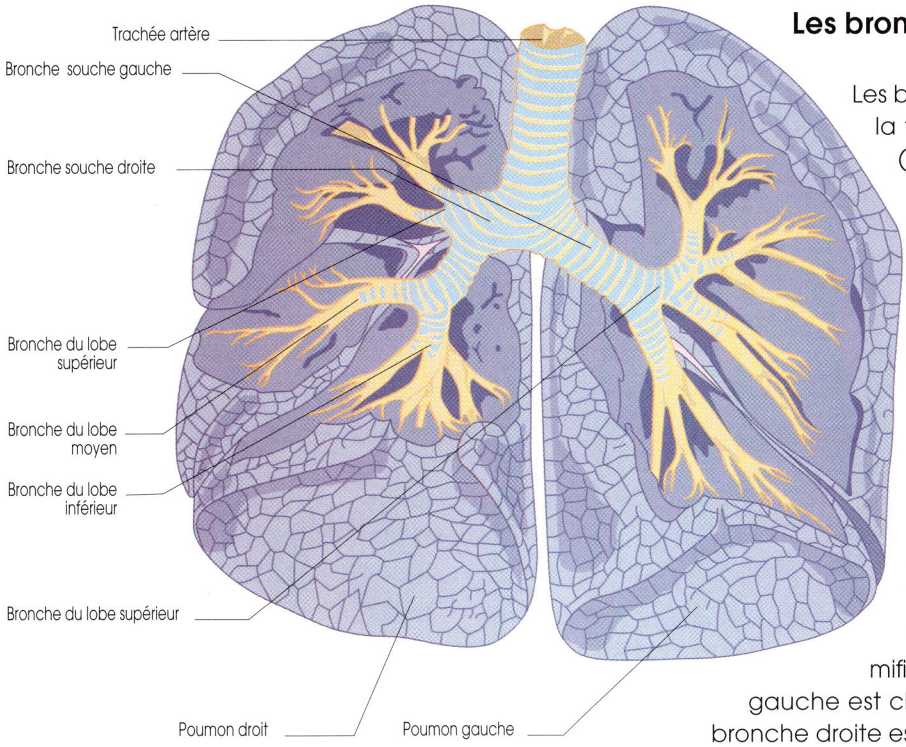

L'arbre bronchique : au niveau des poumons, la trachée-artère se divise en deux bronches souches, droite et gauche. La bronche souche droite se divise en trois rameaux principaux correspondant aux trois lobes pulmonaires et la bronche souche gauche en deux. Ces rameaux se divisent à leur tour en bronchioles de plus en plus petites qui se ramifient uniformément dans les poumons.

Les bronches

Les bronches sont le prolongement direct de la trachée et pénètrent dans le poumon (la longueur extra-pulmonaire est assez réduite : cinq à six centimètres à gauche, deux ou trois à droite) où elles se divisent. La bronche droite se divise en trois bronches secondaires correspondant aux trois lobes du poumon. La bronche gauche se divise en deux bronches secondaires seulement puisque le poumon gauche (qui doit faire un peu de place au cœur) ne possède que deux lobes. À ce niveau, les bronches sont en contact avec un groupe de ganglions lymphatiques dits trachéo-bronchiques au rôle important. Chaque bronche se subdivise à son tour en ramifications toujours plus petites. La bronche gauche est chevauchée par la crosse de l'aorte, la bronche droite est en contact direct avec la veine cave supérieure qui passe devant elle.

Tout comme la trachée, les bronches sont formées d'anneaux cartilagineux qui deviennent de moins en moins épais au fur et à mesure que les bronches se ramifient. Au niveau des bronchioles, les cellules cylindriques cillées se transforment en cellules cubiques dépourvues de cils. Le réseau des bronches constitue ce qu'on appelle l'arbre bronchique.

LES ORGANES DE LA RESPIRATION

Les fosses nasales et le pharynx font partie du système respiratoire. Les fosses nasales servent notamment à humidifier l'air inspiré, mais elles ont surtout d'autres fonctions : elles sont le siège de l'olfaction. Le pharynx peut être considéré comme un organe digestif, puisque c'est à partir de sa partie pharyngée, située derrière la bouche que passe le «bol alimentaire». Ces organes sont donc étudiés, d'une part, dans le chapitre consacré aux organes des sens et, de l'autre, dans celui consacré à la digestion.

Dans les pages suivantes nous verrons les organes ayant une simple fonction respiratoire : le larynx, la trachée et les poumons. Les bronches sont étudiées dans l'encadré ci-dessus.

1. Le larynx. C'est un conduit cartilagineux recouvert intérieurement de muqueuses. Il comprend des organes vibratoires, les cordes vocales. Il est situé entre le pharynx, en haut, et la trachée, en bas, et mesure, chez l'adulte, entre quatre et cinq centimètres. Le larynx est entièrement tapissé d'une muqueuse. Il a trois fonctions : il livre passage à l'air qui se dirige vers les poumons, et qui en sort ; il protège les voies respiratoires inférieures grâce à l'épiglotte qui ferme son orifice supérieur pendant la déglutition ; il est l'organe de la phonation.

2. Les cartilages. Le timbre de la voix dépend de la forme du larynx qui est fait essentiellement de cartilages, lesquels sont reliés entre eux par des ligaments ainsi que des membranes. Les cartilages sont animés par des muscles, dits intrinsèques, qui participent à l'articulation de la parole. On trouve,

Représentation simplifiée de la respiration. Le diaphragme est illustré par le fond élastique du flacon. Les ballonnets, qui représentent les poumons, se remplissent et se vident d'air suivant l'action exercée sur le fond du flacon.

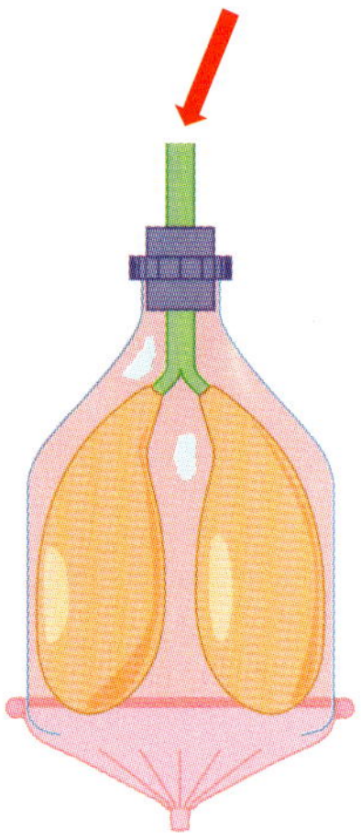

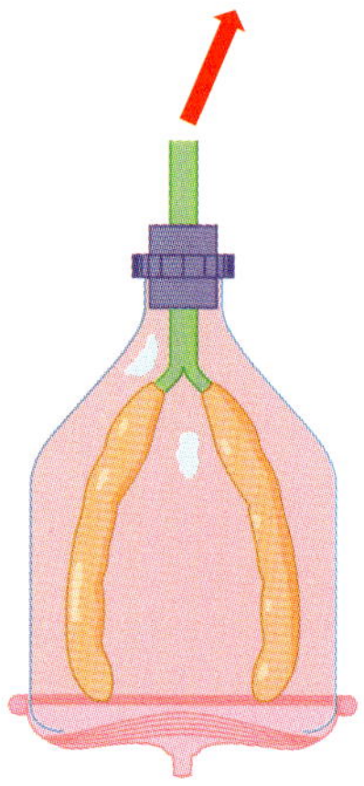

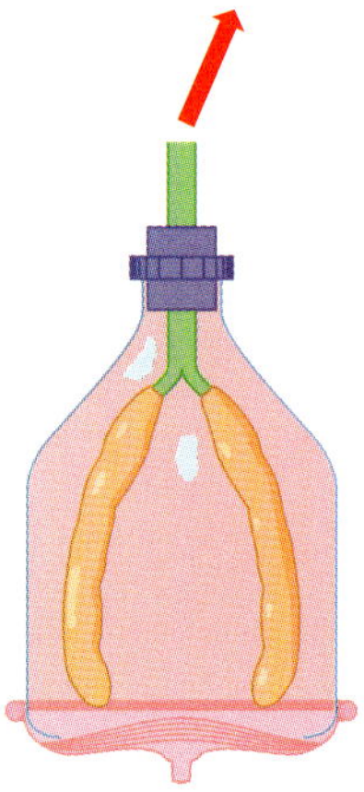

sur le devant, le cartilage thyroïde ; en bas, le cartilage cricoïde et, sur les côtés, les deux cartilages aryténoïdes. Le plus gros de ces cartilages est le thyroïde qui tient son nom de la glande thyroïde avec laquelle il est en contact. Il est formé de deux lames quadrilatères qui s'unissent en avant pour former la pomme d'Adam.

Au-dessus, se trouve une petite lame ovale, mince et élastique, le cartilage épiglottique, qui peut se refermer sur le larynx et obturer complètement ce dernier. Ceci a lieu automatiquement au moment de la déglutition, ainsi les aliments n'entrent pas dans les voies respiratoires mais glissent dans l'œsophage. Après la déglutition, l'épiglotte se relève pour que le larynx puisse de nouveau laisser passer l'air.

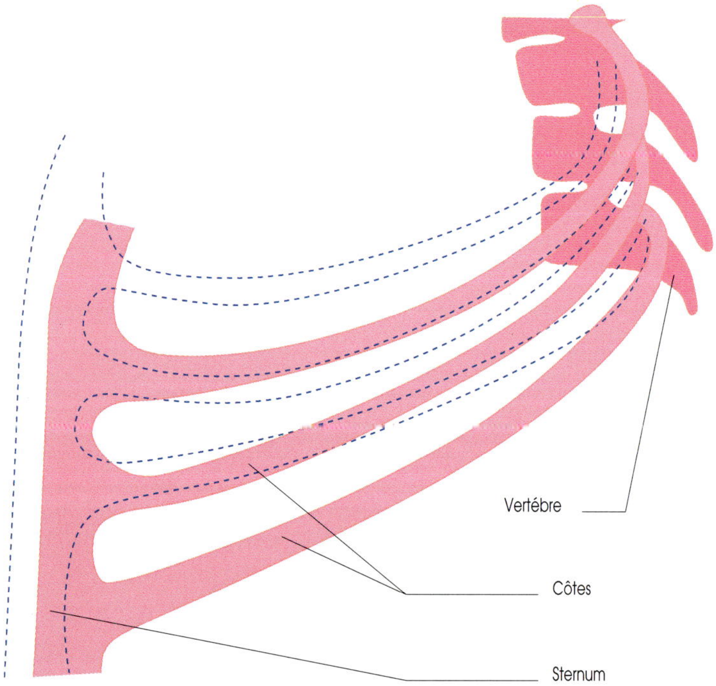

3. La trachée. Le larynx se poursuit par la trachée qui a la forme d'un tube cylindrique aplati en arrière, semi-rigide, long en moyenne de dix-huit centimètres chez la femme et de vingt-deux chez l'homme et formé d'anneaux cartilagineux, au nombre de douze à seize, reliés entre eux par du tissu fibreux. Elle est, comme le larynx, revêtue d'une muqueuse dont les cellules présentent la particularité d'être cillées. Grâce à leurs longs cils, elles recueillent les particules qui auraient pu être inhalées et qui seront rejetées par les voies respiratoires. C'est le phénomène de la toux.
La trachée se termine dans le médiastin, derrière la crosse de l'aorte, en bifurquant en deux bronches souches.

4. Les poumons. Il s'agit des organes essentiels de la respiration. Ce sont deux sortes de sacs membraneux séparés l'un de l'autre par une région appelée le médiastin. Le poumon droit est toujours le plus volumineux (il pèse, chez l'homme adulte, 700 grammes contre 600 pour le gauche).
Le poumon a une couleur gris rosé et il est élastique. Sa faible densité le fait flotter, sauf s'il est rempli d'eau (en cas de noyade).

Chaque poumon présente une face interne, qui repose sur le diaphragme et contient le hile, et une face externe appliquée contre le diaphragme. Le sommet, arrondi, arrive juste au niveau de la clavicule. Des scissures interlobaires, très nettes

En inspirant, le diaphragme s'affaisse et les côtes s'écartent et se soulèvent, entraînées par les muscles intercostaux. Les poumons se remplissent d'air grâce à un volume accru de la cage thoracique.

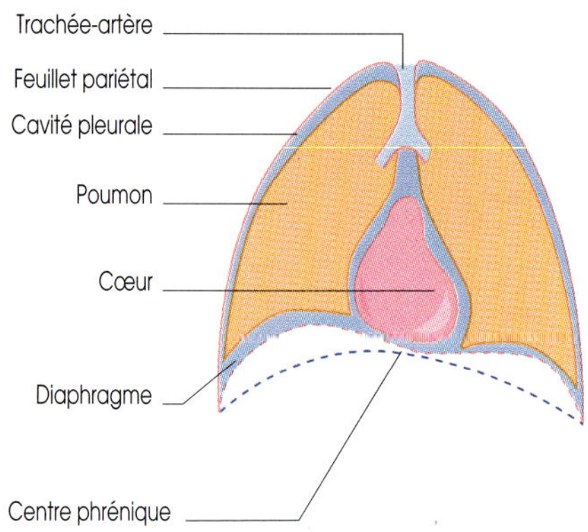

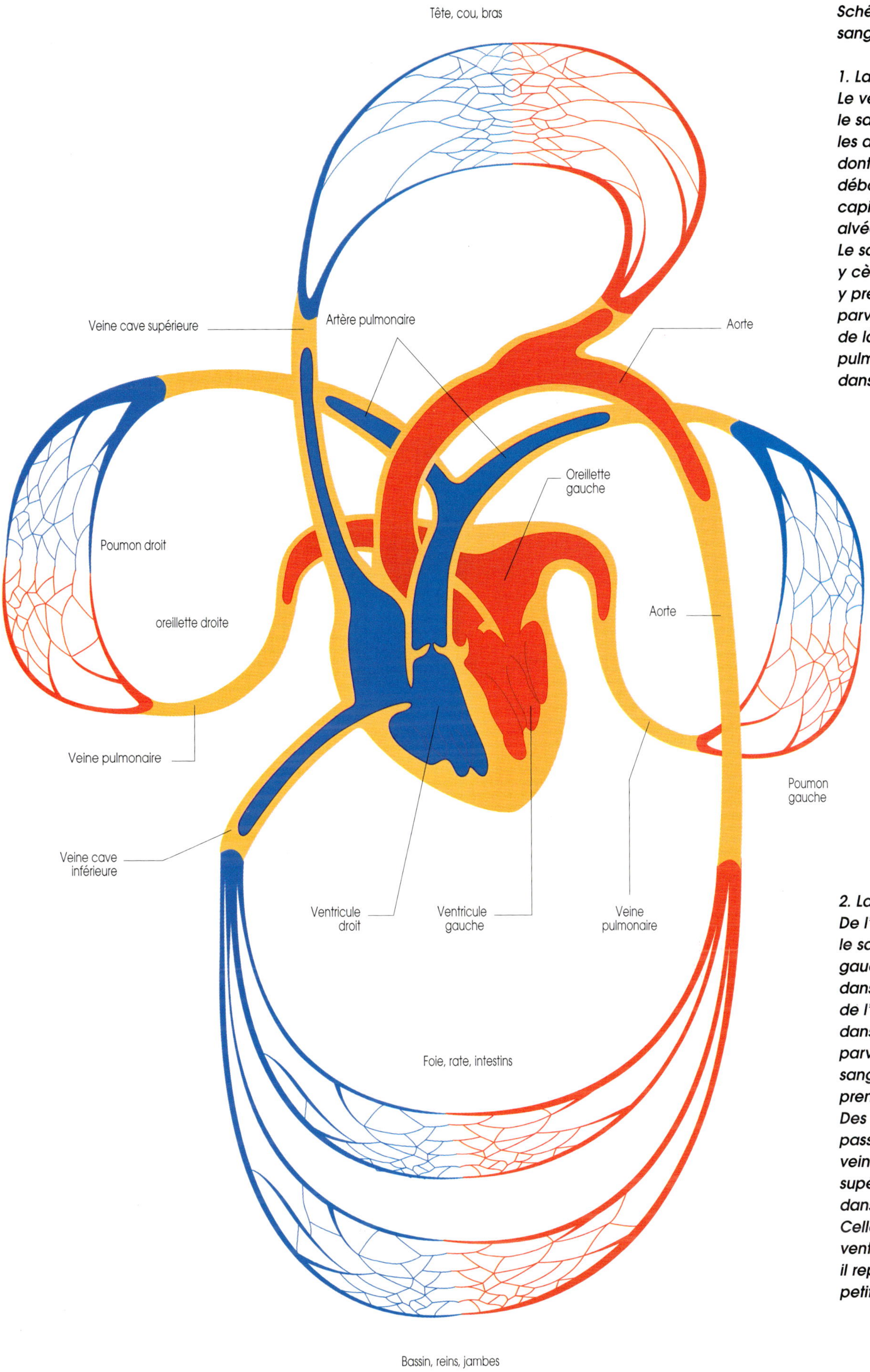

Schéma de la circulation sanguine.

1. La petite circulation. *Le ventricule droit pompe le sang dans les artères pulmonaires, dont les plus petites débouchent dans les capillaires situés autour des alvéoles pulmonaires. Le sang des capillaires y cède du gaz carbonique, y prend de l'oxygène et parvient aux veinules puis, de là, aux veines pulmonaires, qui le portent dans l'oreillette gauche.*

2. La grande circulation. *De l'oreillette gauche le sang passe au ventricule gauche, d'où il est propulsé dans l'aorte. Les branches de l'aorte portent le sang dans tous les organes ; parvenu aux capillaires, le sang cède son oxygène et prend du gaz carbonique. Des capillaires, le sang passe dans les veines, les veines caves inférieure et supérieure, et débouche dans l'oreillette droite. Celle-ci le transmet au ventricule droit d'où il reprend le circuit de la petite circulation.*

sur la face externe, séparent les poumons en plusieurs parties, les lobes. Ceux-ci regroupent des lobules pulmonaires qui sont l'unité fonctionnelle des poumons.

On distingue donc la plèvre viscérale, qui enveloppe les poumons, et la plèvre pariétale, qui adhère à la cage thoracique. Entre les deux existe un espace, la cavité pleurale.

La structure des poumons est organisée par les subdivisions externes des bronches. Les gros rameaux bronchiques se divisent en rameaux de plus en plus minces (bronches de premier, deuxième ou troisième ordre), qui se terminent en ampoules appelées lobules.

Dans chaque lobule, qui a la forme d'une petite pyramide de 25 millimètres de hauteur (pour un volume de 500 à 600 millimètres cubes), aboutit une bronche appelée intralobulaire, issue de l'arbre bronchique, pour y donner une bronchiole terminale. Cette dernière se divise en bronchioles respiratoires où s'ouvrent de nombreux petits compartiments, les alvéoles.

Ce sont les alvéoles qui sont les éléments proprement respiratoires du poumon. C'est dans ces alvéoles très nombreuses (il y en a plus de huit cents millions) que va se produire l'échange gazeux. Les alvéoles sont enserrées dans un fin réseau de capillaires sanguins.

Le gaz carbonique, présent dans le sang veineux des capillaires, se diffuse à travers la fine membrane des alvéoles (qui mesure environ deux ou trois millièmes de millimètre d'épaisseur) tandis que l'oxygène de l'air alvéolaire pénètre dans le sang des capillaires. Les parois alvéolaires dans lesquelles se ramifient les capillaires, représentent une vaste surface (8 mètres carrés) d'échange gazeux.

5. Les vaisseaux pulmonaires. Le sang chargé de gaz carbonique arrive aux poumons par les artères pulmonaires gauche et droite, issues de l'artère pulmonaire qui sort du ventricule droit du cœur. Ces artères se subdivisent sur le modèle des bronches, dont elles suivent le tracé jusqu'aux bronchioles et aux alvéoles.

Les artères débouchent alors sur le réseau des capillaires pulmonaires où le sang veineux, débarrassé du gaz carbonique, va se charger d'oxygène. Le sang oxygéné passe alors des capillaires aux veinules, puis aux veines satellites et sort des poumons par les veines pulmonaires. On compte deux veines par artère soit quatre au total, qui débouchent dans l'oreillette gauche du cœur (se reporter au chapitre suivant sur le cœur). C'est la petite circulation.

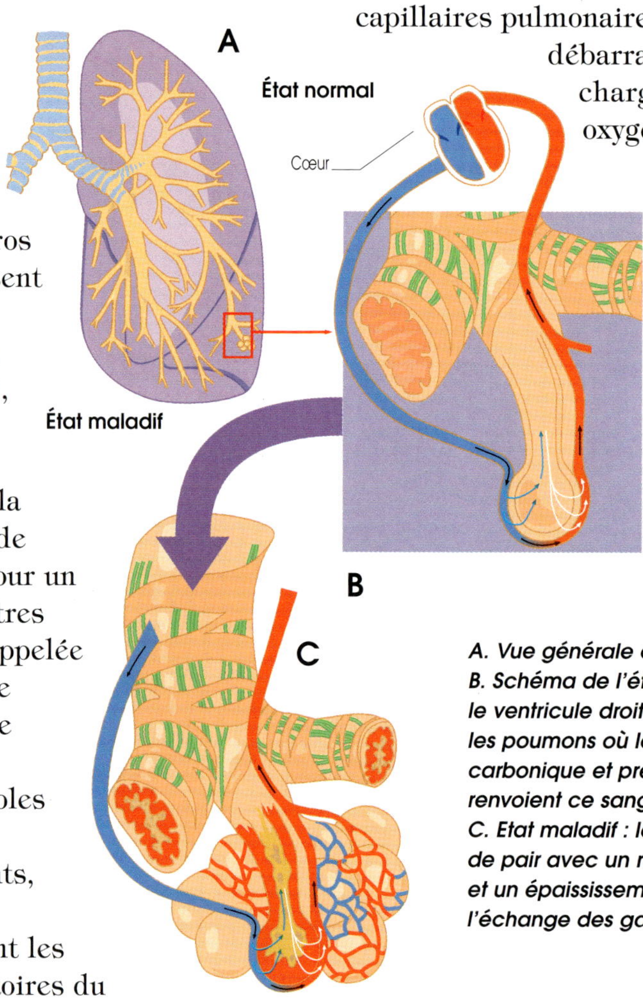

A. Vue générale d'un poumon.
B. Schéma de l'état normal du circuit du sang : le ventricule droit pompe le sang désoxygéné vers les poumons où le sang abandonne de l'acide carbonique et prend de l'oxygène. Les poumons renvoient ce sang oxygéné vers le cœur.
C. Etat maladif : les maladies pulmonaires vont souvent de pair avec un rétrécissement des voies respiratoires et un épaississement des parois perturbant l'échange des gaz.

6. La cage thoracique. Elle est formée d'un squelette qui comprend les vertèbres, les côtes et le sternum auxquels s'attachent les différents muscles du thorax, et d'une sorte de coupole musculo-membraneuse, le diaphragme, dont la convexité s'engage dans la cavité thoracique. Lors de sa contraction, la partie médiane de cette voûte reste immobile alors que ses parties latérales s'abaissent et refoulent les viscères abdominaux, augmentant ainsi le volume du thorax. Les poumons se laissent distendre passivement grâce à leur élasticité propre. À l'expiration, le diaphragme reprend sa position initiale, réduisant alors le volume du thorax.

La commande de ces mouvements inspiratoires est située dans le bulbe et dans le cerveau.

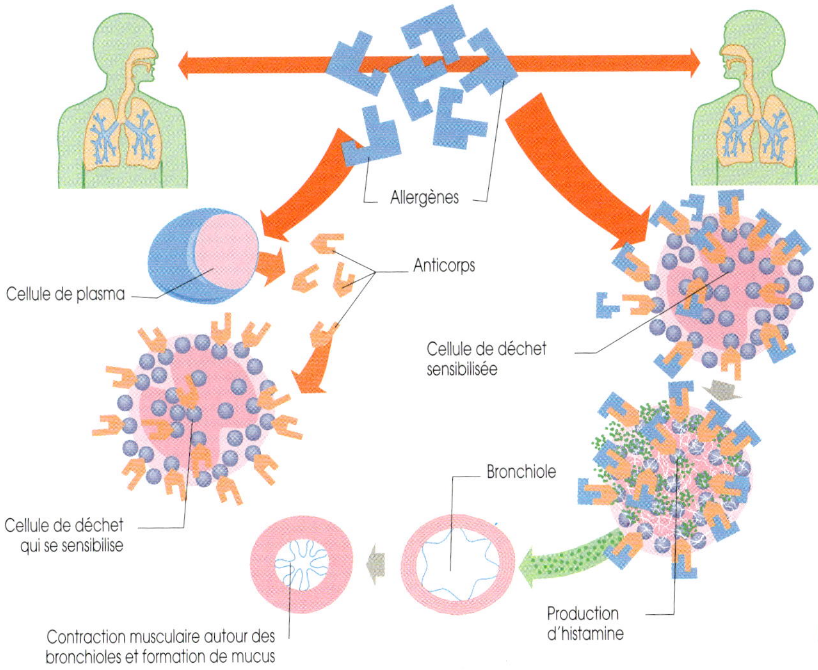

Processus allergique de l'asthme.
Partie gauche de l'illustration : au contact d'allergènes, les cellules plasmatiques produisent des anticorps (réagines) qui s'accrochent aux cellules de déchet dans les muqueuses et à certains leucocytes, que l'on trouve dans les poumons. C'est ce qu'on appelle des cellules sensibilisées.
Sur la partie droite est reproduite une de ces cellules sensibilisées. Quand cette cellule sensibilisée se retrouve en contact avec le même allergène, elle produit certaines substances dont de l'histamine, provoquant une contraction des muscles des voies respiratoires qui se rétrécissent. Enfin, l'histamine favorise la production de mucus rendant bronches et bronchioles plus étroites encore.

COMMENT RESPIRE-T-ON ?

1. Les phénomènes mécaniques

Lors de l'inspiration qui augmente le volume de la cage thoracique, l'air pénètre dans les poumons ; puis, lors de l'expiration, l'air, chargé de gaz carbonique, s'échappe, ainsi le volume de la cage thoracique diminue. Ce sont les muscles inspirateurs (sterno-cloïdo-mastoïdien, diaphragme, scalènes et intercostaux) et expirateurs (muscles abdominaux et intercostaux internes) qui permettent l'alternance de l'expiration et de l'inspiration.

À l'intérieur du thorax, entre la plèvre et les poumons, s'exerce une dépression qui, quand les poumons sont en contact avec l'air atmosphérique, les tend et les colle contre les parois de la cage thoracique. Cette distension permanente a pour effet d'amener en contact permanent les deux feuillets des plèvres. Ces deux feuillets peuvent glisser l'un sur l'autre ce qui facilite le gonflement et le retrait des poumons lors des mouvements respiratoires.

Quand, lors de l'inspiration, la cage thoracique se dilate, il se fait un vide, la pression intra-pulmonaire diminue et de l'air est aspiré. Le contraire survient quand la cage thoracique et les poumons s'affaissent.

Le mécanisme d'une crise d'asthme : lumière normale d'une bronchiole (A). Lorsque les cellules de déchet produisent plus d'histamine (B), les muscles lisses autour des bronchioles se contractent (C), les muqueuses gonflent et les cellules muqueuses produisent plus de mucus (D). De ce fait, les bronchioles se rétrécissent de plus en plus, et il en résulte une crise d'asthme.

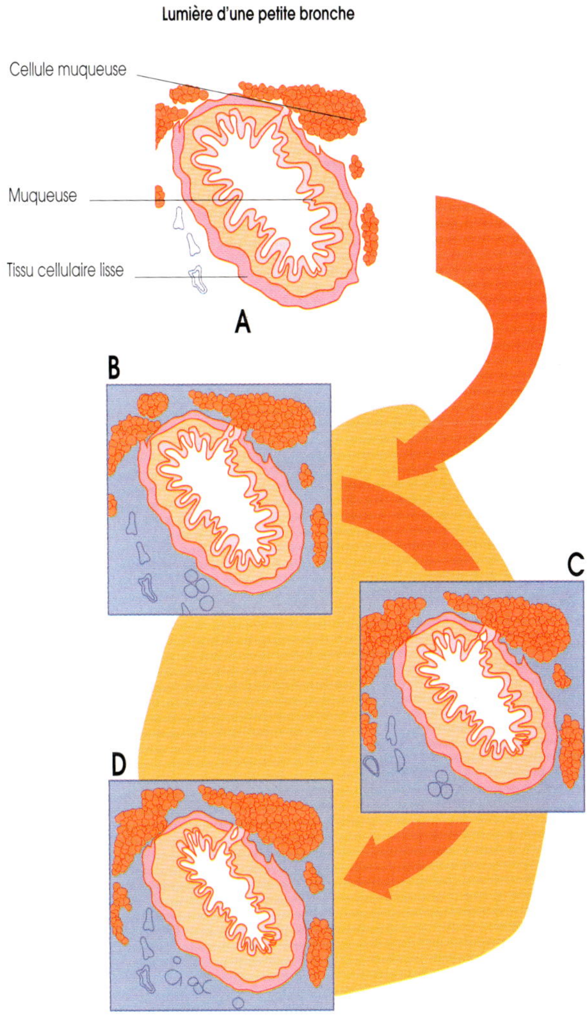

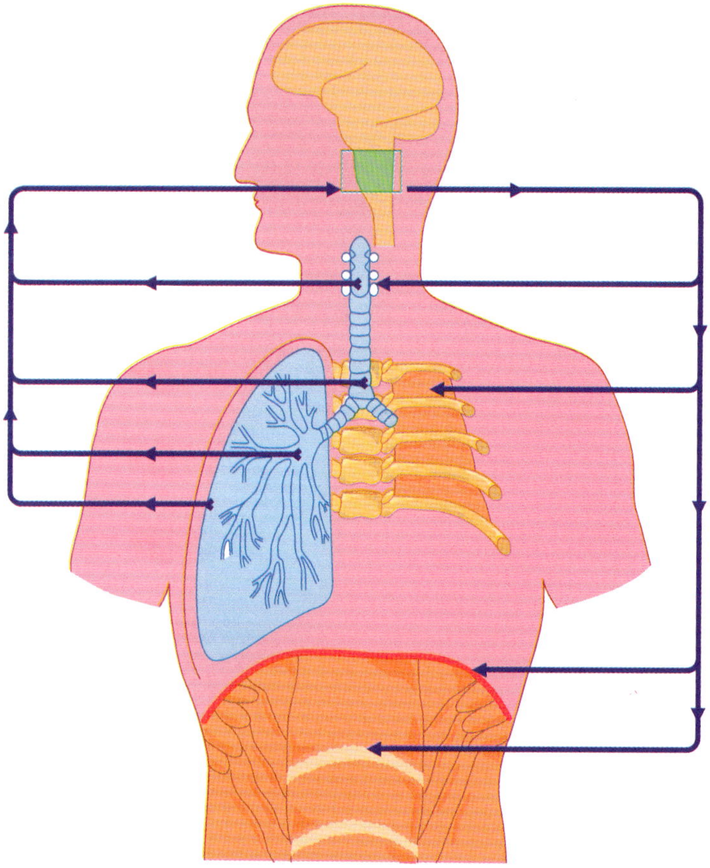

offre un très solide point d'appui aux muscles qui s'y attachent et leur permet de se contracter avec force.

Le bâillement (profonde inspiration), le hoquet (inspirations brèves et spasmodiques dues au diaphragme), la toux, l'éternuement et le rire sont d'autres modifications de l'expiration normale.

La toux est un acte réflexe ayant pour but de libérer les voies aériennes de tout corps étranger. Le point de départ de l'excitation peut être une blessure de la paroi thoracique, les bronches, la trachée ou le larynx. L'excitation est dirigée vers le centre de la toux situé dans le bulbe : de là partent les impulsions réflexes vers les muscles intercostaux, le diaphragme, la musculature abdominale, qui entrent en jeu dans l'acte de la toux, et vers le larynx qui se ferme pendant le second temps de cet acte.

On voit donc que la quantité d'air qui se renouvelle à chaque inspiration est relativement réduite. Afin de réoxygéner le sang, il est utile de faire souvent de profondes inspirations qui améliorent considérablement l'oxygénation du sang. La dilatation de la cage thoracique n'a pas pour seule fonction de régler l'entrée d'air dans les poumons. Elle agit également sur les organes de la circulation : le sang veineux est attiré vers le cœur, ce qui facilite la circulation dans la veine cave. Lors de l'expiration, au contraire, la pression intra-thoracique s'oppose au retour veineux dans le cœur et favorise la circulation dans les artères.

2. Les mouvements respiratoires

Le nombre de mouvements respiratoires est de quatorze à seize par minute chez le jeune adulte, de vingt-quatre à trente chez l'enfant, de quarante à cinquante chez le nouveau-né. Ce nombre recommence à augmenter avec l'âge. On distingue deux sortes de respiration : l'une surtout costale, l'autre essentiellement abdominale. Selon les gens, c'est l'une ou l'autre qui domine.

La respiration abdominale est typique des enfants, le diaphragme bouge tandis que les côtes restent quasi immobiles. Chez la femme en revanche, la respiration est costale, c'est le thorax et notamment sa partie haute qui agit. C'est particulièrement vrai pendant la grossesse où les mouvements du diaphragme sont gênés par la présence du fœtus.

Dans certaines circonstances, les mouvements respiratoires connaissent quelques modifications. Lors d'un gros effort physique par exemple, il est nécessaire d'interrompre la respiration : le thorax doit être dilaté au maximum par une profonde inspiration suivie par la fermeture de la glotte. Dans cette situation particulière, la cage thoracique

3. La ventilation alvéolaire

On appelle ventilation alvéolaire le renouvellement de l'air dans les alvéoles. Théoriquement, à chaque inspiration, 17% de l'air alvéolaire devraient être renouvelés. En fait, il reste toujours dans les alvéoles une partie de l'air frais inspiré (cette quantité est évaluée à 335 millilitres). Le bon fonctionnement de ce mécanisme dépend de l'intégrité des muscles respiratoires, des voies aériennes et des centres nerveux de commande. On dispose pour l'étudier de différentes techniques (radiographie, spirographie) qui seront étudiées plus loin.

Ci-dessous : abcès pulmonaire. Au cours d'une pneumonie, les tissus pulmonaires sont atteints par des inflammations virales et/ou bactériennes. Les cils vibratiles dans la trachée et dans ses ramifications principales n'ont pas été en mesure d'arrêter les «intrus» et de les repousser vers l'extérieur, parce qu'ils étaient trop nombreux et que la résistance du patient était trop basse. Dans ce cas, les bactéries devront être combattues dans les alvéoles pulmonaires. Cette lutte incombe aux leucocytes ; un liquide trouble (exsudat) se forme dans les alvéoles. Comme on le voit sur la partie agrandie (cercle), les alvéoles peuvent être remplies de ce liquide.

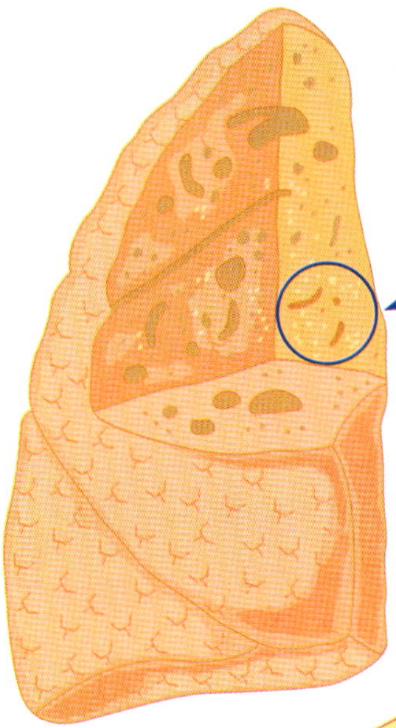

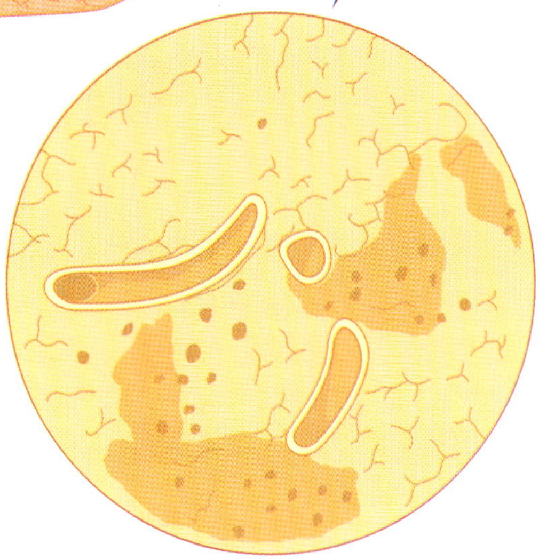

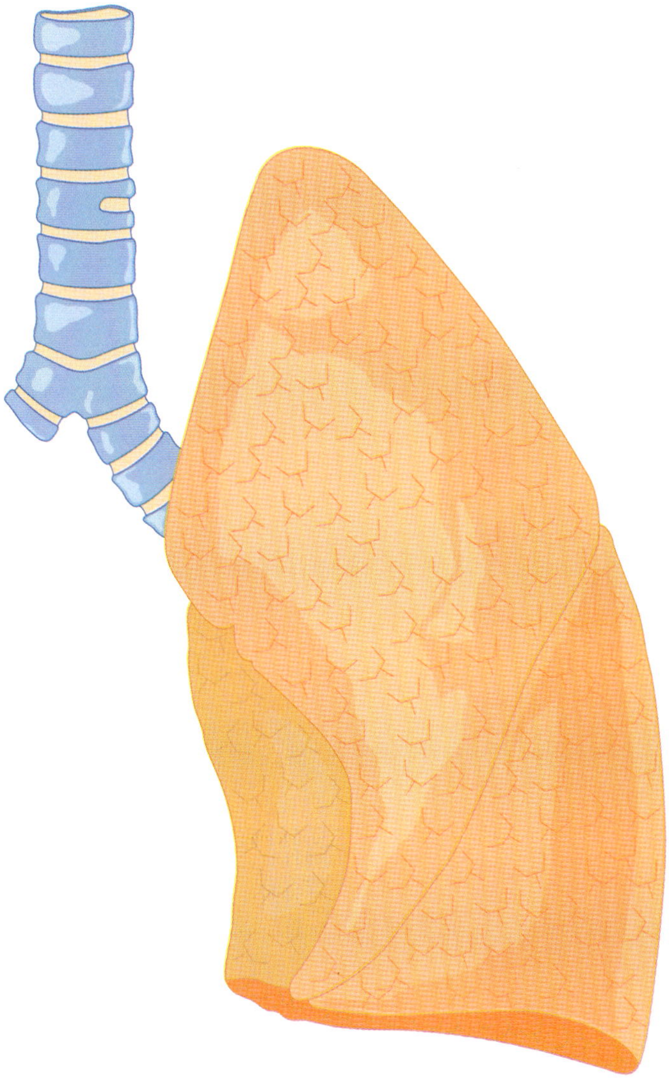

Lorsqu'une pleurésie se déclare de façon soudaine (pleurésie aiguë), il se forme également une grande quantité de liquide. Lors d'une pleurésie se déclarant progressivement (pleurésie chronique), on observe plutôt une formation de tissu conjonctif.

LES PHÉNOMÈNES CHIMIQUES DE LA RESPIRATION

L'air qui entre dans les poumons contient 79% d'azote et 21% d'oxygène, ainsi que des gaz rares, des traces d'anhydride carbonique et, en fonction de l'humidité atmosphérique, une certaine quantité de vapeur d'eau. Il va être modifié par le processus de la respiration. Une première modification va s'opérer par le biais du mélange de l'air atmosphérique avec l'air résiduel. Le taux d'oxygène s'abaisse à 16% et l'anhydride de carbone, quasi inexistant avant, passe à 4,6%.

À la fin du processus, à l'expiration, ces valeurs seront : oxygène, 15,4% ; anhydride carbonique, 5,3 % ; le pourcentage d'azote (de *a*, privatif, et du grec *zoe* : vie), qui ne participe pas à la respiration, n'est pas modifié. En revanche, la teneur en vapeur a augmenté : la respiration est un des moyens par lesquels l'organisme élimine l'eau excédentaire.

1. La fixation de l'oxygène

L'oxygène alvéolaire se diffuse dans le sang des veines pulmonaires en passant à travers la paroi des alvéoles. Il est ainsi conduit au cœur et en ressort par l'aorte. Les hématies, ou globules rouges, contenues dans le sang fixent 97% de cet oxygène dans leurs molécules d'hémoglobine. L'oxygène des veines pulmonaires et des artères voyage donc comme constituant de l'oxyhémoglobine dans toutes les parties du corps (le reste, soit 3% de l'oxygène artériel, est dissous dans le plasma). C'est la présence d'oxyhémoglobines qui donne au sang artériel (y compris celui des veines pulmonaires) sa couleur rouge vif.

Une fois arrivé dans les capillaires des tissus, l'oxygène abandonne l'hémoglobine et, aidé par certains enzymes, pénètre dans les cellules : c'est la respiration cellulaire, ou respiration interne. L'oxygène sert de combustible aux cellules pour leur nutrition et leur reproduction. Les sous-produits de cette combustion sont retraités par les cellules ou détruits ; les « déchets » sont déversés dans le sang. Le plasma dissout les parties solubles et les conduit aux reins qui les élimine. Les parties gazeuses (anhydride carbonique) se fixent sur les globules rouges ; elles seront en partie expirées par les poumons ; une autre partie se combinera avec l'hémoglobine.

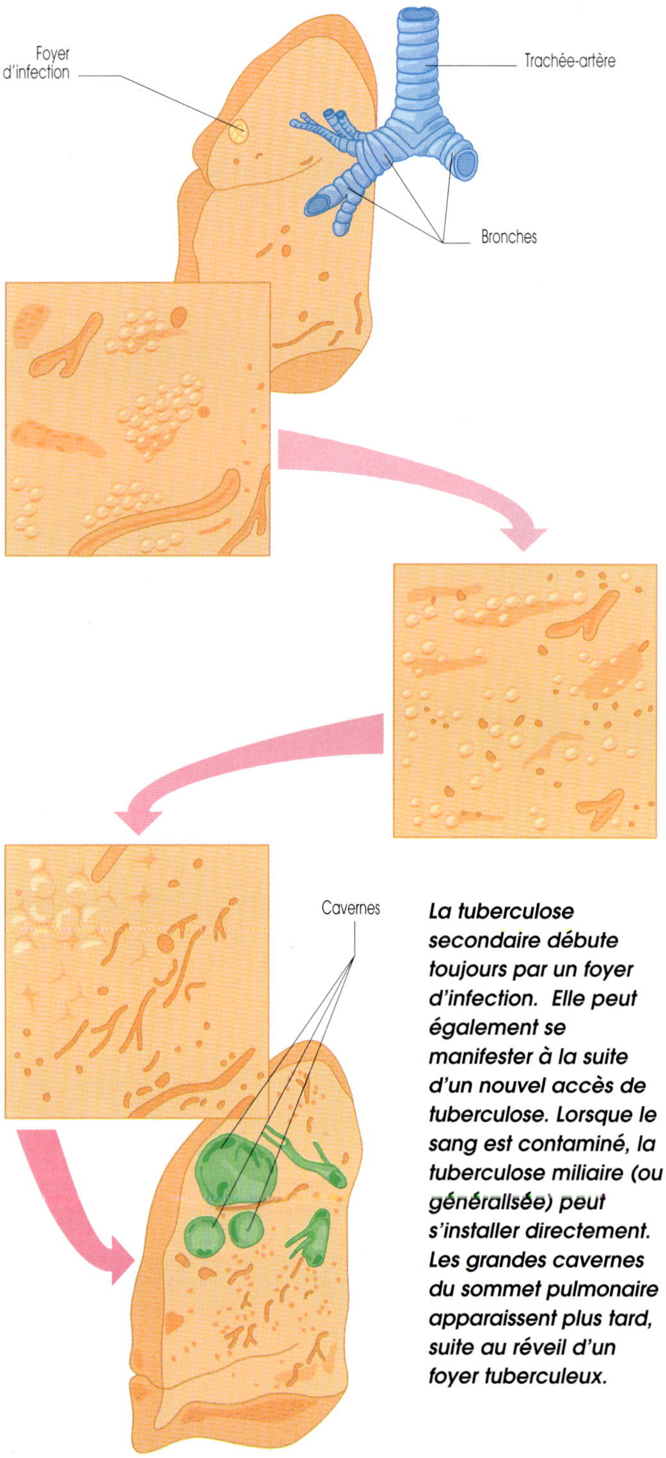

La tuberculose secondaire débute toujours par un foyer d'infection. Elle peut également se manifester à la suite d'un nouvel accès de tuberculose. Lorsque le sang est contaminé, la tuberculose miliaire (ou généralisée) peut s'installer directement. Les grandes cavernes du sommet pulmonaire apparaissent plus tard, suite au réveil d'un foyer tuberculeux.

Étapes de la tuberculose pulmonaire :
1. Tuberculose fermée ;
2. Tuberculose ouverte dans une bronche ;
3. Caverne ;
4. Expectoration contenant des bacilles de Koch.

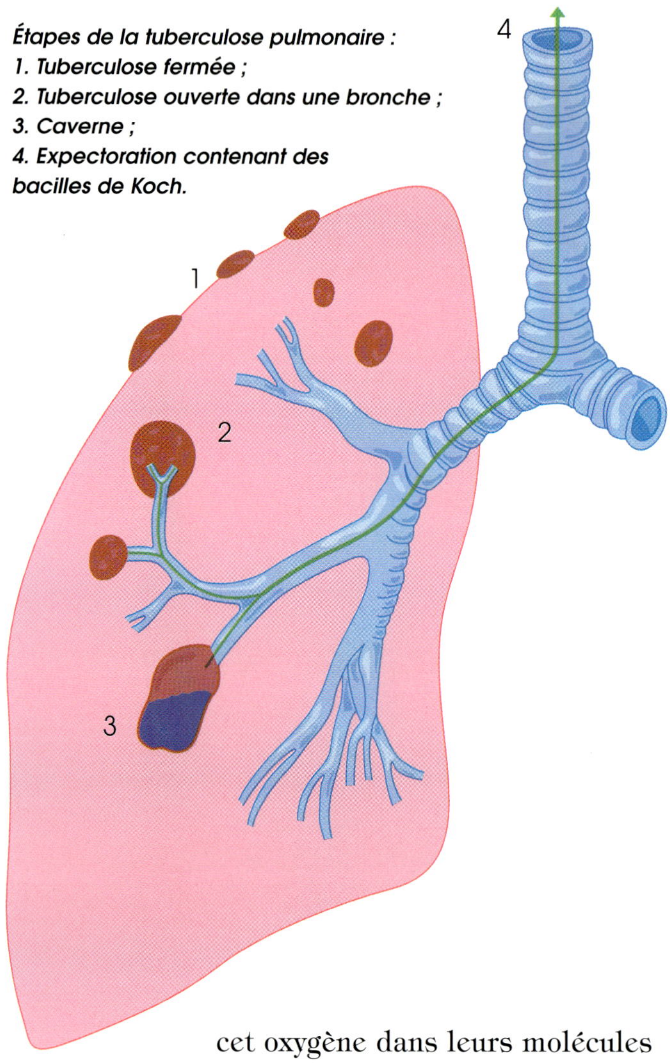

2. La fixation du gaz carbonique

L'artère pulmonaire véhicule le gaz carbonique contenu dans le sang vers les alvéoles (d'où il sera expiré). Cette élimination parallèle à l'oxygénation transforme le sang des capillaires alvéolaires en sang artériel. Toutefois, ceci doit être rappelé, le gaz carbonique ne reste pas à l'état gazeux dans le sang.

Comme on l'a vu, il se combine en partie à l'hémoglobine pour former ce qu'on nomme des «composés carbaminés Hb + CO^2 et des carbonates», ces derniers composants jouant un rôle primordial dans la chimie du sang où ils participent à la régulation de l'équilibre acido-basique.

3. La régulation de l'équilibre acide-base

Le pH (grandeur qui mesure le degré d'acidité) du sang est remarquablement stable. Cela est dû à l'existence d'un système tampon bicarbonates / acide carbonique où la concentration en bicarbonates est réglée par les reins et la concentration en acide carbonique par les poumons.

Si les poumons n'éliminent pas suffisamment de CO^2 (hypoventilation), il y a hypercapnie et la concentration en acide carbonique augmente : c'est l'acidose gazeuse. Si, en revanche, il y a hyperventilation, on observe une fuite excessive de gaz carbonique qui déclenche une alcalose gazeuse, ce qui a pour conséquence l'augmentation du rapport bicarbonates / acide carbonique.

Le rein devra alors éliminer suffisamment de bicarbonates pour que le pH sanguin ne varie pas ; on aura alors une alcalose compensée. Si le rein n'y arrive pas, on parlera alors d'alcalose décompensée.

D'une façon générale, c'est l'activité métabolique des

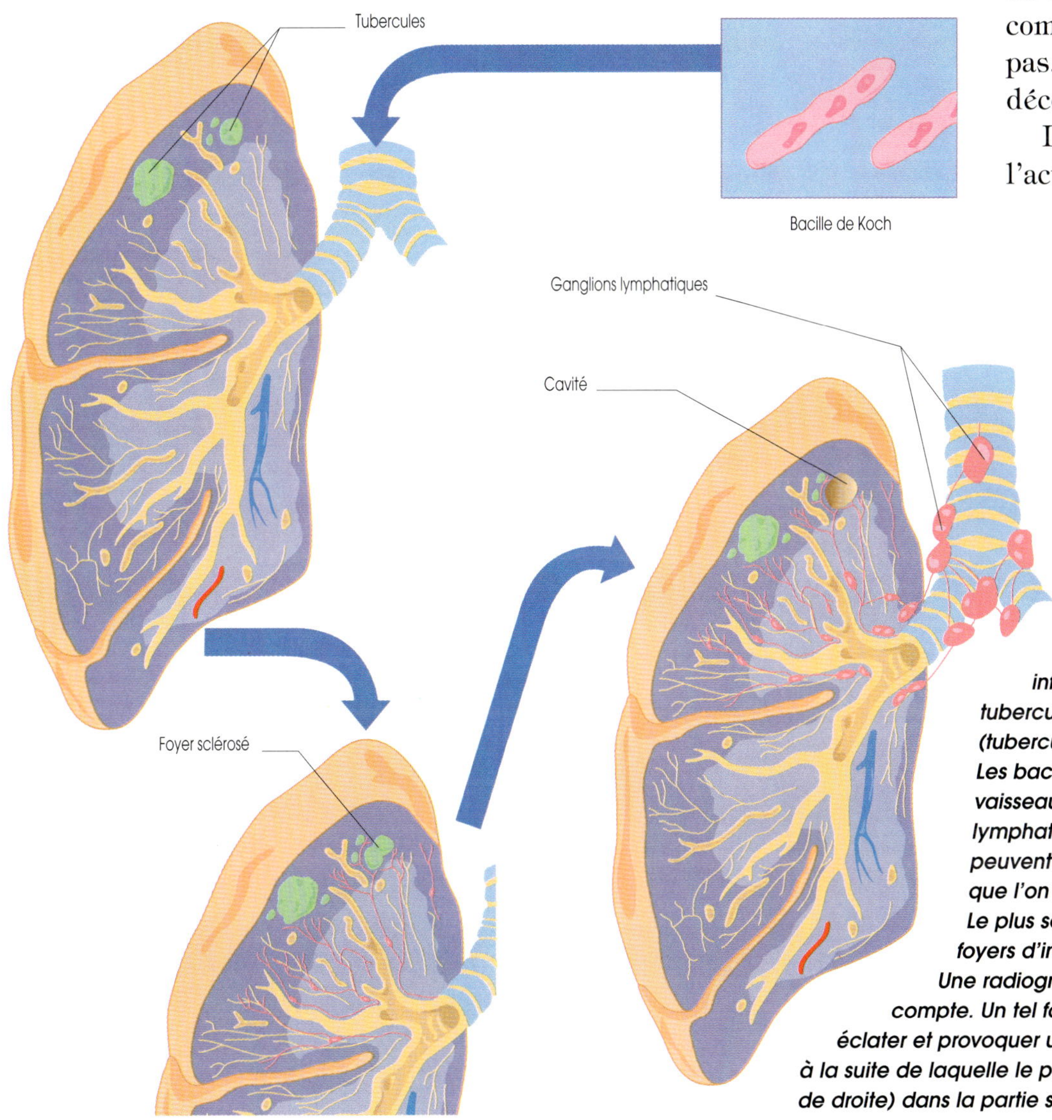

Reproduction fortement agrandie d'un bacille de Koch. Ce bacille, après avoir traversé la trachée-artère, arrive dans les poumons où il provoque des inflammations. Des foyers d'infection tuberculeux se développent alors (tubercules). Les bacilles tuberculeux passent des vaisseaux lymphatiques aux ganglions lymphatiques, où des foyers d'infection peuvent également se développer. C'est ce que l'on appelle la primo-infection. Le plus souvent, l'infection en reste là et les foyers d'infection se sclérosent d'eux-mêmes. Une radiographie permet de s'en rendre compte. Un tel foyer d'infection peut également éclater et provoquer une expectoration de son contenu, à la suite de laquelle le poumon conserve une cavité (dessin de droite) dans la partie supérieure du poumon.

tissus qui tire le pH sanguin vers l'acidose ou l'alcalose ; on parle alors d'agressions alcaline ou acide. Le poumon réagit à ces agressions par l'hypoventilation et l'hyperventilation pour régler la concentration en acide carbonique.

Mais l'hémoglobine ne fixe pas seulement l'oxygène et l'anhydride carbonique, elle a aussi des affinités pour l'oxyde de carbone. De plus, alors qu'avec les deux premiers gaz la liaison est instable, ce qui explique qu'ils abandonnent facilement l'hémoglobine pour l'air et les tissus, la liaison avec le gaz carbonique est stable. En d'autres termes, une fois fixé à l'hémoglobine (pour former de la carboxyhémoglobine), l'oxyde de carbone ne s'en détache plus. Il occupe les globules rouges qui ne sont plus disponibles pour la respiration normale et le sujet s'empoisonne lentement.

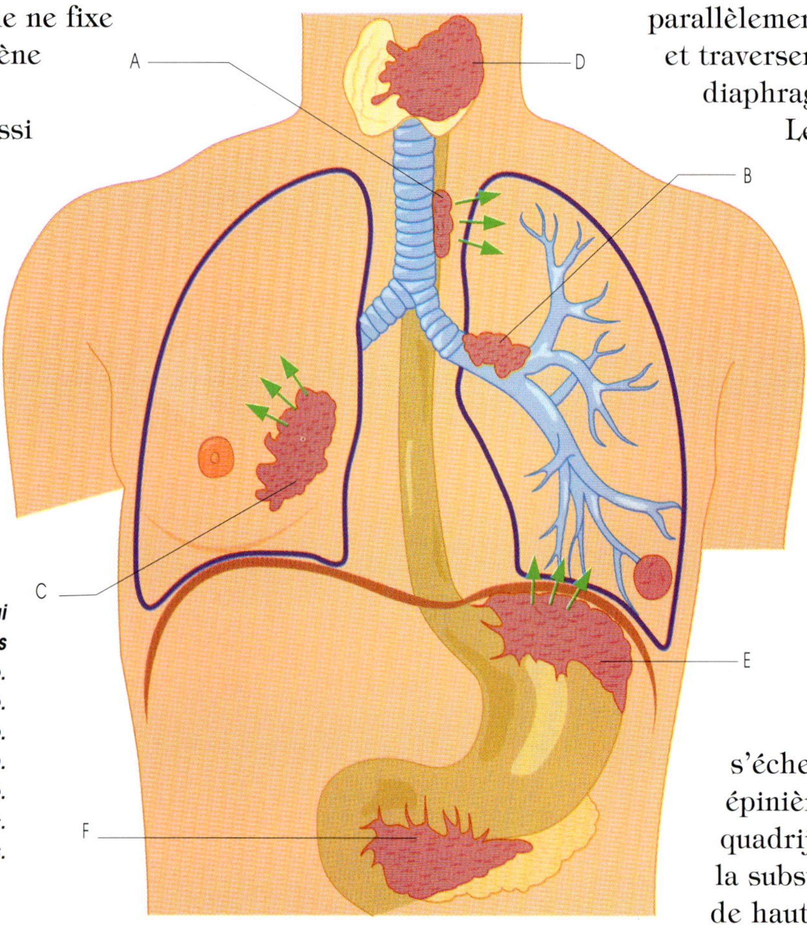

Principales tumeurs qui peuvent envahir les poumons et la plèvre.
A. Cancer de l'œsophage.
B. Cancer bronchique.
C. Cancer du sein.
D. Cancer de la thyroïde.
E. Cancer de l'estomac.
F. Cancer du pancréas.

L'ACTION DU SYSTÈME NERVEUX SYMPATHIQUE

Ce sont les muscles du squelette qui assurent la mécanique ventilatoire. Il s'agit donc de muscles striés (même s'ils participent également à la vie végétative), animés, non par des nerfs du système végétatif, mais par des nerfs du système nerveux central, au contraire des muscles lisses des parois vasculaires ou des muscles cardiaques.

Ce sont des nerfs moteurs qui viennent des différents étages du système nerveux cérébro-spinal. Par ailleurs, deux nerfs phréniques innervent le diaphragme. Ces nerfs naissent de la quatrième vertèbre cervicale, descendent parallèlement à la colonne vertébrale et traversent la voûte diaphragmatique.

Les parois des bronches, elles, sont parcourues de fibres lisses et sont innervées par des fibres neurovégétatives sympathiques ou parasympathiques qui les font se contracter sur le modèle des vaisseaux sanguins.

Les centres nerveux qui commandent la respiration sont situés dans une colonne de noyaux gris qui s'échelonne de la moelle épinière aux tubercules quadrijumeaux et qu'on appelle la substance réticulée. Ce sont, de haut en bas : un centre pneumotaxique, un centre expiratoire bulbaire et un centre inspiratoire bulbaire, ce dernier a également une activité tonique permanente qui est réglée par le nerf vague.

Les mécanismes régulateurs de la respiration sont assurés par le nerf pneumogastrique ou nerf vague, dont les fibres inhibitrices ralentissent et arrêtent les mouvements respiratoires, et des fibres excitatrices ont l'effet contraire : l'hyperventilation pulmonaire. Par ailleurs, des fibres sensitives conduisant les informations relatives à la distension ou à l'affaissement du sac pulmonaire cheminent dans le nerf pneumogastrique.

L'automatisme respiratoire est assuré par trois facteurs qui provoquent une hyperventilation pulmonaire. Outre l'hypercapnie et l'augmentation de l'acidité du plasma, il s'agit de la diminution de la pression partielle de l'oxygène due au phénomène de l'hypoxie.

LE SYSTÈME CARDIO-VASCULAIRE

POUR FONCTIONNER, chaque cellule de l'organisme a besoin d'un certain nombre d'éléments : de l'oxygène, des combustibles (d'origine alimentaire pour l'essentiel), des vitamines, des hormones et de la chaleur. À partir de ces éléments, et par toutes sortes de processus chimio-énergétiques qui constituent le métabolisme cellulaire, les cellules élaborent les produits nécessaires au fonctionnement de l'organisme. Une bonne partie de ces produits, de même que la chaleur et les «déchets» de cette production, doivent être évacués de la cellule.

La circulation sanguine

Le rôle de la circulation sanguine est de subvenir aux besoins d'alimentation et d'évacuation de la cellule.

Le sang est le véhicule qui sert aux différents produits qui participent à l'activité cellulaire ou qui en résultent.

Le système circulatoire implique donc :

- Un liquide circulant : le sang ;
- Un moteur permettant cette circulation : le cœur ;
- Un système de vaisseaux dans lequel s'effectue la circulation : artères, veines, capillaires ;
- Un système qui règle cette circulation en fonction des besoins de la cellule et des nécessités de l'organisme.

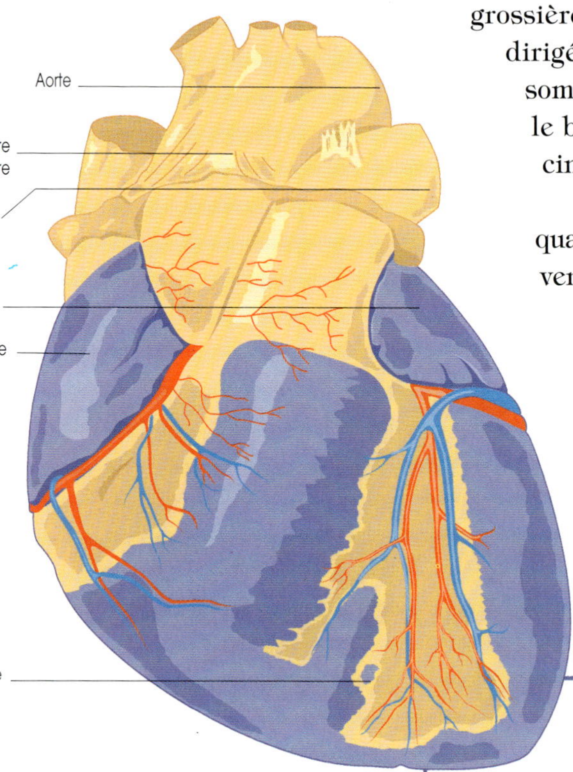

Vue antérieure du cœur (partie appuyant contre le sternum et les côtes). La contraction, suivie de la décontraction, du cœur se produit en moyenne 78 fois par minute. Chaque minute, 5 litres de sang sont de la sorte envoyés dans le corps.

LE CŒUR

L'élément central de ce système est le cœur. C'est un muscle creux qui fonctionne comme une pompe foulante et aspirante. Par sa fonction foulante, il chasse le sang qu'il contient dans les artères ; par sa fonction aspirante, il recueille le sang véhiculé par les veines. Il accomplit cette double fonction en se contractant et en se dilatant alternativement d'une façon synchronisée.

Le cœur est situé dans la partie médiane de la cage thoracique entre les deux poumons. Sa couleur est d'un rouge plus ou moins sombre. Il est entouré d'une sorte de sac séro-fibreux, le péricarde.

Extérieurement, le cœur a la forme d'une pyramide grossièrement triangulaire. Sa base est dirigée vers l'arrière et la droite et son sommet, ou apex, pointe en avant vers le bas et à gauche, au niveau du cinquième espace intercostal gauche.

Des sillons divisent le cœur en quatre parties : deux oreillettes et deux ventricules. Ces sillons (auriculo-ventriculaire, intraventiculaire et interauriculaire) sont comblés par de la graisse, de couleur jaunâtre, qui enrobe les vaisseaux du cœur. Les deux oreillettes se prolongent par deux ventricules aplatis, de forme irrégulière : les auricules droit et gauche,

Rappel du schéma de la circulation sanguine

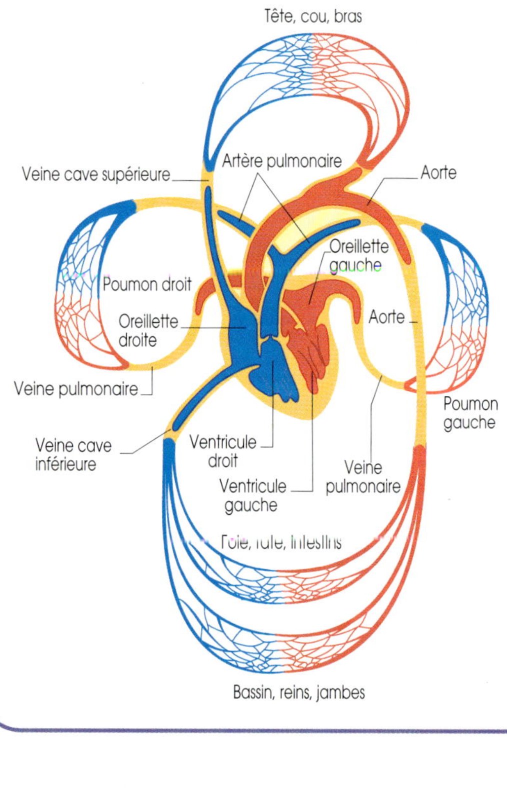

qui s'enroulent, le premier à droite, autour de l'aorte, le second à gauche, autour de l'artère pulmonaire.

On remarque de gros vaisseaux qui aboutissent au cœur : les veines, au nombre de six ; et d'autres vaisseaux qui en repartent : les artères, au nombre de deux.

Les deux artères s'abouchent sur la face antérieure du cœur : l'artère pulmonaire au ventricule droit, l'artère aorte au ventricule gauche. Les deux veines cave (veine cave supérieure et veine cave inférieure) et les quatre veines pulmonaires s'abouchent respectivement dans les oreillettes droite et gauche, un peu en arrière dans le plan de la base du cœur.

L'intérieur du cœur est partagé en deux parties, la droite et la gauche, séparées par une paroi musculaire. Chacune de ces deux parties est constituée de deux cavités : l'une supérieure, l'oreillette ; l'autre inférieure, le ventricule. Les deux oreillettes sont séparées par la cloison interauriculaire ; les deux ventricules par la cloison interventriculaire. On peut donc parler de deux cœurs, le gauche et le droit.

Chaque ventricule communique avec l'oreillette qui lui correspond par un orifice auriculo-ventriculaire muni d'une valvule. Ce dispositif ne permet le passage du sang que de l'oreillette vers le ventricule. On distingue ainsi la valvule mitrale, à gauche, et la valvule tricuspide, à droite.

Le cœur droit chasse le sang dans les poumons, réalisant ainsi la petite circulation. Le cœur gauche chasse le sang dans tout le corps, réalisant la grande circulation.

Après la fermeture du trou de Botal, à la naissance, il n'y a plus aucune communication entre le cœur gauche et le cœur droit ; le sang des deux parties du cœur ne se mélange pas.

Les orifices des artères qui s'abouchent aux ventricules possèdent des valvules sigmoïdes ou semi-lunaires qui empêchent le sang chassé du cœur d'y faire retour. En revanche, les orifices veineux ne possèdent pas de valvules. Le volume moyen d'une oreillette (100 ml) est égal à la moitié de celui d'un ventricule. La paroi du ventricule gauche, qui doit fournir un effort plus important (elle assure la grande circulation), est plus épaisse que celle du ventricule droit.

Le poids du cœur et ses mensurations

Le cœur pèse en moyenne 300 grammes chez l'homme et 260 grammes chez la femme.

Il mesure environ 10 centimètres de haut et 10,5 centimètres de large pour une circonférence de 23 centimètres.

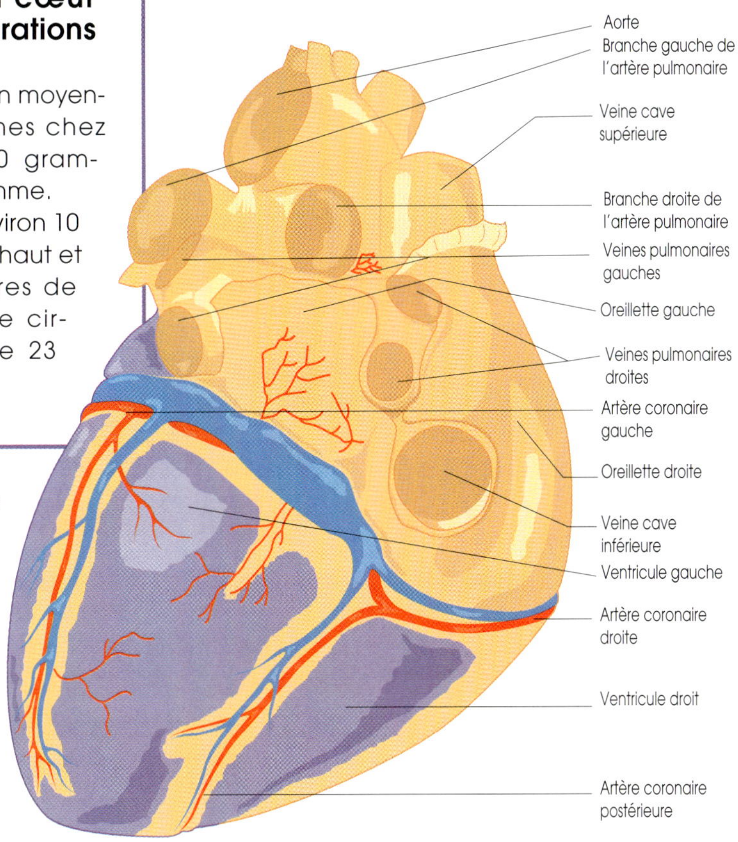

Vue postérieure du cœur. Les six gros vaisseaux par lesquels le sang arrive au cœur sont les veines ; les deux autres vaisseaux qui l'évacuent s'appellent les artères.

Le péricarde se compose de deux parties :

1. La séreuse péricardique, dont les deux feuillets, qui peuvent coulisser l'un sur l'autre, délimitent la cavité péricardique ;

2. Le sac fibreux péricardique qui double le feuillet externe (pariétal) de la séreuse et qui, par un système de ligaments, se rattache à la colonne vertébrale, au sternum et au diaphragme, arrimant ainsi le cœur à la cage thoracique.

Le cœur se compose d'un tissu musculaire épais, le myocarde, doublé à l'intérieur d'une membrane, l'endocarde. Le myocarde est un muscle automatique, composé de fibres musculaires striées regroupées en faisceaux. Il possède son propre système nerveux indépendant du système nerveux central : le système nerveux intracardiaque constitué d'un grand nombre

de cellules et de fibres nerveuses groupées notamment dans deux régions appelées nœud de Keith et de Flack et nœud d'Aschoff-Tawara.
La synchronisation des mouvements de contraction est assurée par le système cardionecteur, composé d'éléments nerveux et musculaires.

L'oreillette droite reçoit le sang provenant de la tête, des bras (veine cave supérieure) et de la partie inférieure du corps (veine cave inférieure). Par la tricuspide (appelée ainsi parce qu'elle est composée de trois valvules), l'oreillette droite communique avec le ventricule droit.

Le ventricule droit reçoit le sang de l'oreillette par l'orifice auriculo-ventriculaire droit. C'est de ce ventricule que part l'artère pulmonaire conduisant le sang aux poumons. Comme on l'a vu précédemment, l'orifice où débouche l'artère pulmonaire est bouché par les valves sigmoïdes qui empêchent le sang parvenu dans l'artère de retourner dans le ventricule.

L'oreillette gauche collecte le sang reçu par les quatre veines pulmonaires et, par l'orifice auriventriculaire gauche, communique avec le ventricule gauche, fermé lui aussi par une valvule, la valvule bicuspide (formée de deux valves, elle est aussi appelée mitrale car elle a la forme d'une mitre d'évêque renversée).

C'est du ventricule gauche que part la plus grosse artère de l'organisme, l'artère aorte. Le ventricule gauche reçoit le sang de l'oreillette gauche par l'orifice auriventriculaire gauche. L'artère aorte est, elle aussi, dotée à son embouchure de valvules sigmoïdes qui ont la même fonction que celles de l'artère pulmonaire : elles empêchent le retour du sang dans le ventricule.

1. Systole auriculaire : les deux oreillettes se contractent simultanément. L'oreillette droite reçoit le sang des veines cave ; la gauche, celui des veines pulmonaires : le sang est poussé dans les ventricules. En passant, le sang poussé par la contraction provoque l'ouverture des valvules auriculo-ventriculaires qui se rabattent aussitôt que cesse la contraction. La durée de la systole auriculaire est de 1/10 de seconde.

2. Systole ventriculaire : les deux ventricules se contractent simultanément. Le sang est alors poussé dans le corps et les poumons par le biais des artères aorte et pulmonaire. Cette poussée provoque l'ouverture des valvules sigmoïdes. Pour cela, il faut que les valvules auriculo-ventriculaires soit fermées, sinon le sang refluerait dans l'oreillette. La durée de la systole ventriculaire est de 3/10 de seconde. Puis les valvules sigmoïdes se ferment pour empêcher le sang de refluer dans les ventricules.

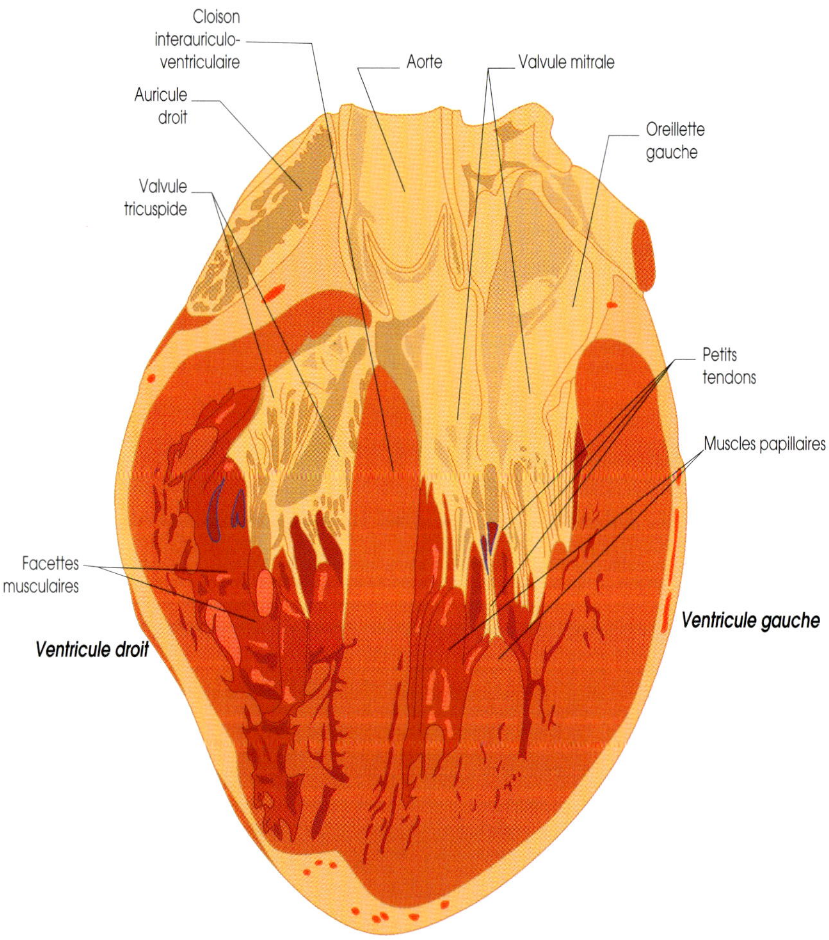

Coupe transversale du cœur. On aperçoit les valvules tricuspides et mitrales. Ces valvules sont reliées aux muscles papillaires qui sont un des éléments du muscle cardiaque et qui participent à leur contraction. On peut remarquer la différence d'épaisseur entre la paroi musculaire du ventricule gauche et celle du ventricule droit.

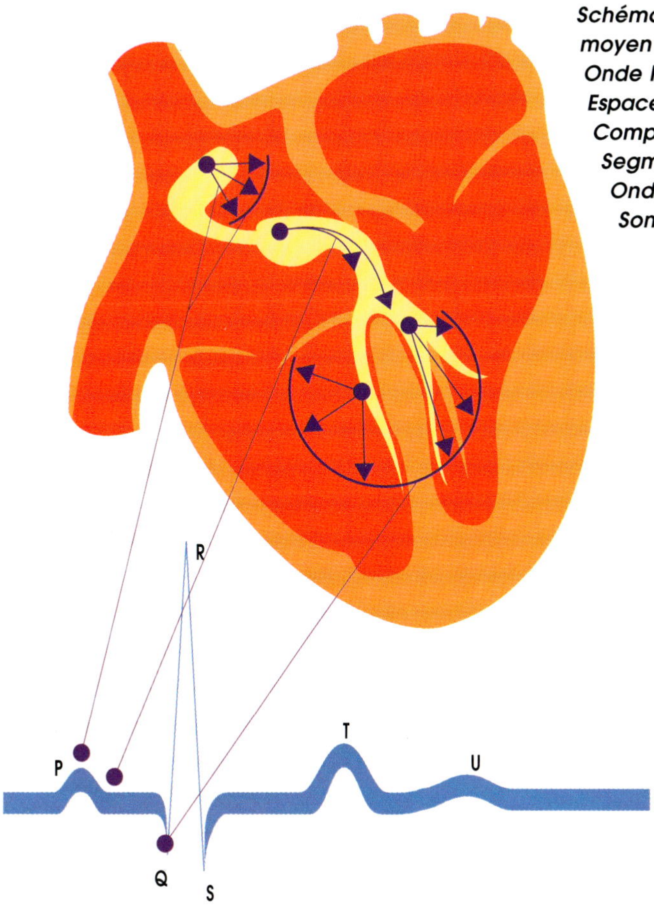

Schéma des courants électriques passant par et dans le cœur, reproduits au moyen d'un électrocardiogramme.
Onde P : contraction des oreillettes ;
Espace P-R : conduction de l'influx des oreillettes vers les ventricules (0,16 s max.) ;
Complexe QRS : «rétablissement électrique» des ventricules ;
Segment S-T : les ventricules sont excités uniformément ;
Onde T-U : «rétablissement électrique» (ou repolarisation) des ventricules ;
Sommet U : «rétablissement électrique» (ou repolarisation) des oreillettes.

3. Diastole générale : les deux ventricules et les deux oreillettes se relâchent en même temps. Cette phase, qui dure 4/10 de seconde, est celle de la pause pendant laquelle le cœur est au repos. Puis, le cycle (dont la durée est de 0,8 seconde soit 75 à 80 cycles à la minute) reprend.

C'est la différence de pression créée dans les cavités du cœur par les contractions du muscle qui permet l'aspiration ou le refoulement du flux sanguin. Pendant les diastoles, les oreillettes et les ventricules sont distendus et le sang s'y engouffre. En se contractant lors des systoles, les cavités, agissant comme une poire en caoutchouc, expulsent le sang. Cette alternance de dilatation et de contraction s'appelle la révolution cardiaque.

La circulation du sang dans le cœur

Le sang veineux, chargé des déchets des cellules, pénètre dans l'oreillette droite par deux voies de collecte : les veines cave inférieure et supérieure. De là, il passe dans le ventricule droit et est expédié aux poumons par l'artère pulmonaire. C'est dans les poumons que se produit l'échange gazeux : le sang veineux perd son anhydride carbonique et de veineux redevient artériel. Par les veines pulmonaires, il revient oxygéné dans la partie gauche du cœur, où il passe de l'oreillette au ventricule gauche qui, par l'aorte, l'expédie dans tout le corps, y abandonnant au passage l'oxygène et les substances nutritives nécessaires à l'activité des cellules. Dans le même temps, le sang se charge à nouveau d'anhydride carbonique et de déchets et, retransformé ainsi en sang veineux, retourne au cœur pour un nouveau cycle.

Quand le myocarde se contracte, les cavités du cœur se resserrent. Ce mouvement s'appelle systole. Le cœur se relâche ensuite et reprend sa forme originelle ; les cavités se dilatent, c'est la diastole. Ces mouvements, chez un individu en bonne santé, s'effectuent avec une grande régularité, dont le cycle est le suivant :

1. Systole auriculaire 2. Systole ventriculaire 3. Diastole générale.

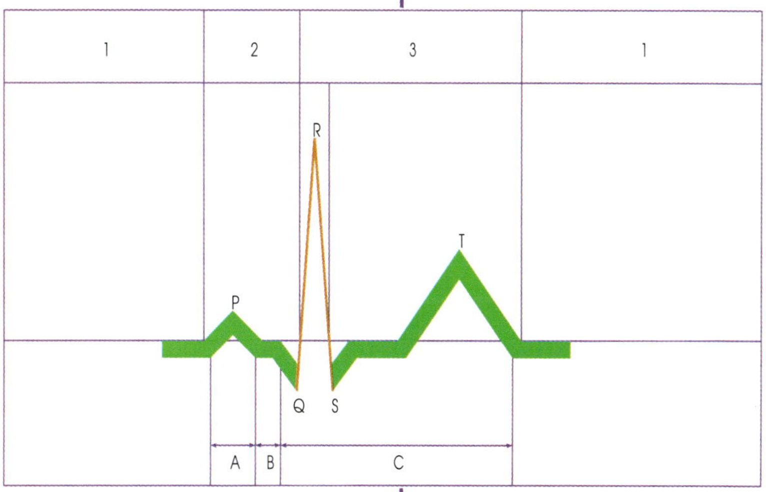

Schéma électro-cardiographique de la contraction.
1. Diastole.
2. Systole auriculaire.
3. Systole ventriculaire.
A. Systole auriculaire.
B. Mise sous tension des ventricules.
C. Systole ventriculaire.

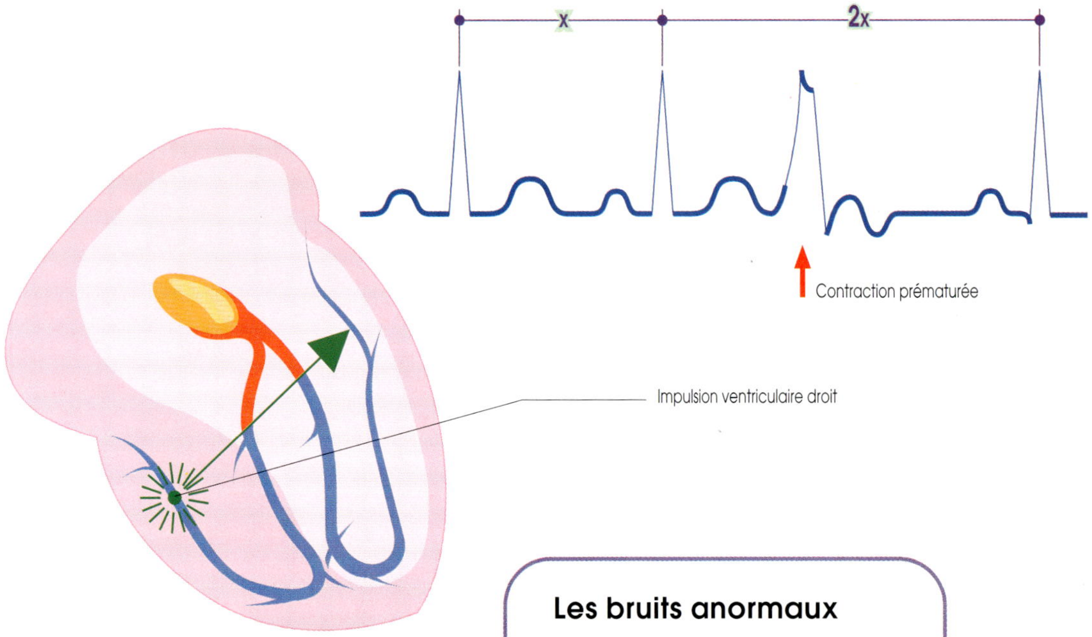

L'extrasystole se traduit par une contraction brutale et brève du ventricule, suivie par un laps de temps de pause anormalement long.

EXAMEN DE LA FONCTION CARDIAQUE

Certains signes perceptibles à la surface du corps permettent de rendre compte de l'activité du muscle cardiaque lors de l'auscultation, méthode d'investigation fondée par Laennec en 1819. Ces signes sont le choc apexien et les bruits du cœur.

Les bruits anormaux

D'autres bruits, qui sont anormaux, peuvent être entendus (galops, souffles, etc.) et donnent de précieuses indications sur l'activité pathologique du cœur. Ainsi, les valvules du cœur peuvent fonctionner anormalement, soit qu'elles sont trop serrées (sténose), soit qu'elles ne sont pas assez toniques et laissent filtrer le sang alors qu'elles devraient être hermétiquement closes (insuffisance). Ce sont ces irrégularités qui causent les bruits anormaux.

En plaçant la main sur la poitrine, dans la région du cœur, on perçoit à chaque battement un choc sourd, d'intensité plus ou moins variable. Il traduit le durcissement des ventricules lors de la systole ventriculaire : c'est le choc apexien.

En écoutant le cœur avec un stéthoscope ou un microphone, on perçoit les bruits d'ouverture et de fermeture des valvules. On distingue un premier bruit puis,

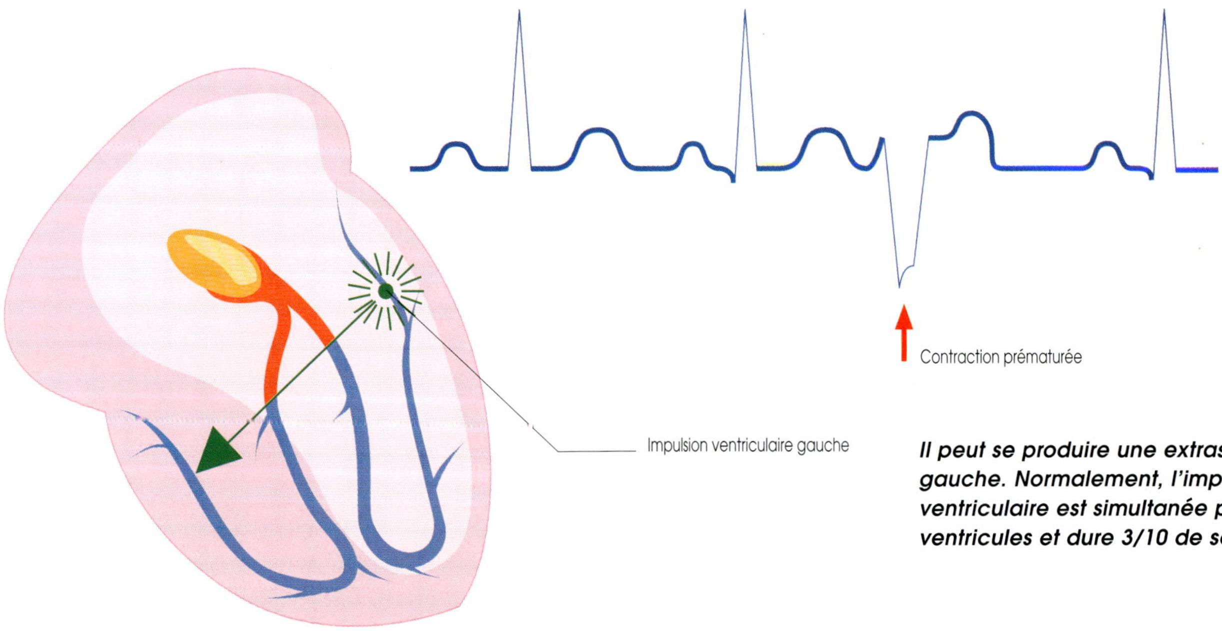

Il peut se produire une extrasystole droite ou gauche. Normalement, l'impulsion ventriculaire est simultanée pour les deux ventricules et dure 3/10 de seconde.

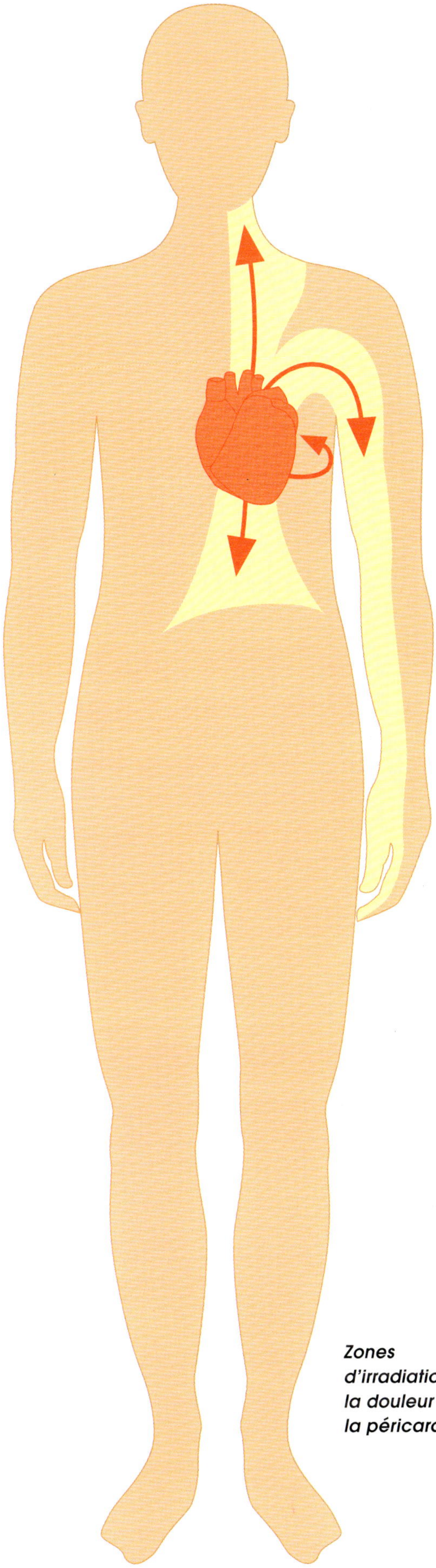

Zones d'irradiation de la douleur dans la péricardite.

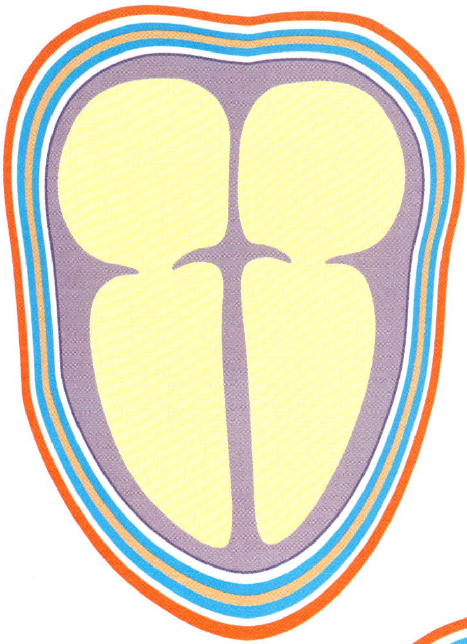

À gauche : la péricardite sèche induit un frottement du péricarde extrêmement douloureux. Il arrive même que les feuillets péricardiques fusionnent entre eux.

La péricardite exsudative (ci-dessous), caractérisée par la formation de liquide dans le sac du péricarde, est surtout de nature tuberculeuse, mais peut également être d'origine rhumatismale.

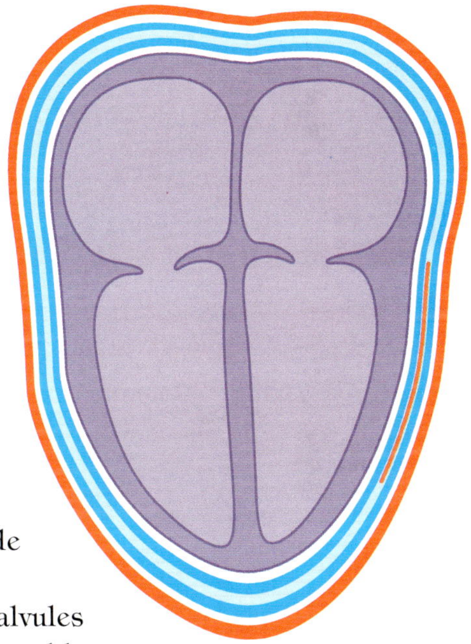

après un bref intervalle, un second bruit. On observe le premier bruit lors de la systole ventriculaire. Il correspond à la fermeture des valvules tricuspide et mitrale et à l'ouverture des valvules sigmoïdes. Le second bruit s'observe lors de la diastole et traduit l'ouverture des valvules tricuspide et mitrale et la fermeture des valvules sigmoïdes.

L'électrocardiogramme

Un autre moyen d'examiner l'activité du cœur est de tirer parti de la propriété qu'il a de susciter par ces contractions des phénomènes électriques. On peut ainsi, au moyen d'électrodes placées sur le corps à des endroits appropriés, traduire les ondes électriques du cœur en courbes graphiques rendant compte des activités des différentes parties du cœur. On réalise ainsi un électrocardiogramme.

Dans le graphique de la page 85, on distingue une onde P, qui traduit l'activité auriculaire,

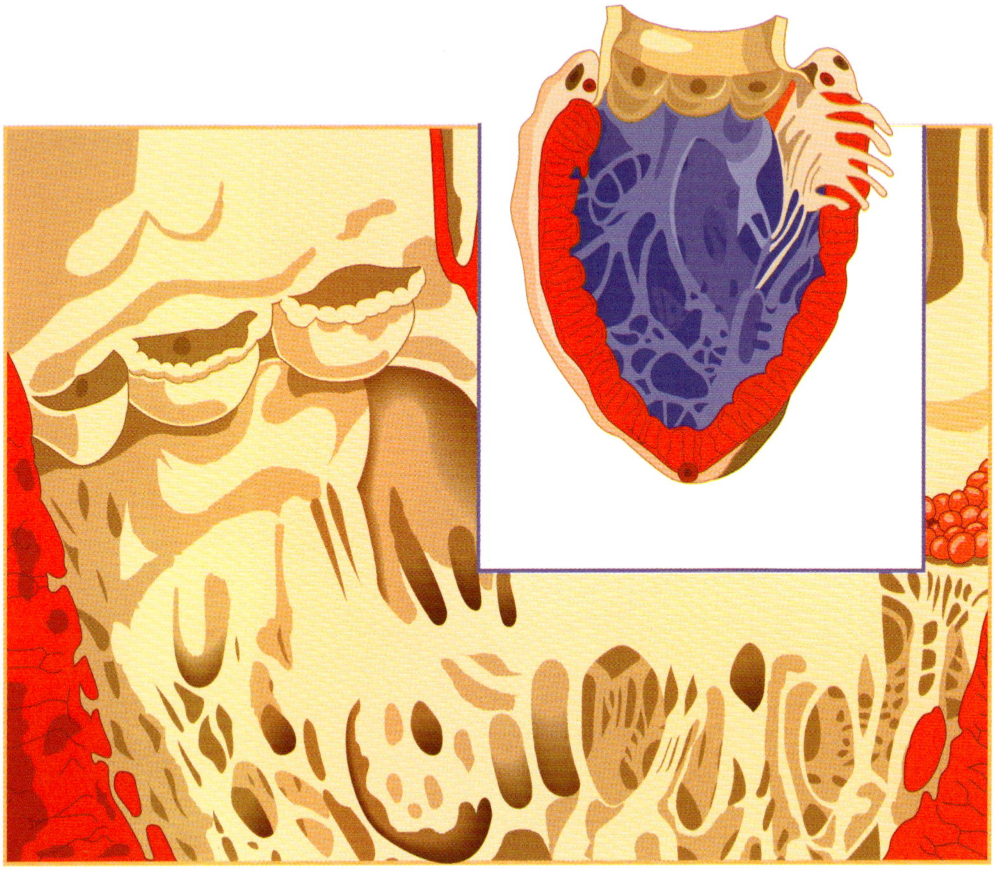

L'endocardite atteint l'endocarde par une inflammation aiguë ou chronique. Ici est représenté un cœur dont les valvules de l'aorte sont atteintes d'endocardite ; les parois sont couvertes de petites nodosités.

et un ensemble consécutif appelé QRS, déterminé par la contraction des ventricules. Une onde T termine le cycle. Ce tracé a une morphologie bien définie et toutes les altérations de la forme des ondes électrocardiographiques ont une signification bien précise dans le diagnostic cardiologique.

Le pouls

C'est la transmission de l'onde pulsative artérielle engendrée par chaque pulsation cardiaque. La qualité et l'amplitude du pouls peuvent être appréciées par la palpation des artères périphériques, notamment l'artère radiale, en exerçant avec le doigt une pression au niveau du poignet. De l'état du pouls, on peut déduire plus ou moins l'état du cœur. On note sa fréquence : le nombre de battements-minute ; son rythme : la régularité des battements ; son importance : la distension de l'artère ; sa rapidité : le temps mis par l'artère pour atteindre sa dilatation maximale.

LES VAISSEAUX

Le système circulatoire est un exemple étonnant de la compacité et de l'efficacité des mécanismes corporels. Mis bout à bout, les vaisseaux sanguins d'un adulte de taille moyenne, qui alimentent en sang plus de 60 milliards de cellules, s'étireraient sur plus de 95 000 kilomètres. L'appareil vasculaire comprend trois types de vaisseaux : les artères, les veines et les capillaires (les artérioles et les veinules ont pour l'essentiel les mêmes structures, respectivement, que les artères et les veines).

Dans les artères, circule un sang riche en oxygène et en éléments nutritifs qu'elles amènent dans les différentes parties de l'organisme. Les veines, elles, ramènent au cœur un sang chargé en anhydride carbonique et en déchets qui seront éliminés par les reins qui ont pour tâche de filtrer le sang. Par ailleurs, c'est dans les poumons que se fait l'échange gazeux par l'effet de la respiration.

Les artères, au fur et à mesure qu'elles s'éloignent du cœur, se font de plus en plus petites (artérioles) jusqu'au moment où leur calibre devient microscopique : on les appelle alors capillaires. C'est à ce niveau que se fait l'échange entre sang et cellules. Les capillaires forment dans les organes et les tissus de vastes réseaux qui se ramifient et confluent vers de petites veines (les veinules) qui, en se rejoignant à la manière des affluents d'un fleuve, constituent des

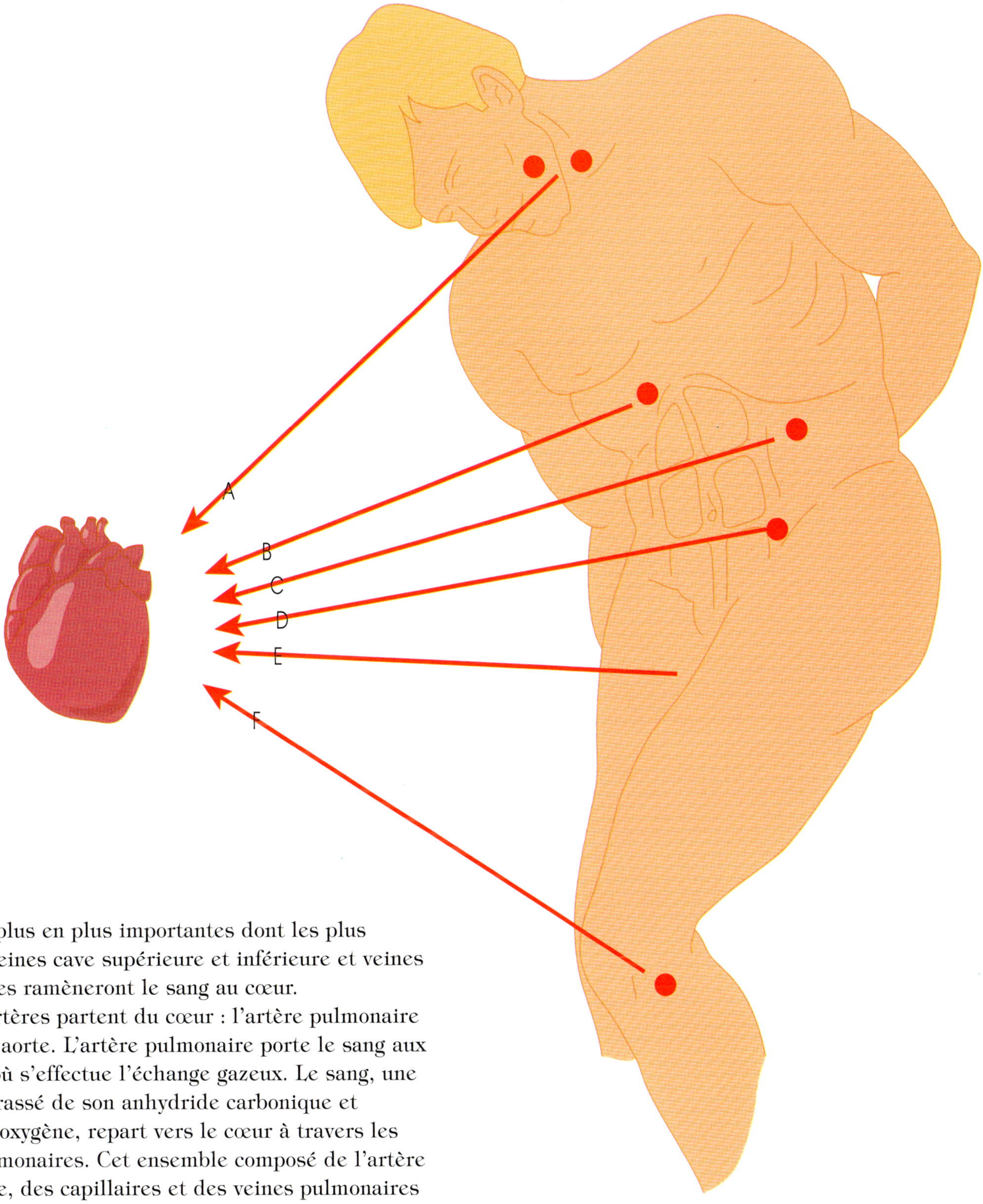

veines de plus en plus importantes dont les plus grandes, veines cave supérieure et inférieure et veines pulmonaires ramèneront le sang au cœur.

Deux artères partent du cœur : l'artère pulmonaire et l'artère aorte. L'artère pulmonaire porte le sang aux poumons où s'effectue l'échange gazeux. Le sang, une fois débarrassé de son anhydride carbonique et chargé en oxygène, repart vers le cœur à travers les veines pulmonaires. Cet ensemble composé de l'artère pulmonaire, des capillaires et des veines pulmonaires constitue la petite circulation.

L'artère aorte se subdivise en de nombreuses ramifications, qui constituent le réseau capillaire de tous les organes, pour porter le sang au reste du corps. Le sang revient au corps par les veines caves qui s'abouchent à l'oreillette droite. C'est cet ensemble de ramifications qui constitue la grande circulation.

Principaux foyers primitifs d'infection pouvant provoquer une localisation secondaire au cœur. A. Infections dentaires et laryngées.
B. Affections hépatiques et biliaires.
C. Néphrite.
D. Diverticulose.
E. Maladies infectieuses.
F. Rhumatisme articulaire.

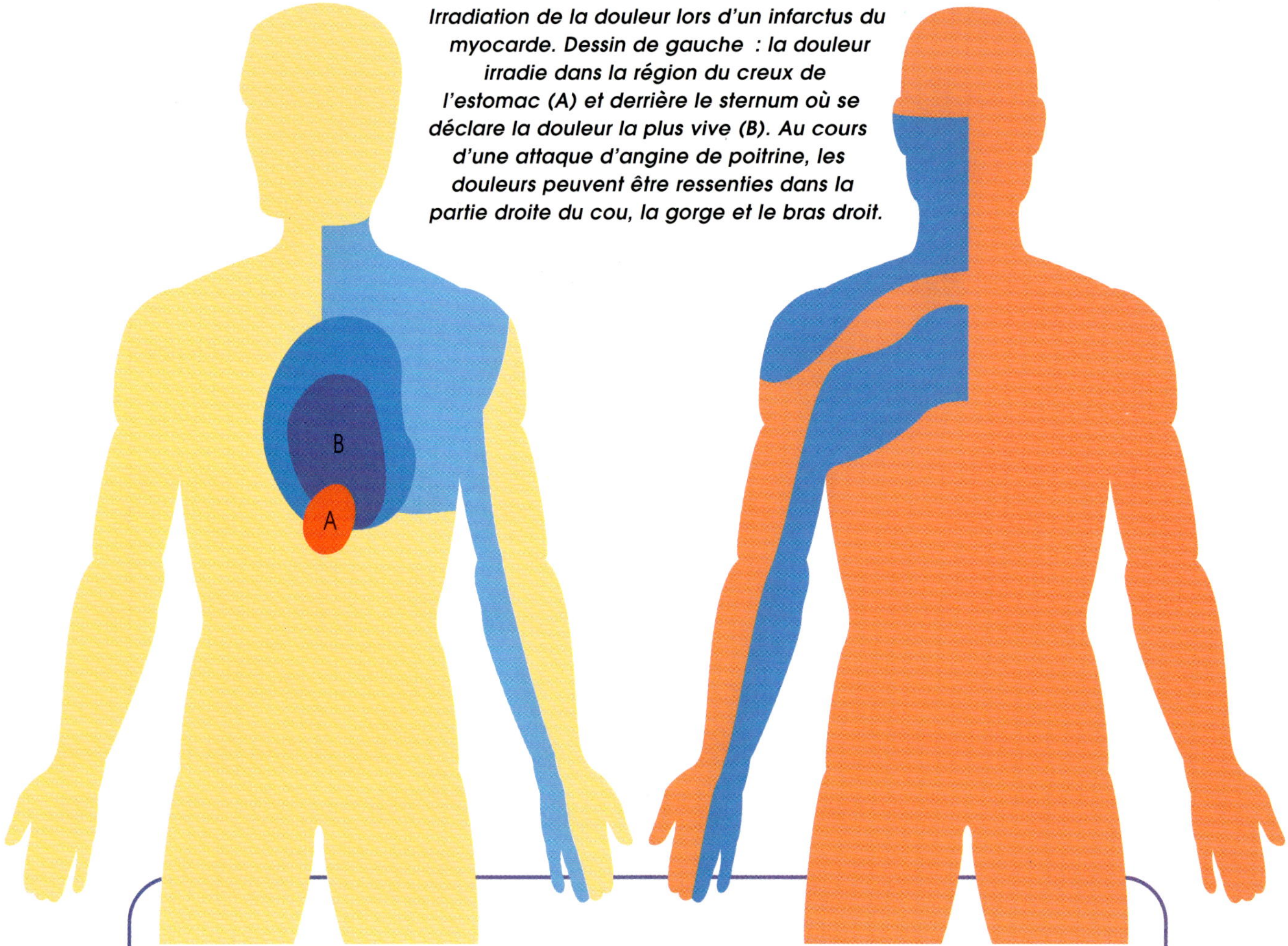

Irradiation de la douleur lors d'un infarctus du myocarde. Dessin de gauche : la douleur irradie dans la région du creux de l'estomac (A) et derrière le sternum où se déclare la douleur la plus vive (B). Au cours d'une attaque d'angine de poitrine, les douleurs peuvent être ressenties dans la partie droite du cou, la gorge et le bras droit.

La douleur de l'infarctus

Cliniquement, l'infarctus se traduit par une douleur rétrosternale, constrictive, irradiant dans les membres supérieurs et les mâchoires, très intense et angoissante. Plus rarement, elle se situe dans l'épigastre, faisant croire à un syndrome abdominal.

L'irradiation est celle, classique, de la douleur angineuse. Elle se diffuse à partir de l'épaule sur la face intérieure de l'avant-bras et du bras, passe par le poignet et s'étend jusqu'aux deux derniers doigts de la main gauche. Fréquemment, la douleur irradie aux épaules, au cou et à la mâchoire.

Deux caractéristiques doivent être soulignées : l'intensité de la douleur (comparée à un poids intolérable ou à un serrement très pénible, supérieure à celle, déjà atroce, de l'angine de poitrine) et sa durée (de quelques heures dans les cas légers, à 12 ou 24 heures dans les cas graves). Elle cesse très lentement, laissant pendant plusieurs jours ou plusieurs semaines une sensation de constriction et de légère douleur thoracique.

La longue persistance de la douleur cause des phénomènes réflexes secondaires : vomissements, transpiration ou diarrhée... Parfois, cependant, la douleur est très atténuée, voire, dans de très rares cas, complètement absente.

Définition

Infarctus du myocarde. L'infarctus du myocarde est la nécrose d'une partie du muscle cardiaque, due à l'artériosclérose oblitérante des artères coronaires, avec arrêt consécutif de la circulation dans la région irriguée.

La cause principale de l'infarctus

La cause essentielle de l'infarctus est la thrombose artérielle au cours d'une artériosclérose coronarienne. Les artères coronaires étant frappées d'une façon plus sévère et plus précoce que les autres artères, la thrombose artérielle n'est pas forcément associée à une artériosclérose généralisée.

La petite circulation

Le sang, chassé du ventricule droit, irrigue, par le biais des artères pulmonaires gauche et droite, les deux poumons. Là, les artères se divisent en autant de branches qu'il y a de lobes, puis se subdivisent encore pour atteindre les lobules pulmonaires, pour déboucher enfin sur le réseau des capillaires pulmonaires.

Comme on l'a vu dans le chapitre consacré à la respiration, les parois des capillaires, très minces, laissent filtrer les gaz : l'anhydride carbonique abandonne le sang pour passer dans les acini pulmonaires, tandis que l'oxygène de l'air passe des acini pulmonaires dans le sang.

Les capillaires transmettent le sang aux veinules qui, en se regroupant, se transforment en veines pulmonaires qui effectuent le chemin inverse des artères, reviennent au cœur et s'abouchent à l'oreillette gauche. Les veines pulmonaires charrient un sang qui, chargé d'oxygène et débarrassé de son anhydride carbonique, est d'un rouge vif.

La grande circulation

Le sang, chassé du ventricule gauche lors de la systole ventriculaire, passe dans l'artère aorte. Ce tronc artériel se divise alors en un vaste réseau d'artères plus ou moins longues et plus ou moins fines qui conduisent le sang vers les organes.

L'aorte est le point de départ de la grande circulation. Elle forme un grand arc qui descend vers l'arrière et la gauche (crosse de l'aorte), puis descend le long de la colonne vertébrale, pour traverser ensuite le diaphragme et pénétrer dans l'abdomen. À la fin de ce trajet, l'aorte se divise en deux artères iliaques qui irriguent les membres inférieurs en prenant différents noms : artères fémorales, tibiales...

De nombreuses ramifications partent de l'aorte. De la crosse de l'aorte, partent les artères sous-clavières, qui irriguent les bras, et les artères carotides, qui irriguent la tête. De l'aorte thoracique, partent les artères bronchiques, intercostales et les artères de l'œsophage. De l'artère abdominale se détachent les branches qui vont irriguer les viscères.

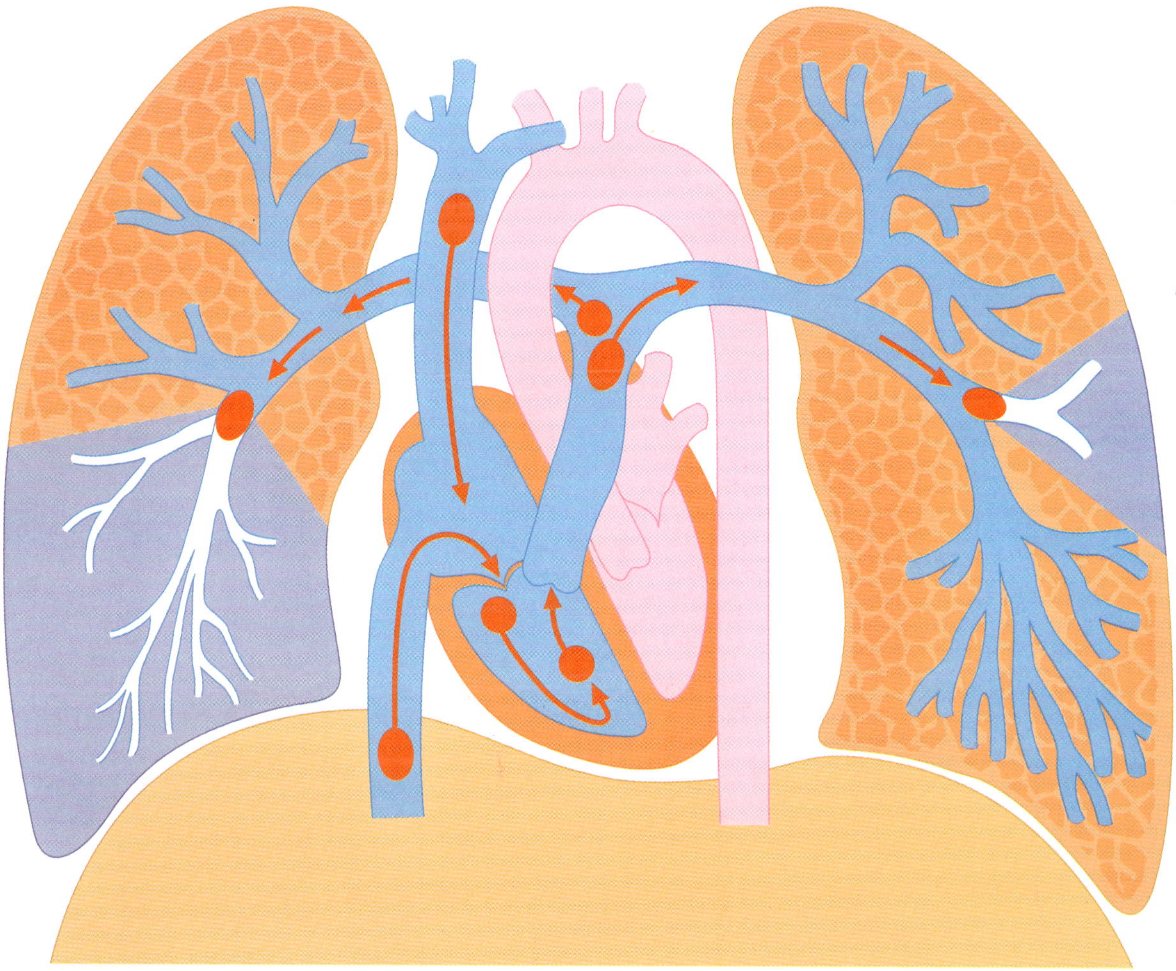

L'embolie pulmonaire (2 % à 3 % de la mortalité totale) est constituée par l'occlusion brutale de l'artère pulmonaire (ou l'une de ses ramifications) par un corps étranger, celui-ci pouvant être solide (fragment de tumeur, caillot...) ou gazeux (bulle d'air).

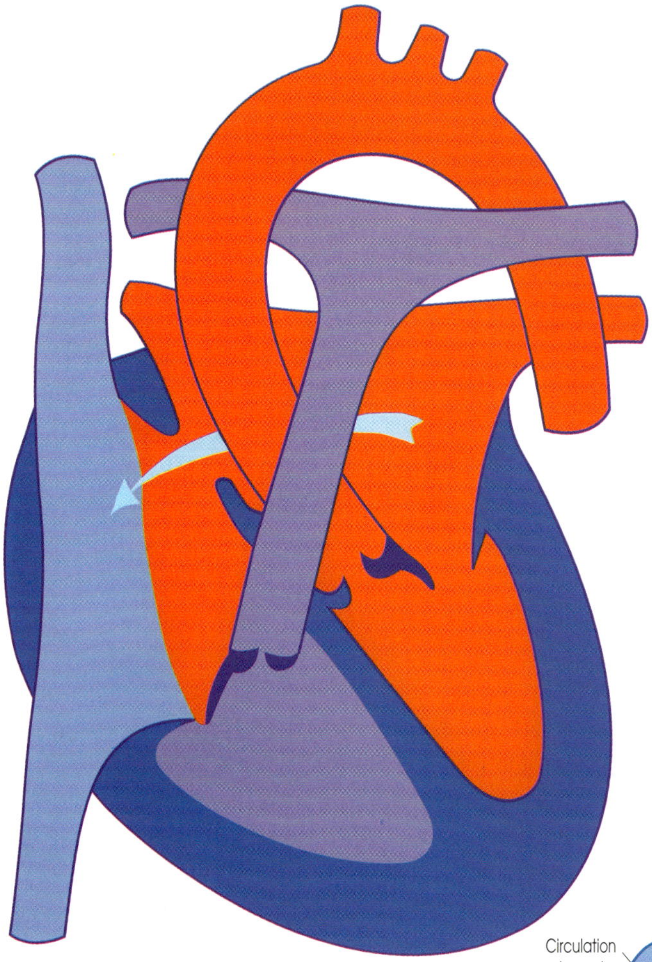

écheveau, débouchent dans le réseau des veinules (petites veines) qui se jettent dans les veines et se regroupent en deux troncs veineux principaux : la veine cave inférieure qui collecte le sang provenant de la partie inférieure du corps (jusqu'au diaphragme) et la veine cave supérieure pour la partie du corps sus-diaphragmatique. Ces deux veines cave débouchent, comme on l'a vu plus haut, dans l'oreillette droite.

Ainsi, sorti du ventricule gauche, le sang, pour revenir au cœur par l'oreillette droite, a accompli un parcours extrêmement long que l'on appelle pour cette raison la grande circulation.

Page de droite en haut. Représentation d'une sténose aortique avec dilatation de l'aorte ascendante. On peut distinguer ici une dilatation et une hypertrophie du ventricule gauche (la ligne en pointillés bleus indique le profil normal).

Communication inter-auriculaire par la persistance du trou de Botal. C'est la plus fréquente des malformations cardiaques. Après la vie fœtale, l'orifice de Botal qui faisait communiquer les deux oreillettes ne s'est pas refermé.

Quand le diamètre des artères devient très petit (50 µm), on les appelle des artérioles. Le réseau terminal est encore plus fin. Ses vaisseaux ont un diamètre inférieur à 20 µm et sont de la dimension d'un cheveu, d'où leur nom : capillaires (de la dimension d'un cheveu).

Ces capillaires, mêlés en un inextricable

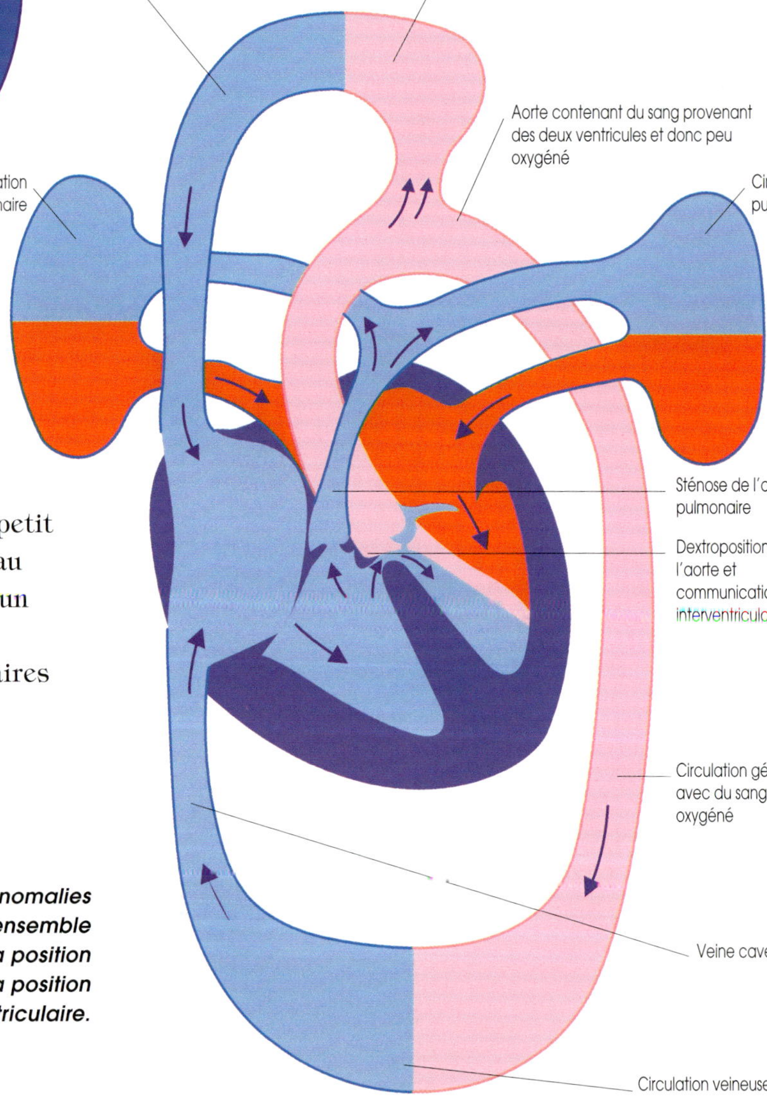

Tétralogie de Fallot. Quatre anomalies cardiaques ont donné le nom à cet ensemble pathologique, parmi lesquelles la position droite de l'aorte (dextroposition) et la position inter-ventriculaire.

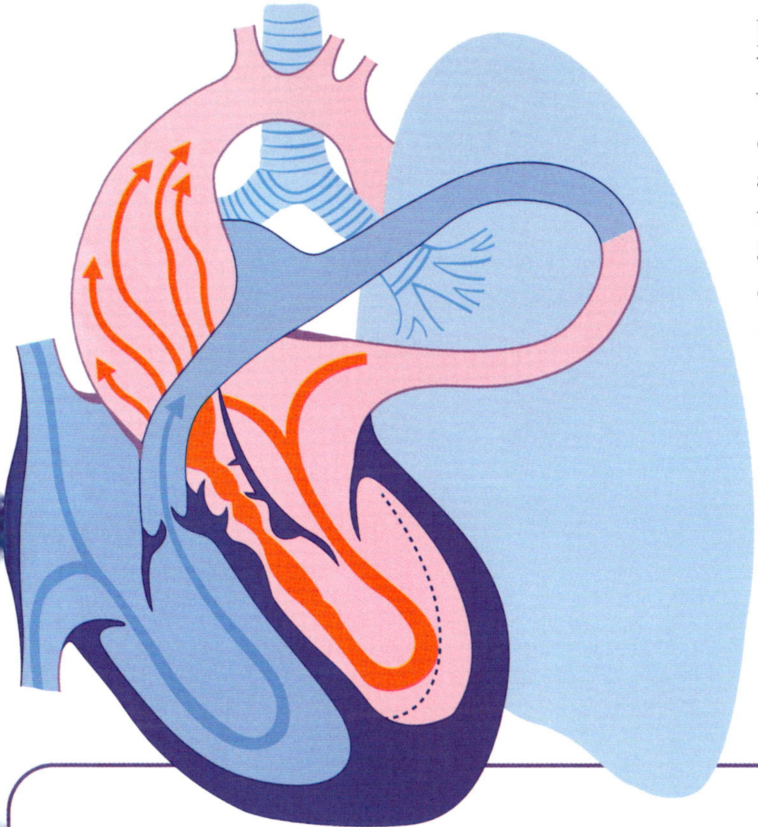

Les vaisseaux capillaires

Un capillaire est disposé entre une artériole afférente et une veinule afférente formant, quand il n'est pas anastomosé à un réseau voisin, un réseau capillaire terminal. Le diamètre des capillaires varie entre 3 et 30 µm. Les parois sont très peu épaisses (1 à 2 µm) et le sang y circule très lentement (0,5 mm par seconde). De ce fait, le sang peut céder aux cellules des substances nutritives et recueillir leurs déchets. Le changement de débit dans les capillaires reflète passivement les réactions vasomotrices des artérioles.

Les veines

Les veines sont des vaisseaux qui amènent au cœur le sang provenant de toutes les parties du corps. Elles suivent en sens inverse le trajet des artères. Elles sont généralement doubles. Ainsi, chaque artère pulmonaire est doublée de deux veines pulmonaires, ce qui fait que quatre veines pulmonaires s'abouchent à l'oreillette gauche. De même, le sang apporté à la périphérie du corps par l'aorte et ses subdivisions revient au cœur par deux veines : les veines cave supérieure et inférieure.

Les lésions valvulaires

Elles sont dues à une inflammation de l'endocarde (tunique interne du cœur) et empêchent le fonctionnement normal des valvules. Deux phénomènes pathologiques peuvent se produire : la sténose (rétrécissement) et l'insuffisance (les valvules ne s'ouvrent pas totalement et laissent passer trop de sang).

Ces dysfonctionnements se traduisent par des bruits anormaux perçus à l'auscultation. Ce défaut se répercute sur la dynamique circulatoire et sur le cœur qui peut alors souffrir d'une hypertrophie de l'oreillette ou du ventricule, augmentant le volume du cœur.

Toutes les valvules (au nombre de quatre) peuvent souffrir de l'un ou l'autre des troubles (sténose ou insuffisance), soit huit «défauts valvulaires». L'évolution de ces troubles dépend de l'état mécanique des valvules et du facteur infectieux, cause du trouble, qui peut continuer son travail de sape. Les défauts les plus fréquents sont la sténose, l'insuffisance mitrale et l'insuffisance aortique. En général, deux vices valvulaires coexistent aux dépens du patient.

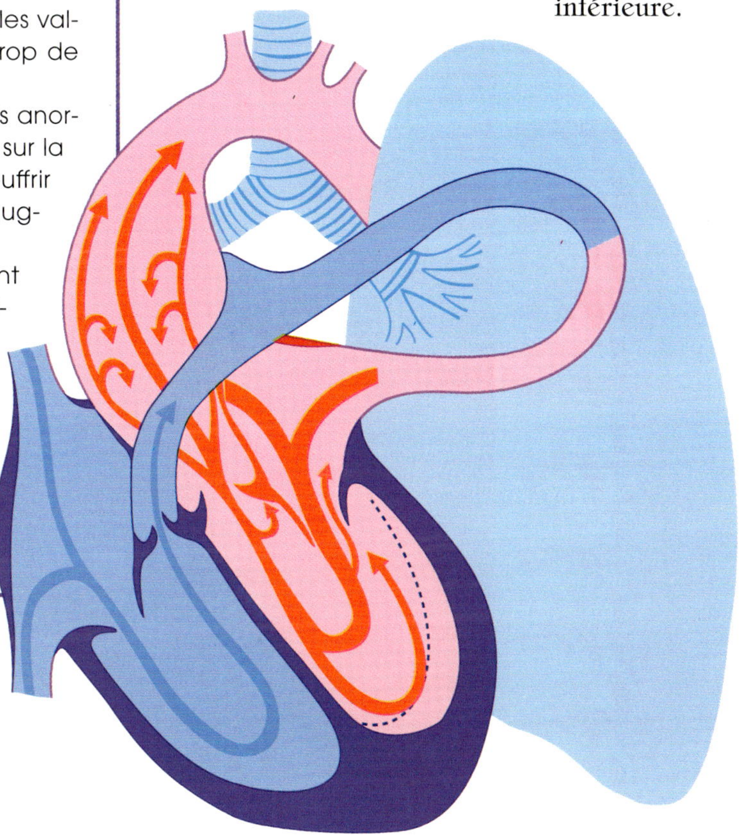

Insuffisance aortique. Apparaît clairement une dilatation accompagnée d'une hypertrophie du ventricule gauche et de l'aorte ascendante. Cette insuffisance représente la plus importante des atteintes aortiques.

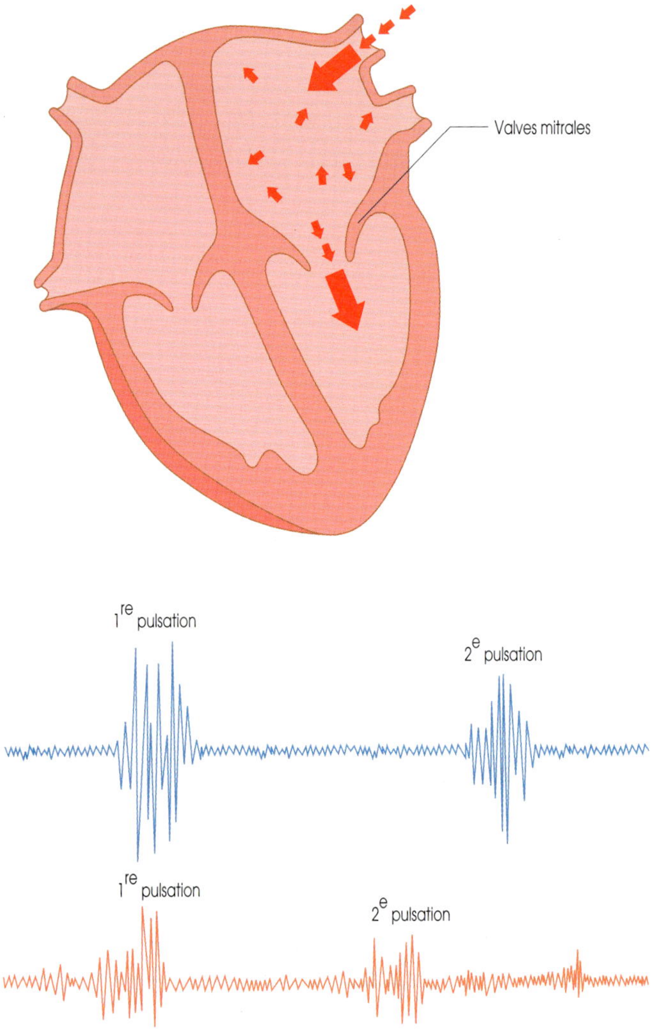

Les deux tracés représentent deux phonogrammes.
En bleu, un tracé normal ; en rouge, le tracé d'un cœur atteint d'un rétrécissement des valvules mitrales. La première pulsation dure plus longtemps parce que le cœur essaie de pomper le plus de sang possible dans le ventricule gauche.

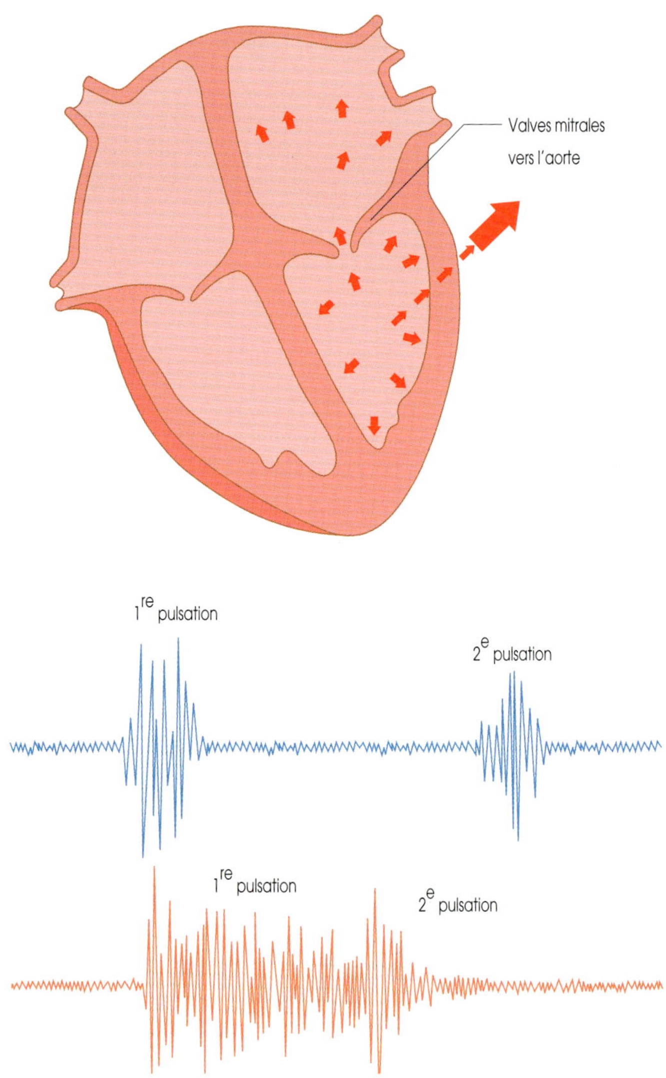

En bleu, un phono-cardiogramme normal ; en rouge, le tracé d'un cœur atteint d'une insuffisance mitrale. Au lieu d'être expulsée dans l'aorte, une partie du sang provenant du ventricule gauche est refoulée dans l'oreillette gauche.

• **La veine cave supérieure** recueille le sang de la partie supérieure du corps (au-dessus du diaphragme), c'est-à-dire, le sang en provenance de la tête et du cou, du thorax et des bras.

Les veines de la tête et du cou se prolongent par les jugulaires, qui longent les carotides pour se jeter dans le tronc bronchio-céphalique veineux.

Enfin, les veines des membres supérieurs forment un réseau veineux superficiel qui court sur le bras et la main, et un réseau profond qui conflue dans les veines sous-clavières.

Ces trois réseaux complexes se réunissent enfin en un seul gros vaisseau : la veine cave supérieure qui s'abouche à l'oreillette droite.

• **La veine cave inférieure** recueille le sang de toute la partie du corps située sous le diaphragme, c'est-à-dire l'abdomen et les membres inférieurs. Tout le sang en provenance des jambes, des pieds et des cuisses se rassemble dans les veines iliaques en deux systèmes, un système profond qui suit le trajet des artères et un système superficiel qui se rassemble dans deux veines, la petite et la grande saphène.
La veine cave inférieure reçoit également des affluents des parois abdominales, des reins, et des organes génitaux (veines spermatiques ou utéro-ovariennes).
Le sang en provenance des intestins, avant de se jeter dans la veine cave inférieure, traverse le foie dans lequel il pénètre par la veine porte.

• **La veine porte** est un large tronc veineux formé par la réunion des veines mésentériques (qui irriguent

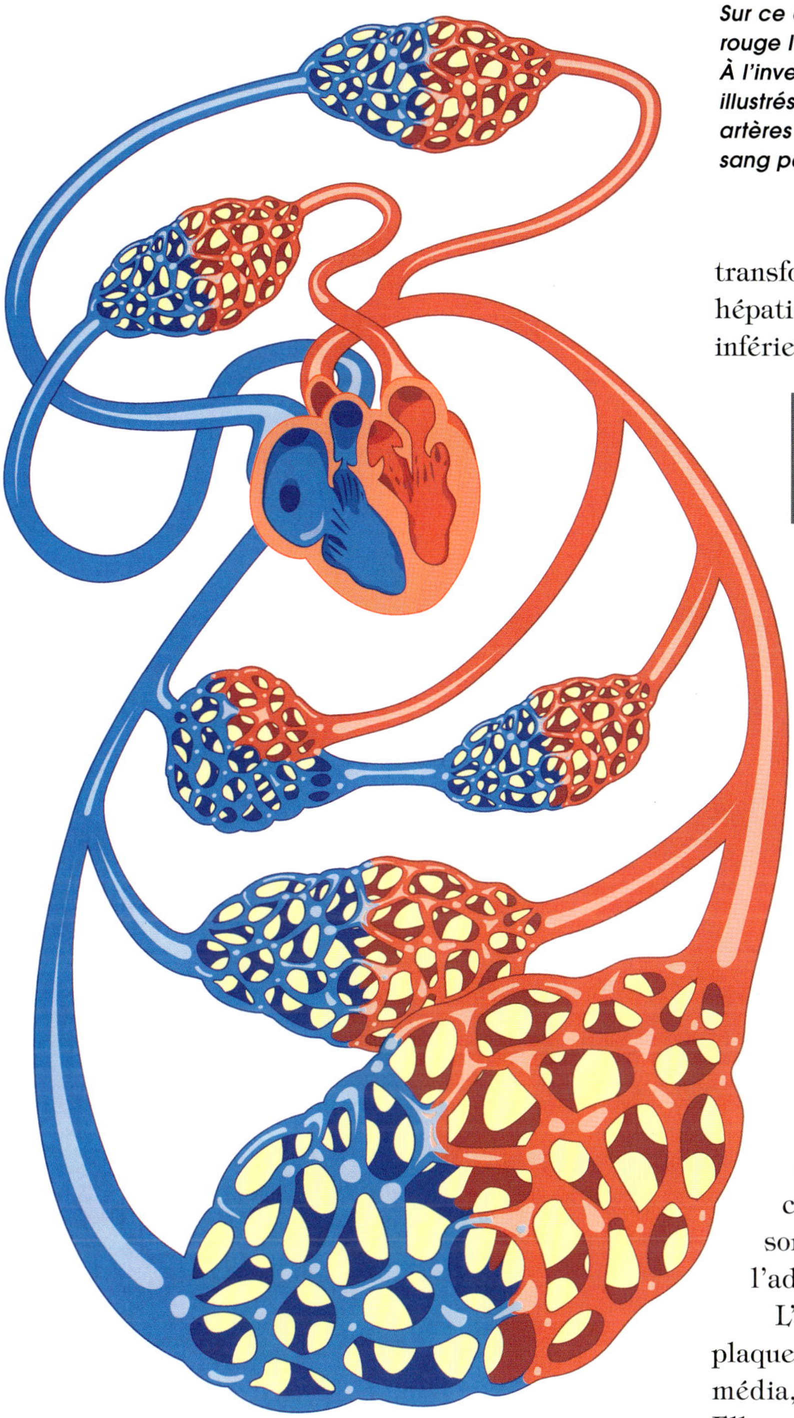

Sur ce dessin de la circulation sanguine sont reproduits en rouge les vaisseaux sanguins contenant du sang oxygéné. À l'inverse, les vaisseaux où le sang est pauvre en oxygène sont illustrés en bleu. Le cœur pompe du sang oxygéné vers les artères qui le distribuent dans le corps, tandis qu'il renvoie le sang pauvre en oxygène vers les poumons.

les intestins) et de la veine splénique (qui alimente la rate). Le tronc porte, formé à la face postérieure du pancréas, monte dans le pédicule hépatique et se termine au hile du foie en deux branches, droite et gauche, qui donnent naissance à de nombreux vaisseaux et éclatent en un dense réseau de capillaires.

La veine porte draine vers le foie la totalité du sang intestinal et donc une grande partie des produits de l'absorption intestinale. Son flux moyen est de 1200 ml à la minute. Ces produits une fois transformés, le sang sort du foie par les veines sus-hépatiques qui débouchent dans la veine cave inférieure.

STRUCTURE ET FONCTIONNEMENT DES VAISSEAUX

Comme on l'a vu les vaisseaux sont de trois types : les artères, les veines et les capillaires. Les artères et les veines se différencient par leurs rôles mais ont la même structure (les artérioles et les veinules ont pour l'essentiel la même structure que les artères et les veines).

Les artères et les veines sont extensibles, élastiques et contractibles, ce qui leur permet de jouer un rôle dynamique dans la circulation sanguine. Ces caractères sont plus marqués dans les artères (et d'autant plus qu'elles sont plus proches du cœur) qui reçoivent, grâce à la systole ventriculaire, l'onde sanguine.

Tous les vaisseaux (à l'exception des capillaires), ont la même structure et sont composés de trois tuniques concentriques qui sont, du dedans au dehors, l'intima, la média, l'adventice.

L'intima est un simple endothélium (tissu fait de plaques jointives) en contact direct avec le sang. La média, tunique moyenne, est la plus épaisse des trois. Elle est composée de muscles circulaires lisses et de fibres élastiques circulaires. C'est cette tunique qui permet la dilatation et la constriction des vaisseaux sanguins.

La tunique externe a une structure conjonctive. C'est elle qui contient les éléments nerveux (fibres et cellules) qui commandent les muscles lisses de la média. Des fibres collagènes forment entre média et adventice des réseaux qui résistent à l'extension. Les fibres élastiques sont plus ou moins nombreuses selon les vaisseaux. Dans les gros vaisseaux (aorte, artères sous-clavières, veines caves) dominent les fibres

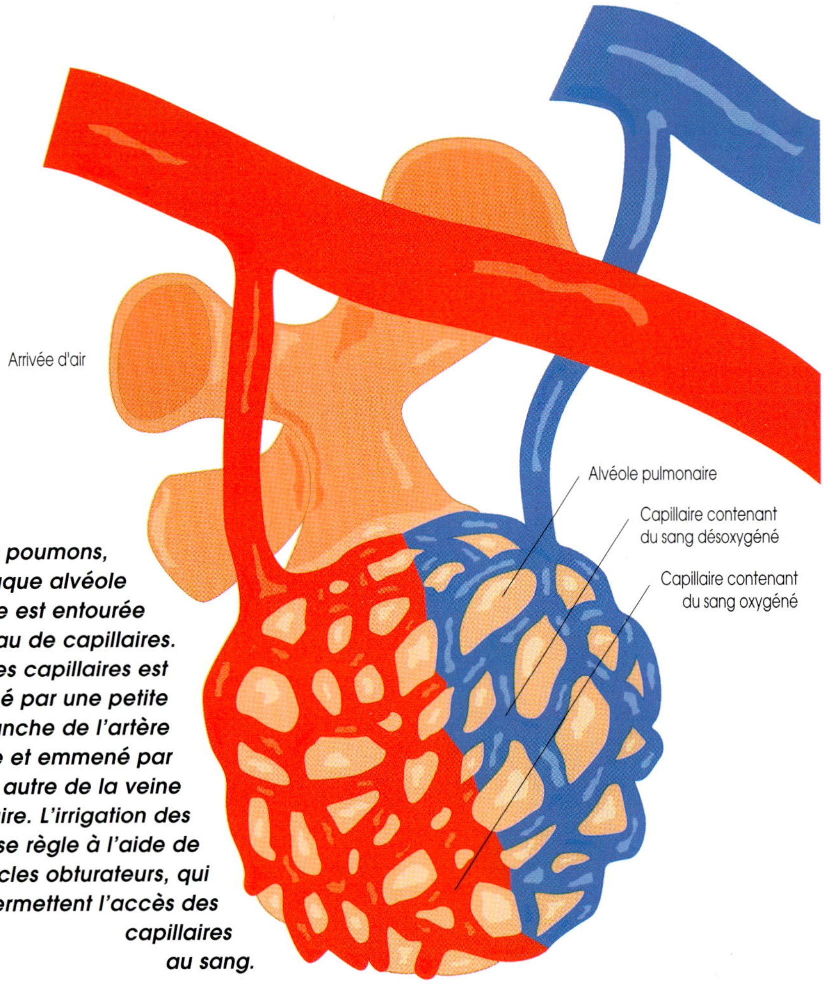

Dans les poumons, chaque alvéole pulmonaire est entourée d'un réseau de capillaires. Le sang des capillaires est amené par une petite branche de l'artère pulmonaire et emmené par une autre de la veine pulmonaire. L'irrigation des capillaires se règle à l'aide de muscles obturateurs, qui permettent l'accès des capillaires au sang.

La vasoconstriction

La contraction des fibres musculaires de la média est due à la libération d'un médiateur chimique : la noradrénaline. Celle-ci est libérée grâce à l'excitation directe des fibres nerveuses sympathiques irriguant un organe donné, à l'excitation de la glande médullo-surrénale, ou à celle des centres nerveux sympathiques, disposés en deux colonnes dans la moelle épinière et le bulbe rachidien. C'est pour cette raison que les émotions et les perturbations psychologiques font varier la tension sanguine.

élastiques (les muscles sont rares), ce qui les rend peu dilatables mais très élastiques. En revanche, les veines de moindre calibre et les artérioles ont beaucoup de muscles, ce qui permet, par la variation du calibre des vaisseaux, le phénomène de la vasomotricité.

D'une manière générale, les veines sont moins épaisses que les artères car, contrairement à celles-ci qui doivent, en recevant l'onde sanguine, se dilater beaucoup pour pousser le sang jusqu'à la périphérie du corps, les veines reçoivent le sang après qu'il est passé par les capillaires.

Comment est-il possible, alors, que le sang revienne au cœur, surtout si l'on tient compte du fait qu'il doit, pour une bonne partie, circuler de bas en haut et donc vaincre la pesanteur ?

Ce mouvement est permis par trois phénomènes : tout d'abord, la configuration des veines pourvues de valvules en nid d'hirondelle qui empêchent le sang de retomber et le forcent à se diriger dans une seule direction ; ensuite, la compression que les muscles exercent sur les veines qui les traversent et qui poussent le sang vers le cœur ; enfin, le retour veineux du sang vers le cœur est facilité par la respiration. Lorsque nous dilatons le thorax pour faire pénétrer de l'air dans les poumons, la pression intrathoracique diminue. Le cœur est alors soumis à une pression inférieure à celle des vaisseaux périphériques et le sang veineux est en quelque sorte aspiré par le cœur.

La pression artérielle

La pression artérielle est la force exercée par le sang sur la paroi artérielle, elle provoque la tension

La vasodilatation

La vasodilatation est causée par l'excitation de certaines fibres nerveuses végétatives. Certaines appartiennent au système parasympathique (par exemple les nerfs érectiles qui provoquent la vasodilatation des tissus du pénis), d'autres appartiennent au système sympathique, comme celles des vaisseaux coronaires ou celles des vaisseaux des muscles striés. Le médiateur chimique est l'actétycholine pour le système parasympathique et l'adrénaline, pour le système sympathique. Mais il n'existe pas de centre vasodilatateur en général, comparable à celui de la vasoconstriction.

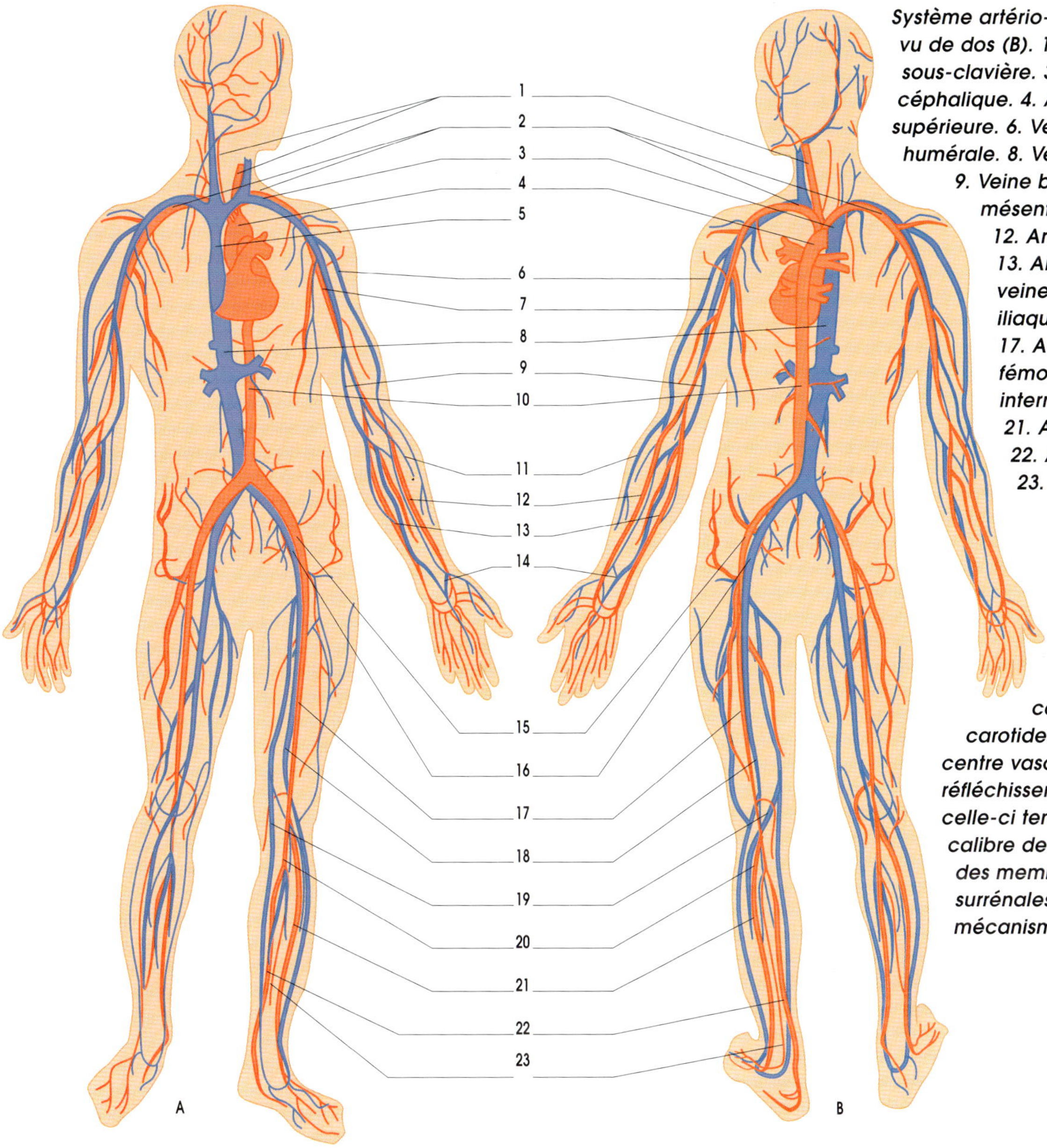

Système artério-veineux vu de face (A) et vu de dos (B). 1. Artère carotide. 2. Artère sous-clavière. 3. Tronc veineux brachio-céphalique. 4. Aorte. 5. Veine cave supérieure. 6. Veine du bras. 7. Artère humérale. 8. Veine cave inférieure. 9. Veine basilique. 10. Artère mésentérique. 11. Veine radiale. 12. Artère radiale. 13. Artère cubitale. 14. Réseau veineux du poignet. 15. Artère iliaque. 16. Veine iliaque. 17. Artère fémorale. 18. Veine fémorale. 19. Veine saphène interne. 20. Artère poplitée. 21. Artère tibiale antérieure. 22. Artère tibiale postérieure. 23. Artère péronière.

Schéma de l'arc réflexe régulateur de la tension artérielle. Les excitations reçues au niveau des zones cardio-aortiques et des carotides sont conduites vers le centre vasomoteur bulbaire et se réfléchissent sur la chaîne sympathique, celle-ci tenant sous sa dépendance le calibre des vaisseaux, des viscères et des membres. Le rein et les glandes surrénales sont intimement liés à ce mécanisme.

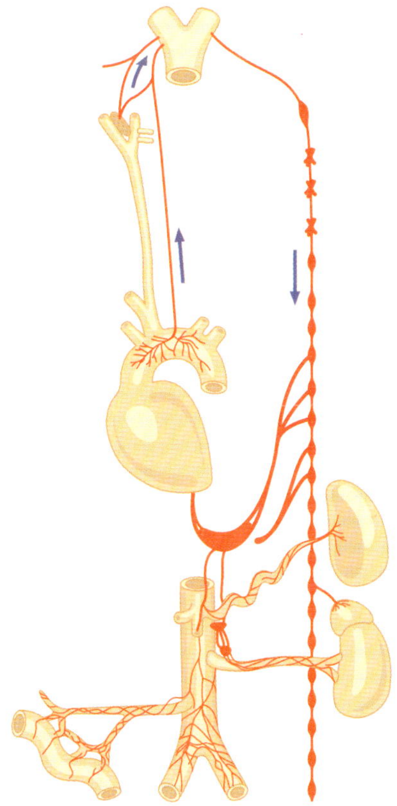

artérielle (tension de la paroi des artères provoquée par les fibres musculaires) qui la compense exactement. La pression artérielle dépend du débit cardiaque et de la résistance opposée par les artérioles et les capillaires à l'écoulement du sang. La pression est donc d'autant plus élevée que le cœur bat énergiquement, que les artères sont rétrécies et que les résistances sont importantes dans l'écoulement du sang vers la périphérie.

Quand les petites artères périphériques rétrécissent leur calibre, le sang progresse plus difficilement dans les tissus tandis que la pression sur les parois des artères augmente. On parle alors de vasoconstriction.

Quand le contraire survient et que les vaisseaux périphériques sont dilatés, le sang coule alors plus facilement dans les tissus. Sa pression est alors moins importante. On parle de vasodilatation.

Comme la vitesse du sang, la pression varie selon que le cœur est en pulsation (systole) ou en diastole (intervalle entre deux pulsations), la pression étant plus élevée au moment de la pulsation.

La pression artérielle se mesure avec un tensiomètre et s'évalue en millimètres de mercure.

On admet que la pression maximale normale est égale à l'âge de l'individu plus 100 (celle d'un individu de 50 ans est donc de 150). La tension minimale normale est égale à la moitié de la pression maximale plus 10 (soit, pour le même exemple, 85).

Le sang exerce aussi une pression sur les veines, (et les capillaires) ; mais beaucoup plus faible, elle diminue au fur et à mesure qu'on se rapproche du cœur tandis que la vitesse augmente.

La vitesse varie en fonction de la distance au cœur. Elle est de 50 centimètres par seconde dans les grosses artères pour se réduire à 1 millimètre par seconde dans les capillaires. Elle remonte à 10 centimètres dans les veines pour atteindre, dans les veines caves, dont la section totale est à peu près égale à celle de l'aorte, une vitesse comparable.

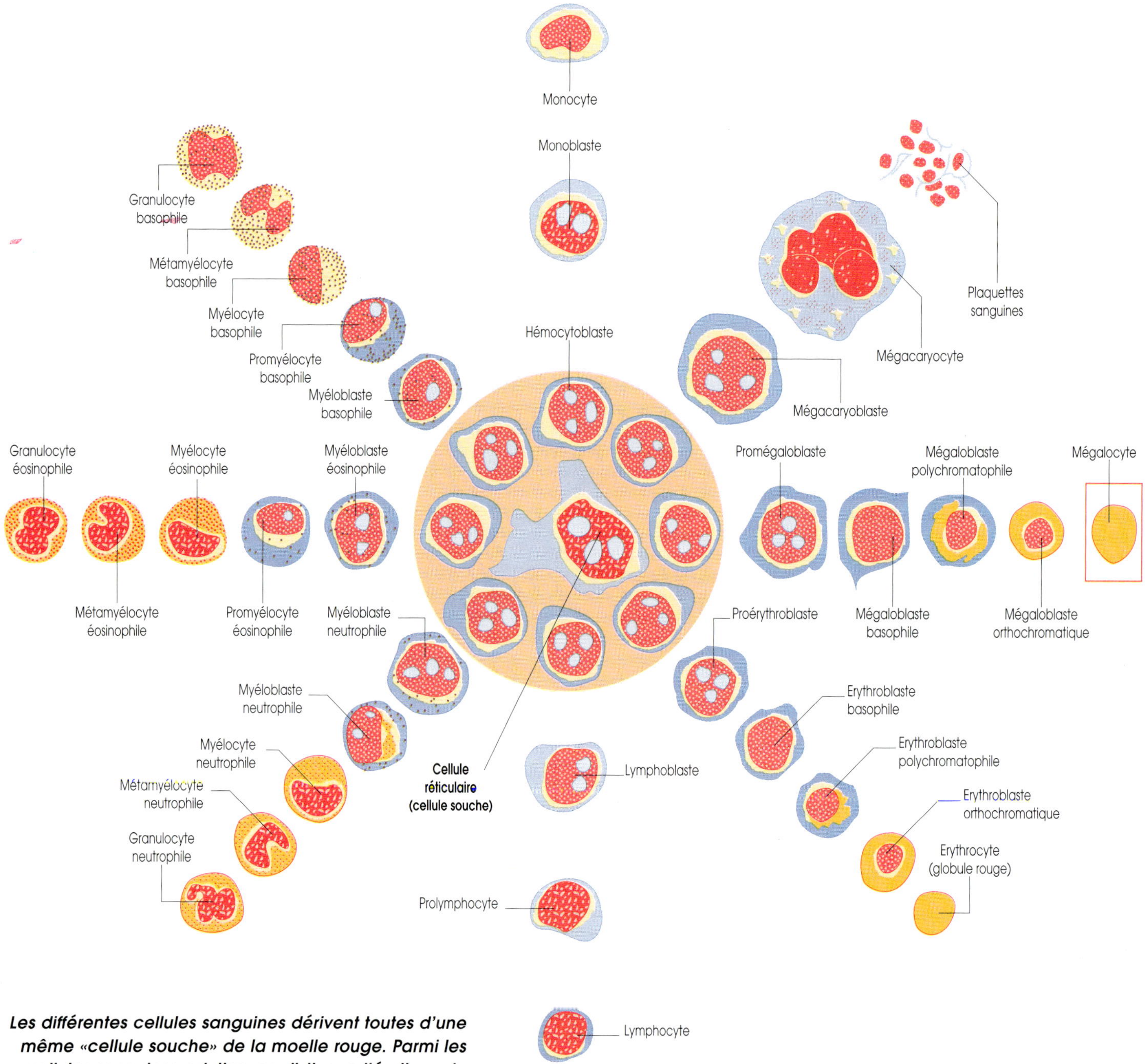

Les différentes cellules sanguines dérivent toutes d'une même «cellule souche» de la moelle rouge. Parmi les cellules sanguines adultes, on distingue l'érythrocyte (globule rouge) servant au transport de l'oxygène ; les plaquettes sanguines (fragments de cellules) intervenant dans l'hémostase ; et les globules blancs dont le rôle est de détruire les germes pathogènes.

LE SANG

Le sang met à peu près 24 heures pour accomplir le circuit de la grande circulation.

C'est un liquide rouge, opaque, de saveur légèrement salée, visqueux, d'une densité légèrement supérieure à celle de l'eau (entre 1,055 et 1,065). Il présente une réaction basique. Son pH est compris entre 7,33 et 7,45 (avec une valeur moyenne comprise entre 7,39 et 7,41). Le volume sanguin total correspond entre 5 et 6 litres et représente le treizième du poids d'un individu. Sa température normale varie entre 36,7°C et 37,3°C. Le sang se compose d'une partie liquide, le plasma, et d'une autre partie formée de particules : les globules rouges ou hématies, les globules blancs ou leucocytes et les plaquettes sanguines. Le plasma représente 58 % de la masse sanguine totale et l'hématocrite (les globules et plaquettes) 42 %.

Le plasma

Le plasma est un liquide jaune clair légèrement alcalin. Sa composition chimique est assez complexe. Il contient les éléments qui entrent dans la constitution de notre organisme. Ce sont :

- Des substances nutritives provenant de la digestion (aminoacides, graisses, glucoses) ;
- Des substances minérales (sodium, potassium, calcium, fer, etc.) ;
- Des vitamines apportées par les aliments ;
- Des déchets abandonnés par les cellules et qui vont être éliminés ;
- Des anticorps (substances sécrétées par l'organisme pour assurer sa défense) ;
- Des substances protéiques qui servent à la coagulation ;
- Des enzymes ;
- Et surtout de l'eau, qui est l'élément principal du sérum et dans lequel les autres éléments sont présents en suspension.

Le poids des différents éléments est le suivant. L'eau totalise environ 900 g et ce niveau est maintenu de manière constante. Cette eau est renouvelée par les boissons et les aliment ingérés. Elle est évacuée par les reins et la transpiration. Les substances inorganiques (dont le plus abondant est le chlorure de sodium) représentent 9 grammes ; les substances organiques, 91 grammes, parmi lesquelles il faut distinguer le glucose (un gramme par litre), les substances

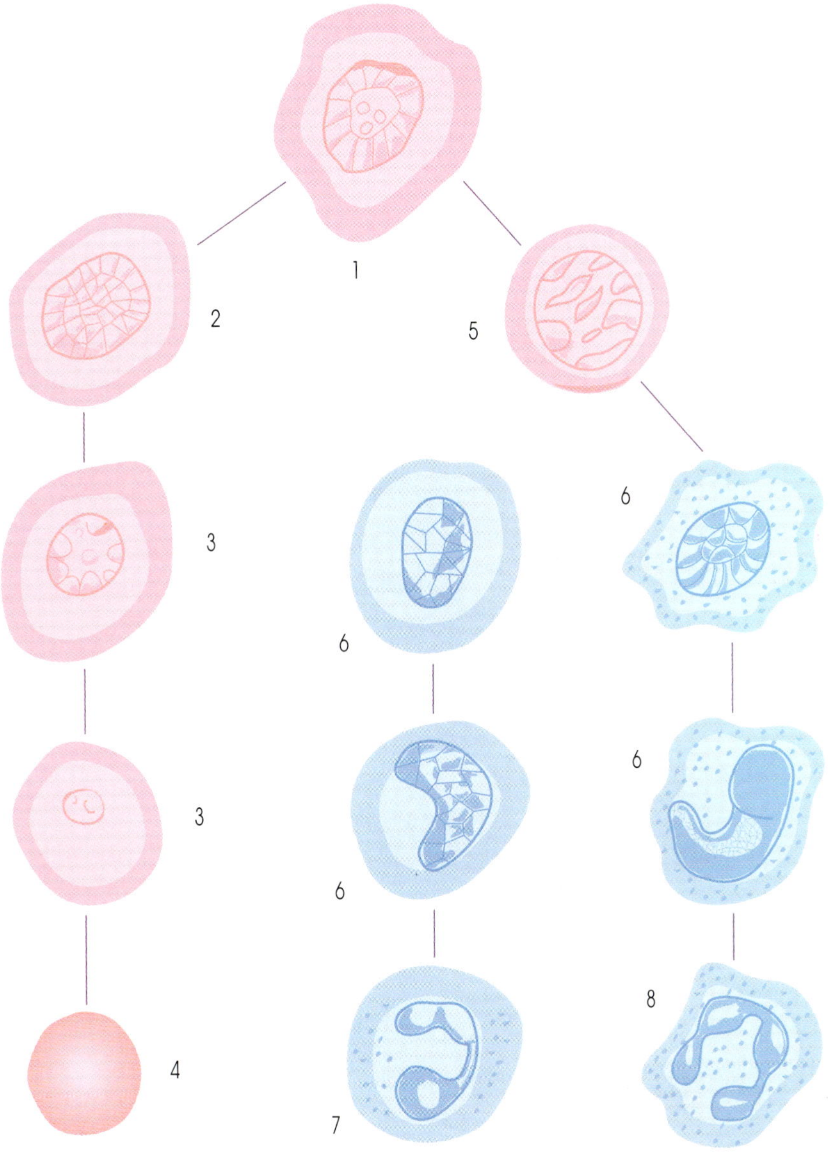

Les globules se divisent en leucocytes mononucléaires et polynucléaires et en hématies (sans noyau). L'hémocytoblaste est une cellule de la moelle osseuse. L'érythroblaste (érythro : rouge), muni d'un noyau, donne naissance à l'hématie. Le myéloblaste (myélo : moelle) donne naissance aux leucocytes polynucléaires. 1. Hémocytoblaste. 2. Érythroblaste. 3. Érythrocyte. 4. Hématie. 5. Myéloblaste. 6. Myélocyte. 7. Polynucléaire éosinophile. 8. Polynucléaire neutrophile.

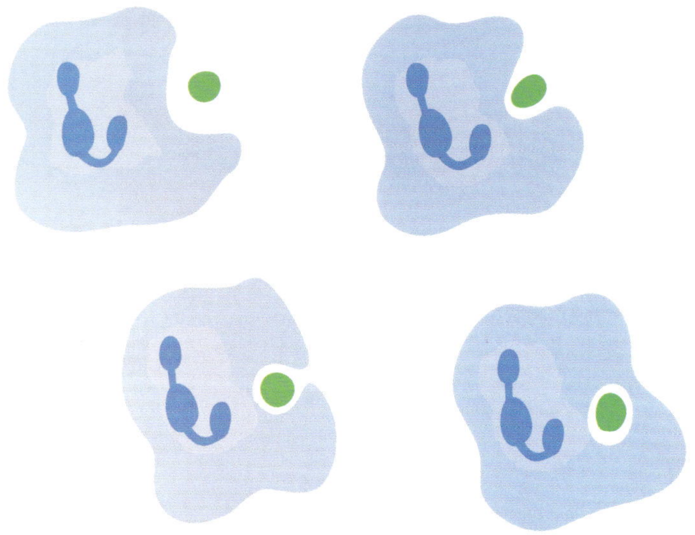

Lors de la phagocytose, les globules blancs cernent, absorbent et digèrent les autres cellules et corps étrangers.

Trois types de globules blancs : le monocyte, qui donne naissance au macrophage ; le lymphocyte, spécialiste de l'immunité et le granulocyte, un microphage opérant également dans la défense de l'organisme. Dans 1 mm³ de sang, il n'y a que 6000 à 8000 globules blancs.

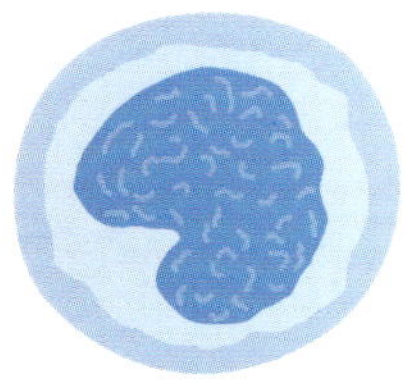

Monocyte

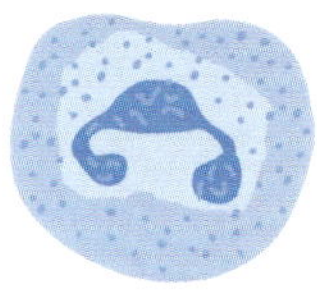

Granulocyte ou polynucléaire

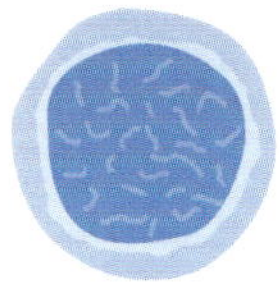

Lymphocyte

protéiques (environ 85 grammes), 5 grammes de fibrinogène sans lequel le sang ne saurait coaguler ; enfin des «déchets» dont le plus important est l'urée (environ 0,35 g par litre).

L'hématocrite

Elle représente environ 42% de la masse sanguine et comprend notamment les globules (aussi bien les blanches que les rouges) et les plaquettes.

• **Les globules rouges**. Encore appelés hématies, ils doivent leur couleur rouge à la présence d'un pigment, l'hémoglobine. Chez l'homme, elles ont l'aspect de petites lentilles biconcaves de 7 µm de diamètre et 2 µm d'épaisseur. Elles sont très élastiques et peuvent changer de forme, ce qui leur permet de traverser la paroi des capillaires ou des vaisseaux. Chez l'adulte normal, il y a entre 4,5 et 5,5 millions d'hématies par millimètre cube de sang soit au total environ 25 000 milliards d'hématies dans le sang.

Les hématies se composent d'une grande quantité d'eau (entre 65 % et 70 %), d'éléments minéraux (notamment d'ions potassium et d'ions chlore), et d'une substance organique qui représente environ 27 % de la masse totale : l'hémoglobine. Cette protéine complexe (masse moléculaire 68 000) a la remarquable propriété de pouvoir fixer l'oxygène.

On distingue deux sortes d'hémoglobine : l'hémoglobine non oxygénée (hémoglobine réduite) notée Hb et l'hémoglobine oxygénée ou oxyhémoglobine, notée HbO_2. La teneur du sang en hémoglobine est de 15 grammes pour 100 millilitres. L'hémoglobine absorbe l'oxygène au niveau des poumons et le gaz carbonique au niveau des tissus. Les liaisons de l'hémoglobine avec l'oxygène et le gaz carbonique étant peu stables, les globules rouges peuvent se charger d'oxygène dans les alvéoles pulmonaires et, l'ayant transporté à la périphérie du corps, le libérer facilement dans les tissus. Puis ils peuvent fixer le gaz carbonique pour le transporter aux poumons qui le libéreront par la respiration. Les globules rouges, tout au long de leur existence qui dure trois semaines, font ainsi la navette entre les poumons et les tissus.

La diapédèse est la faculté qu'ont les globules blancs d'abandonner les vaisseaux sanguins pour pénétrer dans le tissu conjonctif.

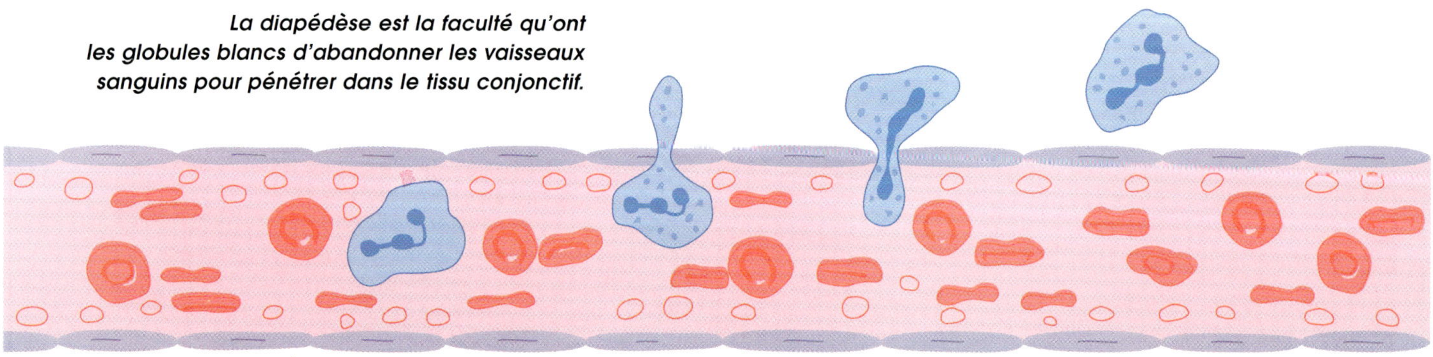

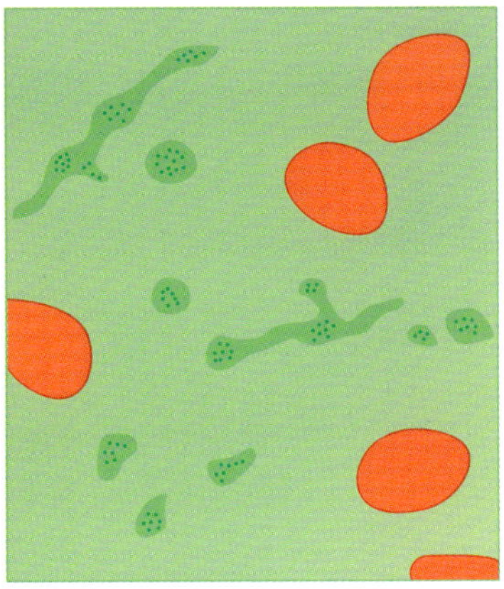

Les plaquettes sanguines, illustrées en vert et parsemées de taches plus foncées, sont plus petites que les globules rouges.

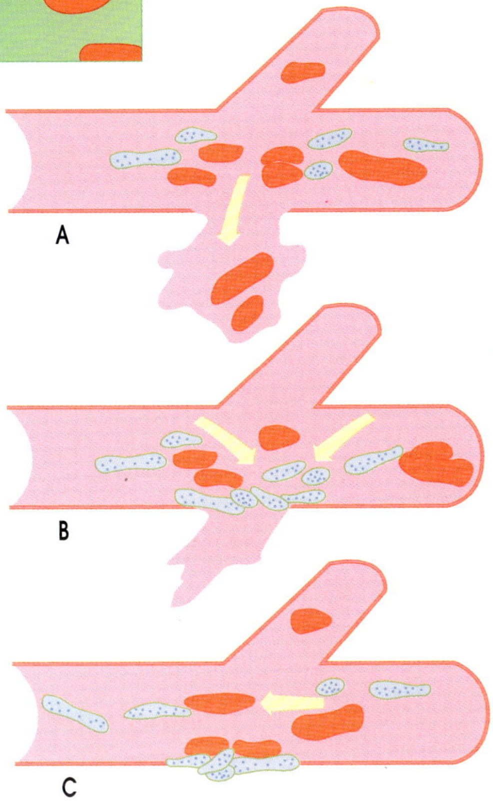

En A, B et C, on assiste à diverses phases de l'hémostase. Les plaquettes sanguines se fixent au vaisseau abîmé pour boucher l'ouverture et stopper l'hémorragie.

Ils sont fabriqués par la moelle des os (et dans une moindre mesure dans le foie et la rate) et sont ensuite détruits par la rate. Leurs déchets sont phagocytés et éliminés par les globules blancs.

• **Les globules blancs**
(ou leucocytes) sont des éléments cellulaires irréguliers, brillants et d'un diamètre supérieur à celui des hématies (8 à 9 µm). Ils sont peu nombreux (de 6000 à 8000 par millimètre cube de sang). Ce sont, comme les globules rouges, de vraies cellules au point que l'on peut considérer que le sang est un «tissu liquide». À l'inverse cependant des hématies, les globules blancs possèdent un ou plusieurs noyaux. C'est d'ailleurs en fonction de cette caractéristique qu'on différencie les globules blancs. On reconnaît les mononucléaires et les polynucléaires.

Les mononucléaires se divisent à leur tour en lymphocytes (qui jouent un rôle très important dans l'immunité), sorte de petites cellules fortement colorées (20 % à 35 %), et en monocytes, plus volumineux.

1. Les polynucléaires ont un noyau divisé en deux ou trois parties (d'où leur nom). Ils sont également appelés granulocytes car ils portent, dans le cytoplasme qui entoure leur noyau, des «granulations» qui prennent dans les préparations microscopiques des colorations spécifiques. On distingue ainsi :
• Les acidophiles ou éosinophiles qui captent les colorants acides et notamment l'éosine (entre 1 % et 4 % des globules blancs) ;
• Les basophiles qui se colorent avec les couleurs basiques (entre 0,5 % et 1 %) ;
• Les neutrophiles qui n'ont pas d'affinité particulière pour telle ou telle couleur (60 % à 70 %).
• Les granulocytes sont des microphages. Leur rôle est d'englober puis de digérer les corps étrangers qui infectent l'organisme et plus particulièrement les bactéries. Pour accomplir cette mission, ils sont capables de se déformer, pour traverser les parois des vaisseaux et s'infiltrer dans le tissu conjonctif, et sont animés d'un mouvement amiboïde (semblable à celui des amibes, animaux unicellulaires). Les granulocytes sont, comme les hématies, produits par la moelle.

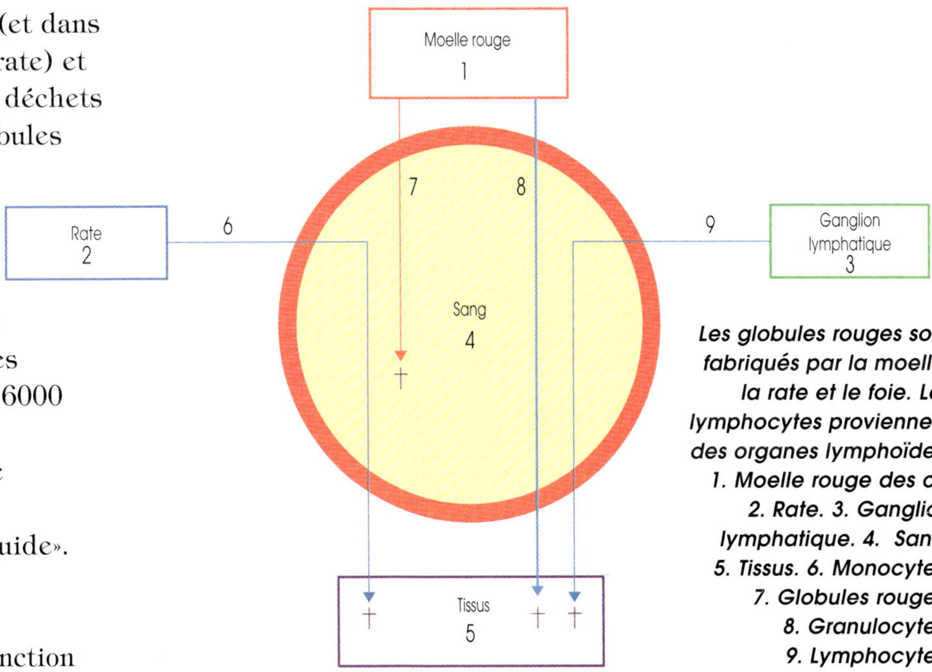

Les globules rouges sont fabriqués par la moelle, la rate et le foie. Les lymphocytes proviennent des organes lymphoïdes. 1. Moelle rouge des os. 2. Rate. 3. Ganglion lymphatique. 4. Sang. 5. Tissus. 6. Monocytes. 7. Globules rouges. 8. Granulocytes. 9. Lymphocytes.

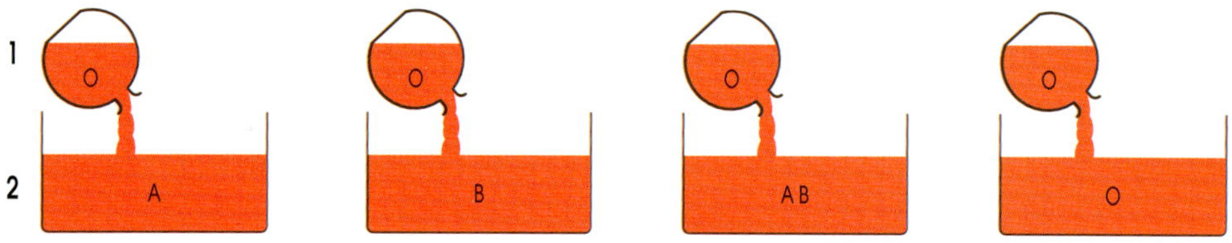

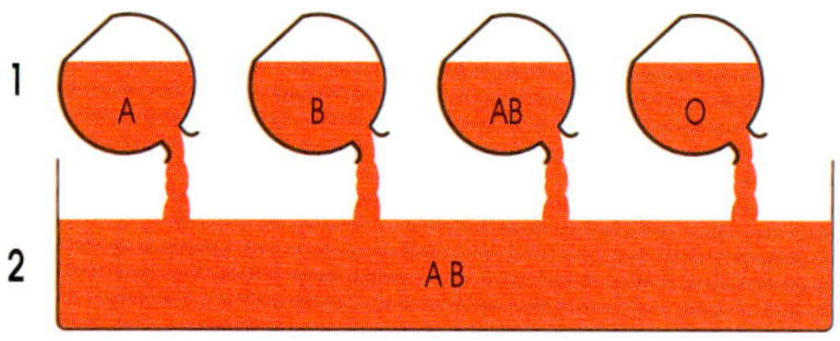

Ce tableau met en évidence l'incompatibilité et la compatibilité des divers groupes sanguins.
1 : groupe du donneur ;
2 : groupe du receveur.
Les groupes compatibles sont illustrés en rouge, ceux qui sont incompatibles, en jaune.

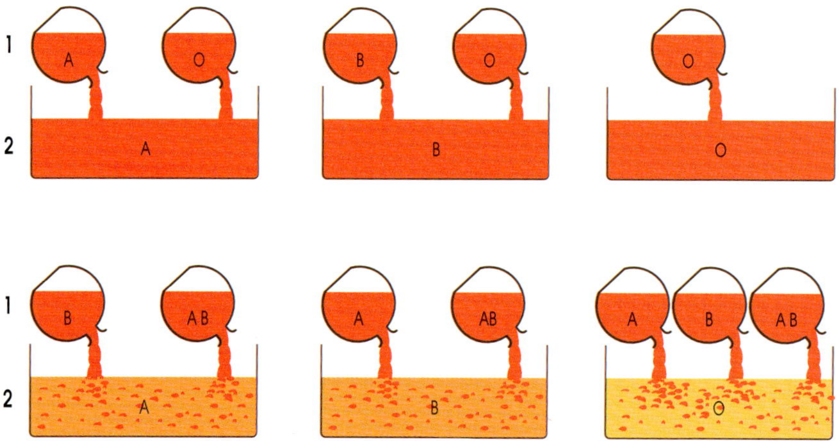

2. Les monocytes (de 4 % à 8 %) ont un noyau unique, ne présentent pas de granulations et sont de grande taille. Leur principale fonction est la phagocytose des grosses particules, corps étrangers et cellules détruites. Ils peuvent se transformer en macrophages très différenciés. Ils sont formés dans la trame des ganglions lymphatiques.

3. Les lymphocytes (de 20 % à 40 %) sont également formés dans les organes lymphoïdes (ganglions, amygdales, rate, appendice, etc.), mais constituent une lignée à part. Il en existe deux populations : les lymphocytes B, à vie courte, qui interviennent dans les systèmes d'immunité humorale, et les lymphocytes T, qui après être passés dans le thymus acquièrent une immuno-compétence qui leur permet de conserver la mémoire d'un contact avec un antigène donné et qui jouent de ce fait un rôle primordial dans le processus de l'immunité.
Les plaquettes sont des éléments figurés du sang qui interviennent dans la coagulation. Elles sont formées par l'éclatement des mégacaryocytes issus de la moelle osseuse. Elles sont au nombre de 250 000 à 300 000 par millilitre de sang.

Les fonctions du sang

Comme on l'a vu, le sang a trois grandes fonctions, qui sont accomplies par trois composants principaux :

- Le transport de l'oxygène des poumons vers les cellules et l'évacuation du gaz carbonique des tissus vers les poumons. Cette fonction est dévolue aux globules rouges ;
- Le transport des substances nutritives de l'intestin aux tissus et l'évacuation des déchets qui seront ensuite éliminés par les reins revient à la partie liquide du sang : le plasma ;
- Enfin, la défense de l'organisme contre les agresseurs est la tâche des globules blancs qui sont en quelque sorte l'infanterie lourde du système immunitaire. Les granulocytes et les monocytes sont chargés d'aller au contact des agresseurs et de les phagocyter, alors que les

Ce schéma présente les potentialités de receveur ou donneur universels. Le groupe O est donneur universel et le groupe AB est receveur universel.

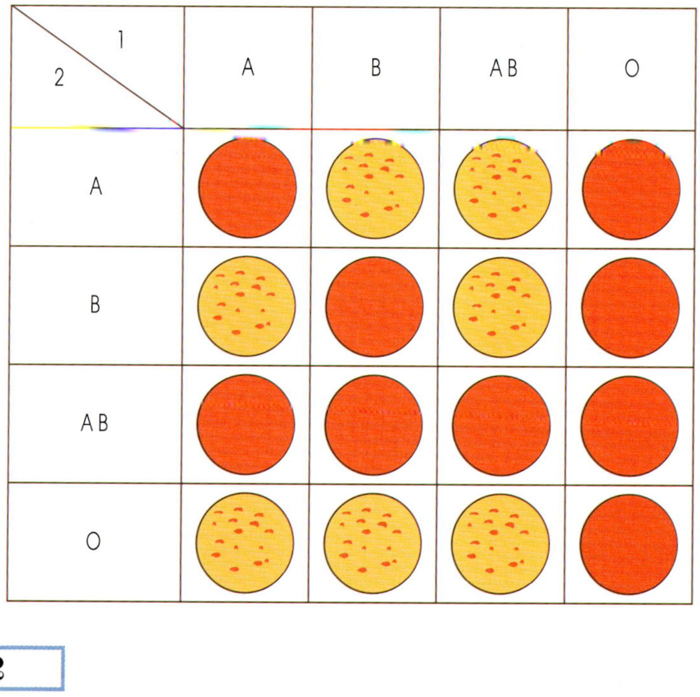

lymphocytes élaborent les anticorps qui inhiberont la vie et le développement des germes et des corps étrangers.

Les groupes sanguins

Jusqu'à ce que Karl Landsteiner découvre, en 1900, l'existence des groupes sanguins, les transfusions ne donnaient que de très mauvais résultats, les patients étant atteints de troubles graves, voire mortels. Ce ne fut que quand ces groupes furent reconnus que l'on put pratiquer des transfusions réellement efficaces, mais l'exemple du «scandale des hémophiles contaminés» au milieu des années quatre-vingts montre que la transfusion continue d'être un acte majeur à ne pas pratiquer à la légère.

Ainsi, dans le sang de facteur A, les globules rouges contiennent des agglutinogènes A et le plasma des agglutinines anti-B, car le sang d'un individu appartenant à un groupe donné ne contient jamais d'agglutinines susceptibles de provoquer l'agglutination de ses propres hématies.

Dans certains cas, les globules rouges de l'individu qui fournit le sang (le donneur), au contact de l'individu qui le reçoit (le receveur), sont agglutinés et détruits par hémolyse. Ce phénomène d'intolérance qui peut causer des troubles graves, voire mortels, se produit lorsque donneur et receveur n'appartiennent pas au même groupe ou à des groupes compatibles entre eux. De nombreuses observations effectuées entre 1900 et 1902, confirmées par la pratique de la transfusion, ont montré qu'il existe quatre principaux groupes sanguins désignés par les symboles 0 (zéro), A, B et AB.

Chaque groupe est caractérisé par des particularités des globules rouges. Il existe deux substances spéciales, les agglutinogènes A et B, qui peuvent être soit présentes, l'une à l'exclusion de l'autre (ce qui donne les groupes A ou B), soit présentes simultanément (groupe AB), soit absentes (ce qui donne le groupe 0).

Par ailleurs, le sang de chaque individu possède des agglutinines qui permettent d'agglutiner les hématies contenant le facteur opposé. Ainsi le sang de groupe A possède des agglutinines anti-B qui agglutinent les hématies de facteur B et vice-versa.

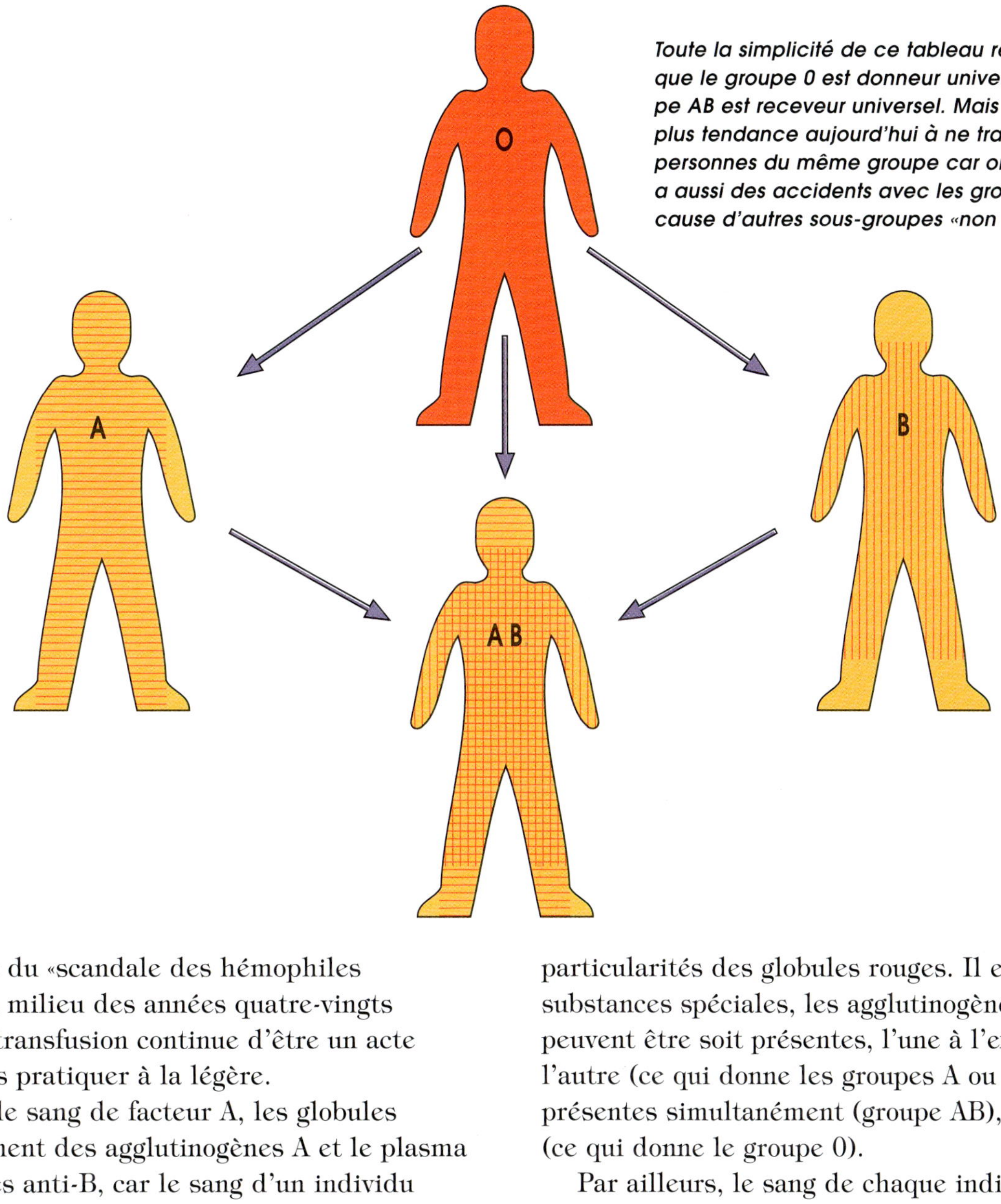

Toute la simplicité de ce tableau réside dans le fait que le groupe 0 est donneur universel et que le groupe AB est receveur universel. Mais on a de plus en plus tendance aujourd'hui à ne transfuser que des personnes du même groupe car on a constaté qu'il y a aussi des accidents avec les groupes O et AB à cause d'autres sous-groupes «non visibles».

Les incompatibilités sanguines

Le groupe A peut être donné aux individus du même groupe et aux individus du groupe AB (qui ne possède pas d'agglutinines).

Le groupe B peut être donné aux individus du même groupe et aux individus du groupe AB.

Le groupe AB ne peut être donné qu'aux individus de ce seul groupe.

Le groupe 0 peut être donné à tous. Les individus de ce groupe sont appelés pour cela «donneurs universels». En revanche, ils ne peuvent recevoir de sang que de leur propre groupe.

Par ailleurs, le groupe AB peut recevoir le sang de n'importe quel groupe, les individus appartenant à ce groupe sont appelés «receveurs universels».

Les statistiques montrent que 45 % de la population mondiale appartient au groupe A, 8 % au groupe AB, 3% au groupe B et 44 % au groupe 0.

Il existe un très grand nombre d'autres facteurs agglutinogènes qui sont faibles et peu évidents. La combinaison des différents systèmes recensés donne plus de 120 000 groupes différents. Une analyse poussée à la limite montrerait que chaque individu possède une combinaison d'agglutinogènes qui lui est propre. Dès qu'il sort des vaisseaux, au contact de l'air, le sang coagule, ce qui permet, lors de la rupture d'un vaisseau, que se constitue un caillot qui obstrue la plaie permettant l'arrêt de l'hémorragie et la reconstitution des tissus.

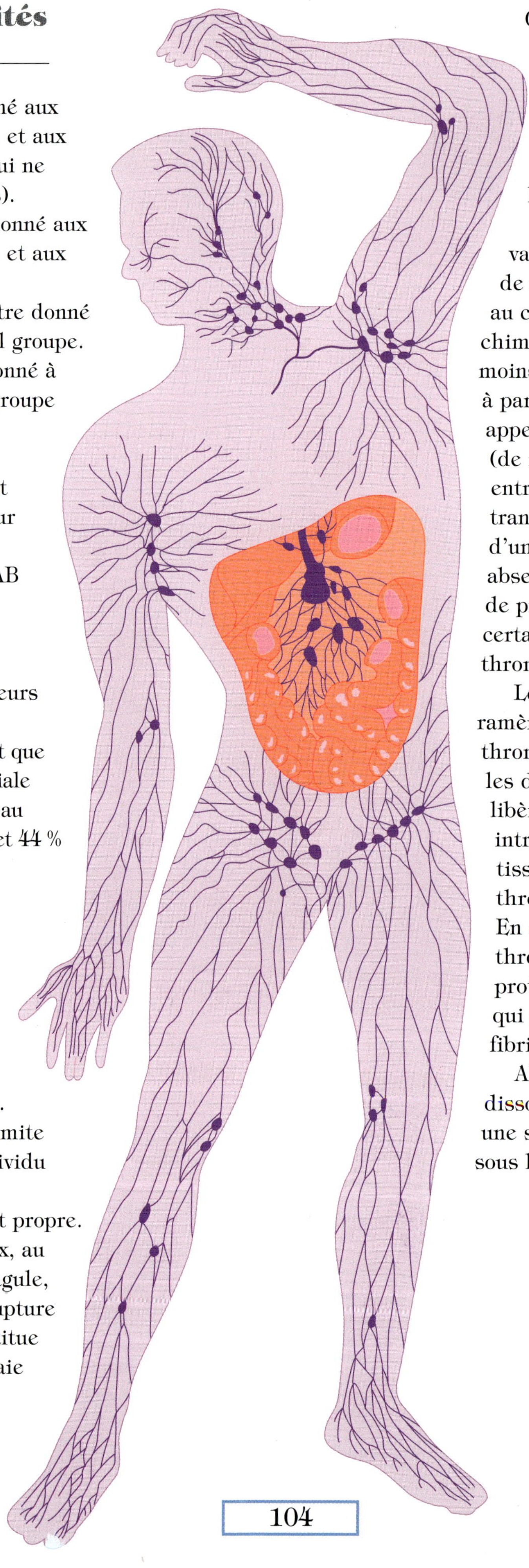

Ce caillot sanguin contient des globules en suspension dans un liquide, le sérum (différent du plasma), et emprisonnés dans un réseau de fibrine, réseau blanchâtre qui se forme lors de la coagulation du sang.

Quand il circule dans les vaisseaux, le sang ne contient pas de fibrine. Celle-ci va être fabriquée au cours d'un complexe processus chimique, où n'interviennent pas moins de treize facteurs biochimiques, à partir d'une substance plasmatique appelée fibrinogène. Cette protéine (de masse moléculaire comprise entre 350 000 et 400 000) se transforme en fibrine sous l'action d'une enzyme, la thrombine qui, absente du plasma, se forme à partir de prothrombine en présence de certaines substances, les thromboplastines.

Le problème de la coagulation se ramène donc à la production de ces thromboplastines. Sans entrer dans les détails, notons que les plaquettes libèrent de la thromboplastine intrinsèque et que les sucs des tissus lésés libèrent des thromboplastines extrinsèques. En quelques minutes, ces thromboplastines transforment la prothrombine en thrombine, enzyme qui permet la mutation du fibrinogène en fibrine.

Alors que le fibrinogène est dissous dans le plasma, la fibrine est une substance solide qui se dépose sous la forme de filaments. C'est dans

La lymphe parcourt un réseau de vaisseaux dits vaisseaux lymphatiques. Le rôle de la lymphe ? Porter aux tissus les substances nutritives (oxygène et aliments) et emporter les déchets. Ici, représentation des vaisseaux et des ganglions lymphatiques.

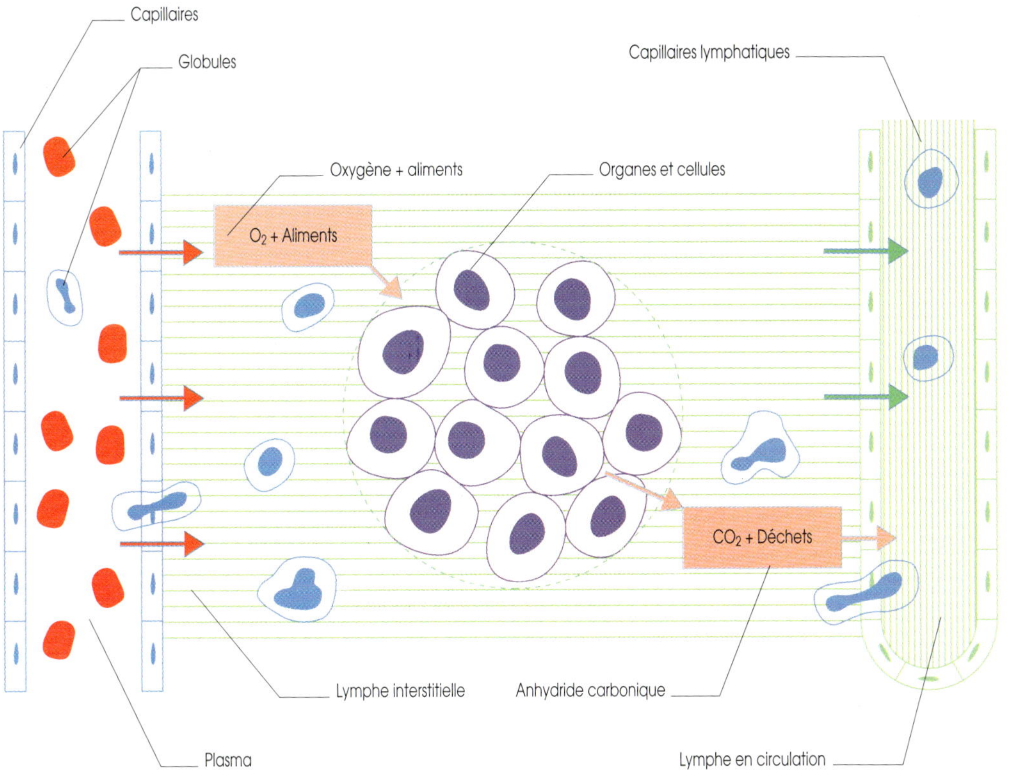

La lymphe, produite par le plasma sanguin qui filtre à travers la paroi des capillaires sanguins, contient des leucocytes.

ces mailles que les globules et les plaquettes demeurent prisonniers.

La partie qui reste liquide constitue le sérum, qui est égal au plasma, le fibrinogène (précipité en fibrine) en moins.

À peu près tous les événements pathologiques ou normaux se traduisent par une variation plus ou moins décelable des propriétés du sang, d'où l'intérêt des constantes sanguines et des écarts que l'on peut observer par rapport à elles pour établir un diagnostic.

Le sang n'est pas le seul liquide à circuler dans l'organisme. La lymphe, comme le sang, parcourt le corps grâce à un réseau de vaisseaux dits lymphatiques. Il existe une circulation lymphatique comme il existe une circulation sanguine.

On sait que l'eau constitue entre 50 % et 70 % du poids du corps. Dans cette eau sont dissoutes diverses substances, généralement à l'état ionisé. L'eau se répartit en deux grands secteurs hydriques : le secteur intracellulaire, qui représente les deux tiers de l'eau du corps, et le secteur extra-cellulaire qui regroupe les différents liquides du corps humain. Il regroupe le plasma et la lymphe, d'une part, les liquides remplissant certaines cavités d'autre part comme le liquide céphalo-rachidien (LCR), le liquide de l'oreille interne, des yeux, etc.

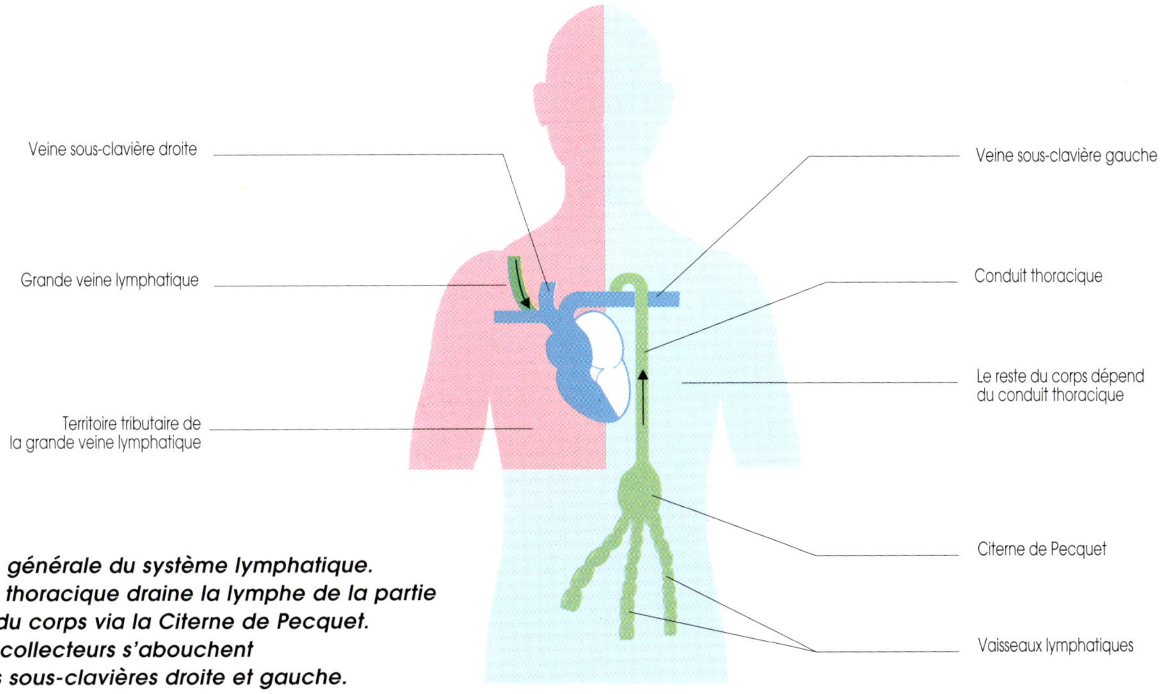

Disposition générale du système lymphatique.
Le conduit thoracique draine la lymphe de la partie inférieure du corps via la Citerne de Pecquet.
Les autres collecteurs s'abouchent aux veines sous-clavières droite et gauche.

La lymphe sert d'intermédiaire entre le sang et les cellules, auxquelles elle apporte des éléments nutritifs et dont elle reçoit les produits de leur activité. Elle se forme au sein des tissus et dérive du sang.

On distingue la lymphe interstitielle et la lymphe drainée par les vaisseaux lymphatiques, qui se déverse dans la circulation sanguine.

Les glandes lymphatiques sont des postes de contrôle où se déroule l'opération de purification. Elles se congestionnent et s'infectent parfois (adénites) au cours de leur activité de filtration, puis redeviennent normales.

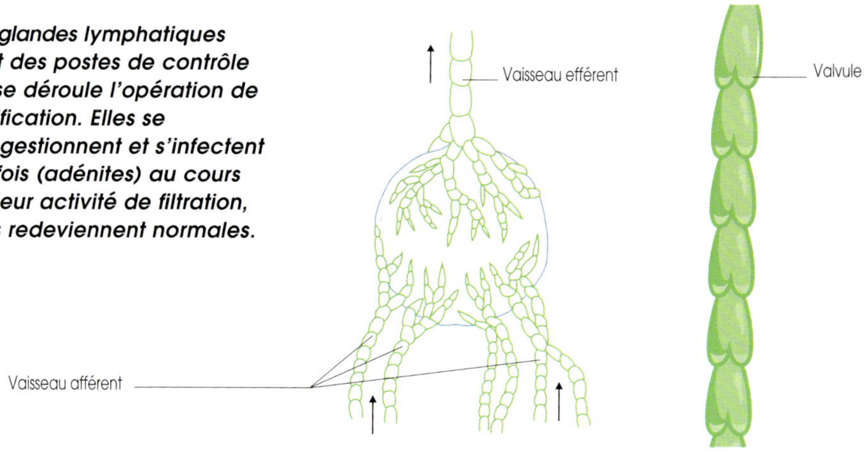

La circulation lymphatique

Pour fonctionner, les cellules ont besoin d'un certain nombre d'éléments nutritifs contenus dans le sang. Au niveau des capillaires, le plasma, transportant les substances nutritives, filtre à travers les parois et se répand dans les tissus entre les cellules. Il prend alors le nom de lymphe tissulaire ou interstitielle.

Les éléments nutritifs dont la cellule a besoin lui sont apportés par le sang, mais aussi par la lymphe. Ces éléments, qui proviennent de la digestion, sont récupérés dans la paroi de l'intestin grêle et recueillis par les capillaires ainsi que par le réseau très dense des petits vaisseaux contenant la lymphe : les canaux chylifères.

Après avoir accompli sa fonction nutritive et recueilli les divers produits rejetés par les cellules dans la lymphe interstitielle, la lymphe tissulaire se

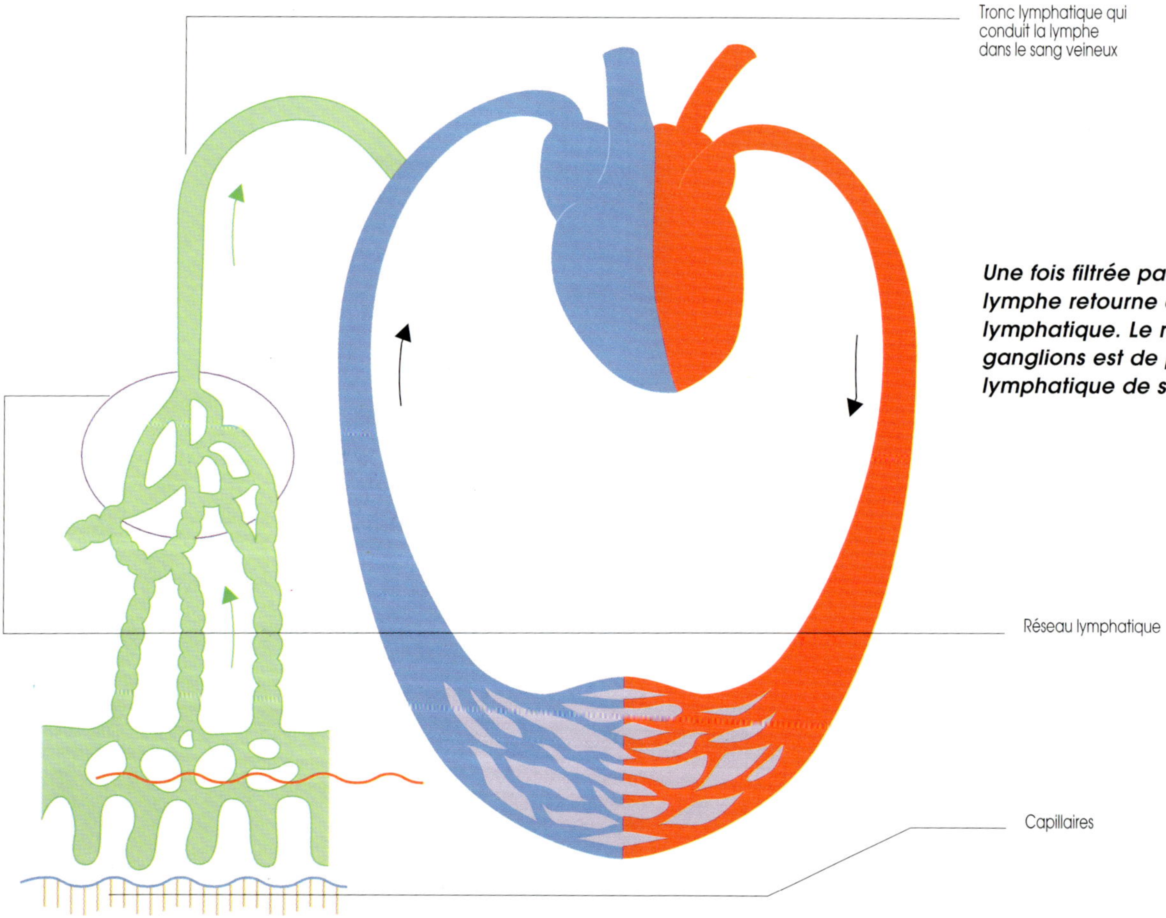

Une fois filtrée par les ganglions, la lymphe retourne au sang par le tronc lymphatique. Le rôle essentiel des ganglions est de purifier le liquide lymphatique de substances étrangères.

rassemble dans les vaisseaux lymphatiques. Ces vaisseaux confluent en canaux de plus en plus gros et ramènent la lymphe au sang après avoir constitué un système circulatoire propre. La lymphe, ainsi mélangée et modifiée, est conduite jusqu'aux veines de la base du cou où elle se déverse.
On appelle ce drainage permanent le drainage lymphatique.

La lymphe, prélevée dans les vaisseaux lymphatiques (c'est-à-dire après avoir nourri les tissus), est composée de 92 % à 95 % d'eau, de 5 % à 8 % de substances dissoutes (dont des protéines et des amino-acides), de 0,5 % à 1 % de graisses et de 0,4 % à 0,8 % de sels minéraux.

Les ganglions lymphatiques

Ce sont des organes de forme ovoïde. On distingue une capsule fibreuse qui se prolonge à l'intérieur, en délimitant de nombreux compartiments, et un tissu glandulaire propre appelé tissu lymphatique. Des fissures traversent ce tissu et permettent à la lymphe de le traverser.

Les ganglions sont en général regroupés en grappes et constituent de véritables complexes lympho-glandulaires. Au toucher, on peut les reconnaître sous la peau. On les appelle du nom de la région où ils sont situés.

Les canaux qui entrent dans un ganglion sont toujours plus nombreux que ceux qui en sortent et concentrent la lymphe. Celle-ci se regroupe donc dans des vaisseaux plus gros et moins nombreux. Ces vaisseaux se jettent dans des trous collecteurs. Ce sont :

• Le canal thoracique, qui draine la lymphe de la partie du corps située sous le diaphragme et de la région postérieure de la cage thoracique. Il draine en particulier la lymphe collectée par les canaux chylifères. À l'origine du canal thoracique, au niveau des vertèbres lombaires, se trouve un petit réservoir lymphatique, le trou de Pecquet, qui reçoit la lymphe de toute cette partie du corps ;

• Les autres collecteurs sont huit troncs situés de chaque côté du cou (soit au total 16), dont la veine sous-clavière où débouche le conduit thoracique après avoir parcouru la cavité abdominale et la cavité thoracique à gauche de la colonne vertébrale. Il y a également, parmi les gros collecteurs, le tronc jugulaire, qui reçoit la lymphe en provenance des bras, et le tronc médiastinal qui recueille la lymphe de la région cardiaque et thoracique.

Tous ces collecteurs se jettent dans la veine sous-clavière droite quand ils proviennent de la partie droite du corps, et dans le canal thoracique quand ils viennent de gauche. La lymphe a alors accompli son circuit et retourne au sang.

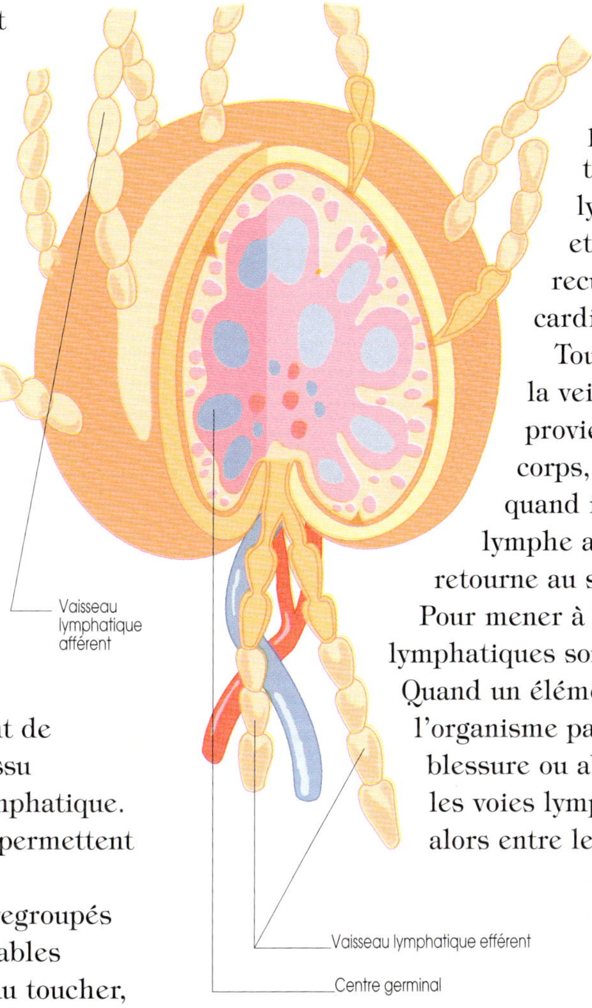

On distingue sur ce schéma de ganglion lymphatique les centres germinaux situés au centre (agglomérats de lymphocytes), et, tout autour, le tissu conjonctif à mailles lâches dans lequel circule la lymphe.

Pour mener à bien leur mission, les ganglions lymphatiques sont bondés de lymphocytes. Quand un élément infecté s'introduit dans l'organisme par une lésion des tissus (furoncle, blessure ou abcès), les germes pénètrent dans les voies lymphatiques. La bataille s'engage alors entre les germes et les ganglions qui peuvent, dans une réaction de défense, s'enflammer et s'infecter (adénites). De cette façon, l'infection reste limitée à un organe périphérique équipé pour la défense de l'organisme et ne touche pas un organe vital, mal préparé à cette tâche. Une fois l'infection contenue, le ganglion reprend sa taille normale.

Les ganglions jouent un rôle très important dans la défense de l'organisme en fabriquant une variété particulière de globules blancs, les lymphocytes. Ceux-ci fabriquent à leur tour des anticorps. Ces substances protidiques réagissent à l'introduction de substances étrangères au corps, dites antigènes. Éléments principaux de la défense immunitaire, les anticorps inactivent les antigènes en se combinant à eux pour former des complexes antigènes-anticorps.

La rate est l'organe lymphoïde situé sous la partie gauche du diaphragme, et constitué par une pulpe rouge gorgée de sang. La fonction de la rate ? Produire de l'hémoglobine, des pigments biliaires et des anticorps.

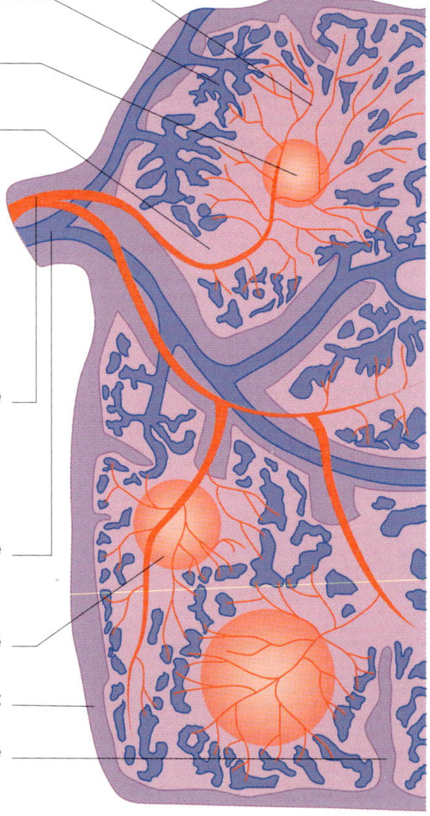

Les vaisseaux lymphatiques ne sont pas d'un diamètre constant. Ils alternent étranglements et dilatations en forme d'ampoule. Comme dans les veines, un système de valvules empêche le retour de la lymphe.

Ils se regroupent le plus souvent en grappes autour des organes et se connectent en réseaux denses et complexes : les plexus.

Il existe dans l'organisme de nombreux organes à structure lymphoïde. C'est notamment le cas des amygdales, de l'appendice et des amas de tissus, telles les plaques de Peyer qui existent dans les parois intestinales.

Vue de la face interne de la rate. La rate est irriguée par le sang ; pourtant elle présente une structure un peu comparable à celle des vaisseaux lymphatiques.

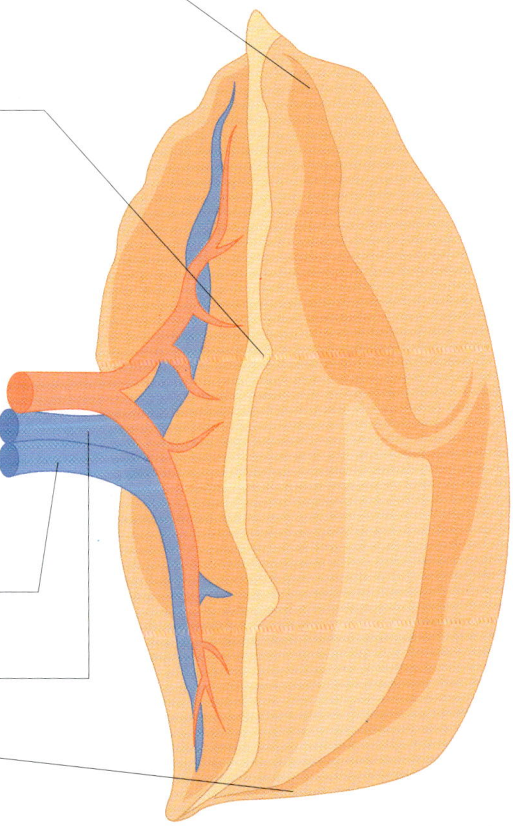

La rate

La rate est l'organe lymphoïde de l'abdomen. Elle est située dans une loge séreuse, à gauche et en arrière du pôle supérieur de l'estomac. C'est l'exemple type de l'organe lymphoïde.

L'artère splénique (qui alimente la rate) descend de l'aorte par le tronc cœliaque tandis que la veine splénique se jette dans la veine porte. La rate a la forme d'un œuf aplati de façon à présenter trois faces : gastrique, rénale et diaphragmatique. Elle pèse (vide de sang) de 150 à 200 grammes.

Extérieurement, la rate apparaît formée de lobules contenant la pulpe rouge (cellules réticulaires irriguées par un dense réseau veineux) et la pulpe blanche, les corpuscules de Malpighi, formés de tissu lymphatique. Entre ces corpuscules se trouvent des éléments typiques du sang, hématies et globules blancs notamment.

Le rôle de la rate n'est pas exactement connu. On sait cependant qu'elle élabore des monocytes et des lymphocytes et qu'elle joue un rôle majeur dans le stockage et la destruction des hématies trop vieilles. Par ailleurs, elle fabrique des hématies, tâche reprise ensuite par la moelle des os.

LE SYSTÈME DIGESTIF

L'ALIMENTATION est l'une des conditions nécessaires de la vie et du bon fonctionnement de l'organisme humain. La plupart des aliments que nous ingérons ne sont toutefois pas utilisables tels quels par notre corps. Ils doivent d'abord être digérés, c'est-à-dire transformés en substances plus simples, absorbables par le sang qui, ensuite, les transporte à toutes les cellules du corps. Ces transformations s'opèrent dans l'appareil digestif, lequel peut être grossièrement divisé en deux parties : le tube digestif dans lequel progressent les aliments et les glandes annexes produisant les sucs digestifs.

Le tube digestif s'étend de la bouche, qui est son ouverture initiale, à l'anus qui est son ouverture terminale. Il est composé de plusieurs organes distincts qui seront examinés dans le sens de progression des aliments.

LA BOUCHE, OUVERTURE INITIALE

La bouche n'est pas seulement l'ouverture supérieure du tube digestif, elle tient aussi un rôle actif dans le processus de digestion grâce à la mastication et à l'imprégnation salivaire des aliments qui commencent là leur première transformation chimique. La vieille recommandation de bien mâcher lentement les aliments avant de les avaler repose sur des bases physiologiques précises et se justifie bien.

À l'intérieur de la bouche, on distingue le plancher, sur lequel s'insère un élément assez mobile, la langue (muscle volontaire), le palais et les deux parois latérales. Le palais constitue le toit de la bouche, accusant une forme plus ou moins courbe. Le palais est dans sa plus grande partie osseux, il se poursuit postérieurement par une sorte de repli exclusivement musculo-membraneux appelé voile du palais. Ce dernier présente, en son milieu, un prolongement cylindrique, la luette. De chaque côté de celle-ci, le voile du palais descend latéralement en deux plis qui forment les piliers entre lesquels sont nichées les amygdales. Les parois latérales de la bouche sont limitées par les joues et les deux os maxillaires sur le bord desquels sont implantées les dents.

Les dents sont des formations osseuses dont la fonction est de couper et de broyer les aliments. Elles sont, normalement, au nombre de trente-deux chez l'adulte (dents de sagesse comprises) et de seize chez l'enfant. Elles sont implantées dans des petites cavités (les alvéoles) creusées dans l'épaisseur des os maxillaires. Elles sont disposées symétriquement par rapport à la ligne médiane du visage et d'un maxillaire à l'autre ; il suffit donc d'étudier une seule moitié d'un maxillaire. En partant du milieu de la mâchoire, se présentent successivement deux incisives, une canine, deux prémolaires et trois molaires. Chaque dent présente une partie libre appelée la couronne, une zone intermédiaire au ras de la gencive (le collet) et une partie cachée à une ou plusieurs branches, présentant un orifice (ou plusieurs) à travers lequel passent les vaisseaux et les nerfs de la dent, la racine. Les dents sont constituées d'ivoire recouvert, sur la partie libre, d'émail, et sur la racine, de cément. Il arrive fréquemment que les dernières molaires (deux en haut, deux en bas), dites dents de sagesse (du fait de leur évolution tardive, entre dix-huit et vingt-cinq ans), poussent de travers (étant souvent coincées par l'angle de la mandibule), n'apparaissent qu'en nombre incomplet (deux, plus

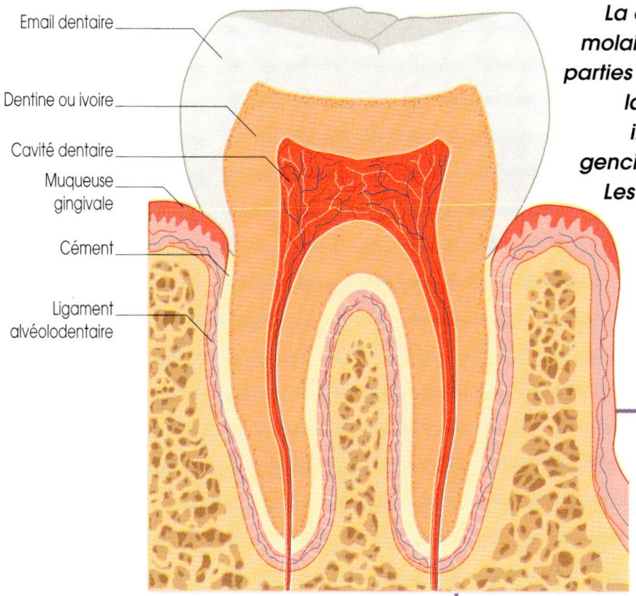

La coupe transversale d'une molaire montre nettement trois parties : la couronne dépassant la gencive , le collet, zone intermédiaire au ras de la gencive et la racine, dans l'os. Les dents, soumises à l'usure dans leur partie externe doivent faire l'objet de soins réguliers : brossages et visites chez le dentiste.

Les trois types de dents et leurs fonctions

Incisives : dents plates, pour couper ou sectionner.

Canines : en forme de cône, pointues, pour déchirer les aliments.

Prémolaires et molaires : toutes de forme cubique, peu elevées, présentant des saillies en surface pour triturer, écraser et mastiquer.

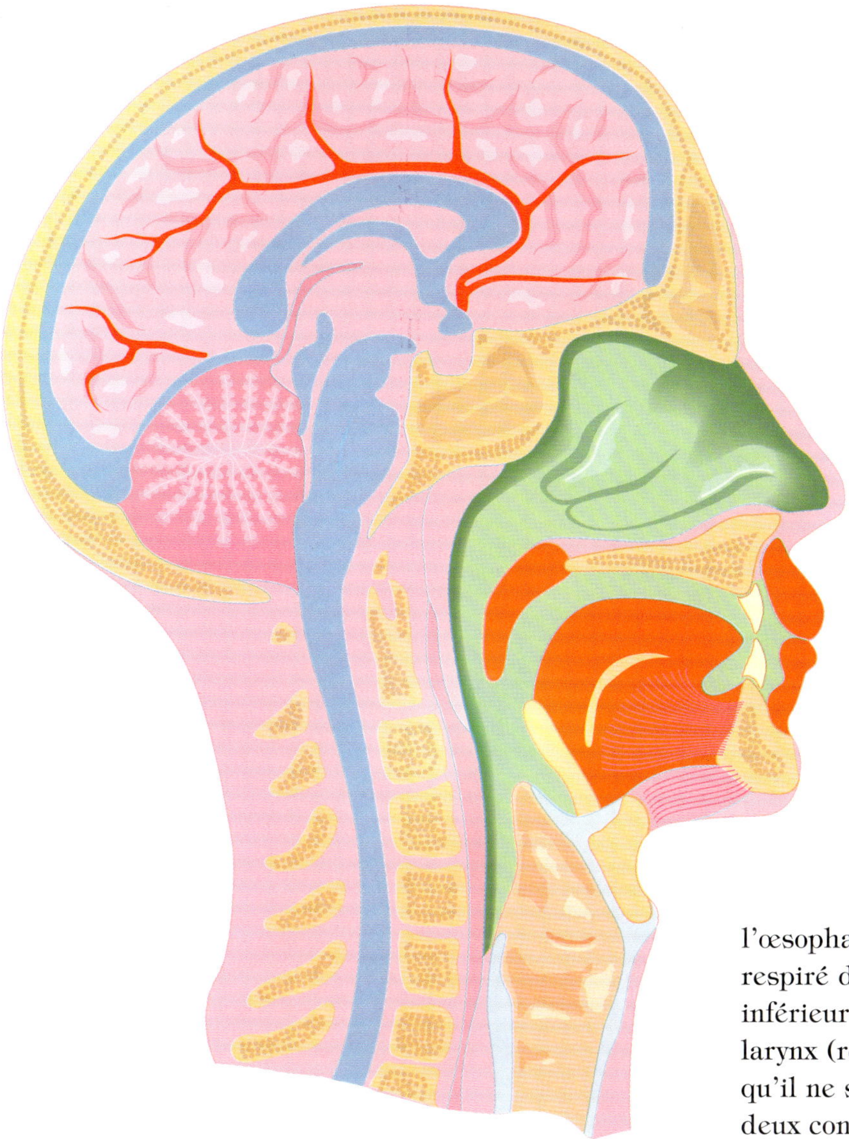

Fonction de l'épiglotte

Au moment de la déglutition, le larynx se soulève légèrement et son ouverture se trouve complètement bouchée par l'épiglotte qui appuie dessus, de sorte que les aliments sont déviés et tombent directement dans l'œsophage.

Section verticale de la tête permettant de voir le pharynx. Ce tube, d'une longueur d'environ quatorze centimètres, appartient en même temps à l'appareil digestif et à l'appareil respiratoire, jouant le rôle de «gare de triage» dans sa partie supérieure.

rarement une seule ou trois), ou encore ne poussent jamais. Les dents sont soumises à l'usure dans leur partie externe ; en outre, la pulpe a tendance à se détruire avec l'âge. Les vaisseaux et les nerfs s'atrophient jusqu'à disparaître, la dent devient alors un corps étranger que la gencive expulse.
Le pharynx, parfois appelé «arrière-bouche», se trouve immédiatement derrière la bouche, la limite entre les deux étant déterminée par la luette. Il s'étend vers le haut, atteignant la base du crâne ; de ce fait, il passe derrière les fosses nasales avec lesquelles il communique. Cette conformation explique que toute chose entrant par le nez puisse être avalée (d'où les sondes nasales pour l'alimentation en cas d'immobilisation de la mâchoire).

Le pharynx appartient autant à l'appareil digestif qu'à l'appareil respiratoire. Il est en effet à la fois un lieu de passage du bol alimentaire reliant la bouche à l'œsophage, et un conduit d'air permettant à l'air respiré de rejoindre les poumons. Dans sa partie inférieure, le pharynx se divise en deux conduits, le larynx (respiratoire) et l'œsophage (digestif). Afin qu'il ne se produise pas de mauvais choix entre les deux conduits par leur contenu respectif, le pharynx sert de gare de triage dans sa partie supérieure. En effet, tout au contact de la langue, le larynx possède un petit cartilage : l'épiglotte. Respiration et déglutition se font donc à contretemps : lorsqu'on avale, on ne peut pas respirer et vice versa. Seuls les bébés, pendant les premiers mois de leur vie, peuvent manger en respirant. Il peut toutefois arriver qu'un fragment d'aliment passe dans le larynx, provoquant une toux violente, d'où l'expression «avaler de travers».

Sur le plan anatomique, le pharynx se décompose en trois parties : la partie supérieure (derrière les fosses nasales), la partie moyenne (derrière la bouche) et la partie inférieure, en forme d'entonnoir, dite «pharynx laryngé». Le pharynx est long d'environ 14 cm et sa largeur varie en fonction des points considérés, allant de 2 à 5 cm. Dans la partie nasale du pharynx se trouve une accumulation de nodules lymphatiques qui, dans leur ensemble, constituent

L'œsophage est situé à côté et derrière le larynx et la trachée. Il passe devant la colonne vertébrale. C'est un tube musculo-membraneux dont le rôle est de conduire le bol alimentaire du larynx à l'estomac.

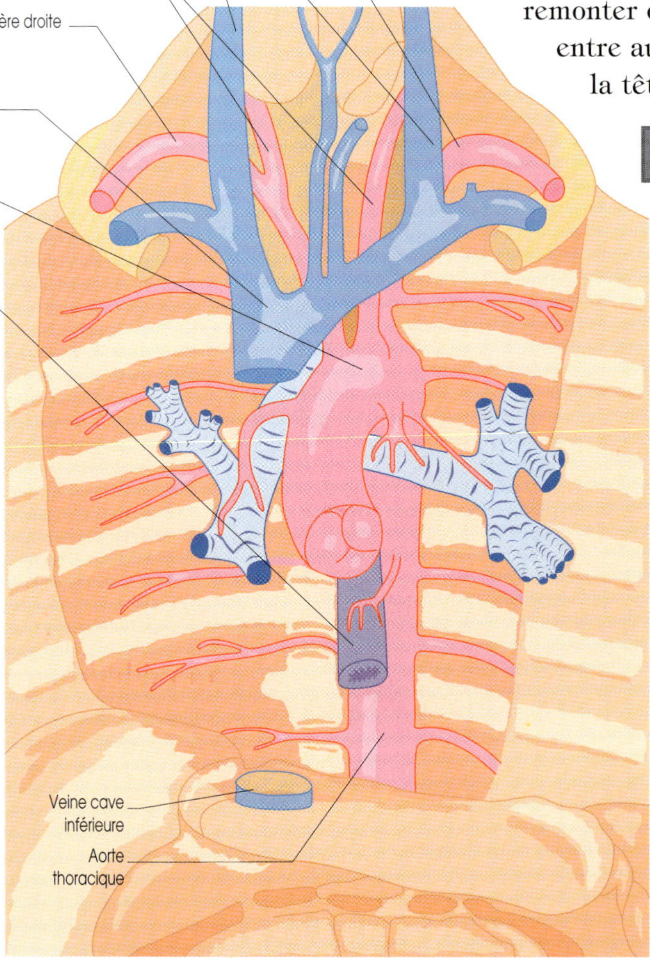

l'amygdale pharyngée. Toujours dans la partie nasale du pharynx se trouve l'ouverture des trompes d'Eustache, mettant cet organe en communication avec l'oreille moyenne. Du point de vue de sa structure, le pharynx est composé d'une plaque fibreuse (aponévrose pharyngée), recouverte à l'extérieur par des muscles lui donnant une certaine mobilité en l'élevant pendant la déglutition pour mieux recevoir le bol alimentaire.

L'ŒSOPHAGE

Dans sa partie inférieure, le pharynx se resserre progressivement, prenant la forme d'un entonnoir et continue donc insensiblement avec l'œsophage. Ce conduit a pour rôle de mener le bol alimentaire dans l'estomac. Lorsqu'il est vide, il adopte la forme d'un ruban très aplati mais il redevient cylindrique dès que les aliments le distendent. Il est constitué de trois parties : le segment cervical, le segment thoracique et le segment abdominal. Il est d'une longueur totale approximative de 25 cm et son calibre varie de 23 à 27 mm. Son trajet, grossièrement vertical, suit la colonne vertébrale. Avant de déboucher dans l'estomac, l'œsophage traverse à ce moment-là le diaphragme.

Sa structure particulière (la muqueuse intérieure est tapissée, vers l'extérieur, d'une fibre musculaire circulaire, elle-même recouverte d'une fibre musculaire longitudinale) fait que le bol alimentaire progresse lentement et régulièrement, grâce à des séries de contractions appelées péristaltisme. Ce phénomène doit éviter aux aliments de remonter ou de se tasser ; il permet, entre autres, d'avaler même si l'on a la tête en bas.

L'ESTOMAC

On pourrait comparer l'estomac à un renflement du tube digestif placé entre l'œsophage et l'intestin. Il se trouve juste au-dessous du diaphragme et suit la forme approximative d'une cornemuse. Sa direction est oblique de haut en bas, de gauche à droite, d'avant en arrière. Il est long d'environ 25 cm, large de 12 cm et peut prendre, lorsqu'il est distendu, une épaisseur de 8 cm. Sa capacité se situe aux alentours de 1300 ml. Ses dimensions varient naturellement selon qu'il est vide ou plein.

L'estomac s'ouvre, vers le haut, sur l'œsophage par le cardia et vers le bas sur l'intestin grêle par le pylore. Ce dernier est une sorte de rétrécissement formé par un repli de la muqueuse qui constitue la valvule pylorique. Elle a pour fonction d'empêcher les aliments de remonter en arrière (si ce n'est dans des cas pathologiques tout à fait particuliers). L'estomac comporte deux bords : la grande et la petite courbure ; il a également deux renflements, l'un supérieur (la grosse tubérosité) et l'autre inférieur, à proximité du pylore (l'antre pylorique ou la petite tubérosité). La partie intermédiaire entre les deux tubérosités s'appelle le fundus.

L'estomac est complètement enveloppé par le péritoine qui le maintient fixé dans sa position.

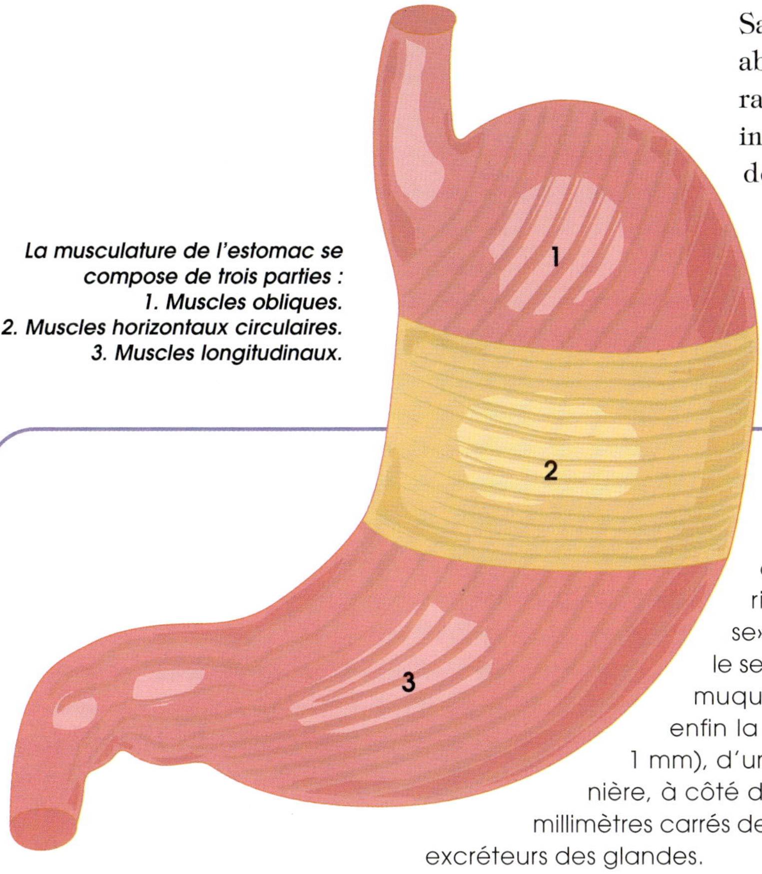

La musculature de l'estomac se compose de trois parties :
1. Muscles obliques.
2. Muscles horizontaux circulaires.
3. Muscles longitudinaux.

Sa face postérieure est au contact des autres organes abdominaux : l'aorte, le duodénum, le pancréas, la rate, le rein gauche, le côlon transverse, la veine cave inférieure. Il est toutefois séparé d'eux par une sorte de cavité virtuelle appelée «arrière-cavité des épiploons». Il présente, sur ses faces intérieures, des replis au parcours sinueux (formés par la muqueuse d'apparence fripée) qui disparaissent naturellement lorsqu'il se distend ; l'aspect de la muqueuse redevient alors lisse et velouté.

Les parois de l'estomac

La paroi de l'estomac est constituée de quatre couches ou «tuniques» qui sont, en partant de l'extérieur vers l'intérieur : le péritoine (ou «tunique séreuse») ; la tunique musculaire (muscles lisses disposés dans le sens longitudinal, circulaire et oblique) ; la tunique sous-muqueuse (très mince, contenant vaisseaux et nerfs) et enfin la tunique muqueuse, très mince également (environ 1 mm), d'une importance physiologique capitale. Sur cette dernière, à côté des replis, on peut noter des renflements de quelques millimètres carrés de superficie, au sommet desquels s'ouvrent les canaux excréteurs des glandes.

L'estomac, véritable mixeur, se trouve dans la cavité supérieure de la paroi abdominale, sous le diaphragme et, obliquement, sous le foie. Il comporte trois parties : la grosse tubérosité, le corps de l'estomac, l'antre pylorique. La décomposition des protéines s'amorce dans l'estomac grâce à la pepsine et sous l'infuence de l'acide chlorhydrique.

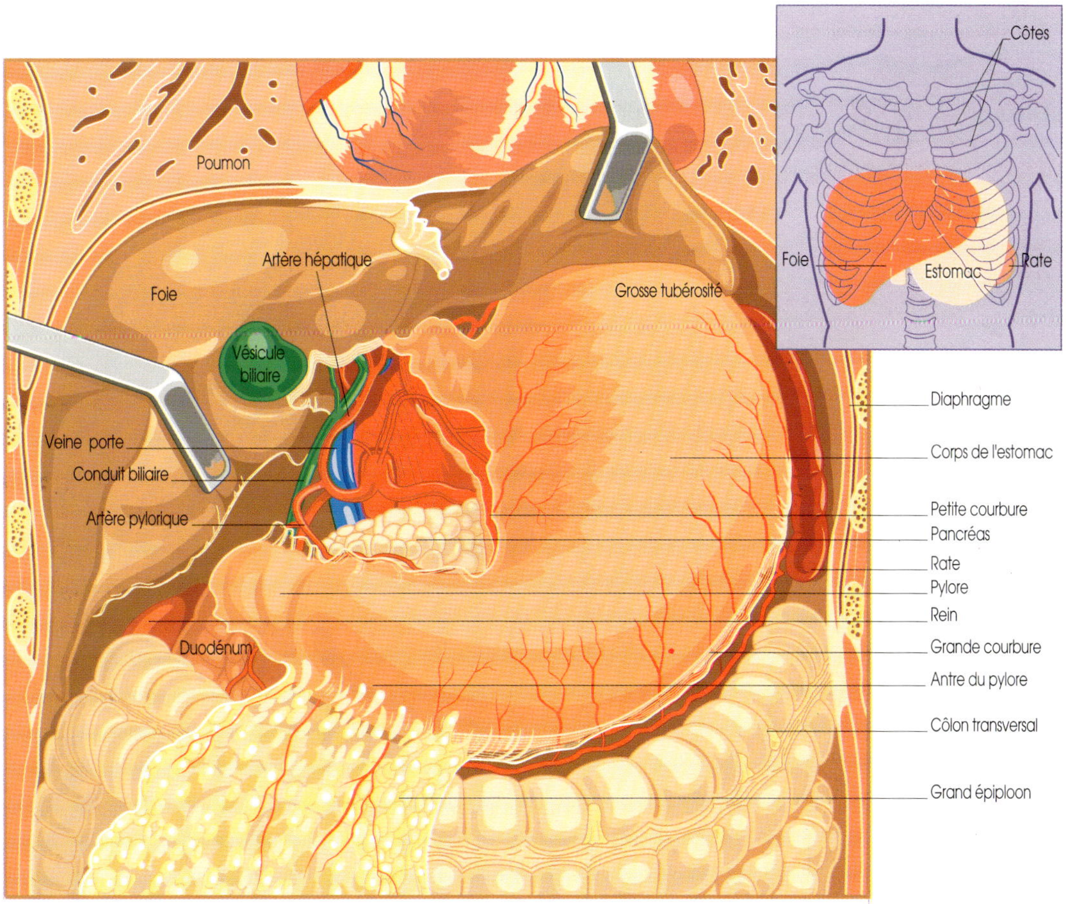

Les glandes, de divers types, produisent des substances différentes. Celles situées près du pylore sécrètent le mucus, les autres, véritables glandes gastriques, produisent de l'acide chlorhydrique et de la pepsine qui digèrent les substances protéiniques.

L'INTESTIN

De l'estomac, les aliments passent dans l'intestin par l'intermédiaire du pylore. L'intestin grêle est la partie qui suit immédiatement l'estomac et qui se termine au niveau de la valvule iléo-cæcale. il se subdivise en trois parties : le duodénum, le jéjunum et l'iléon. Le côlon (ou gros intestin) continue l'intestin grêle après la valvule iléo-cæcale et peut, à son tour, se subdiviser en plusieurs parties : le cæcum et les côlons ascendant, transverse et descendant, enfin, le sigmoïde.

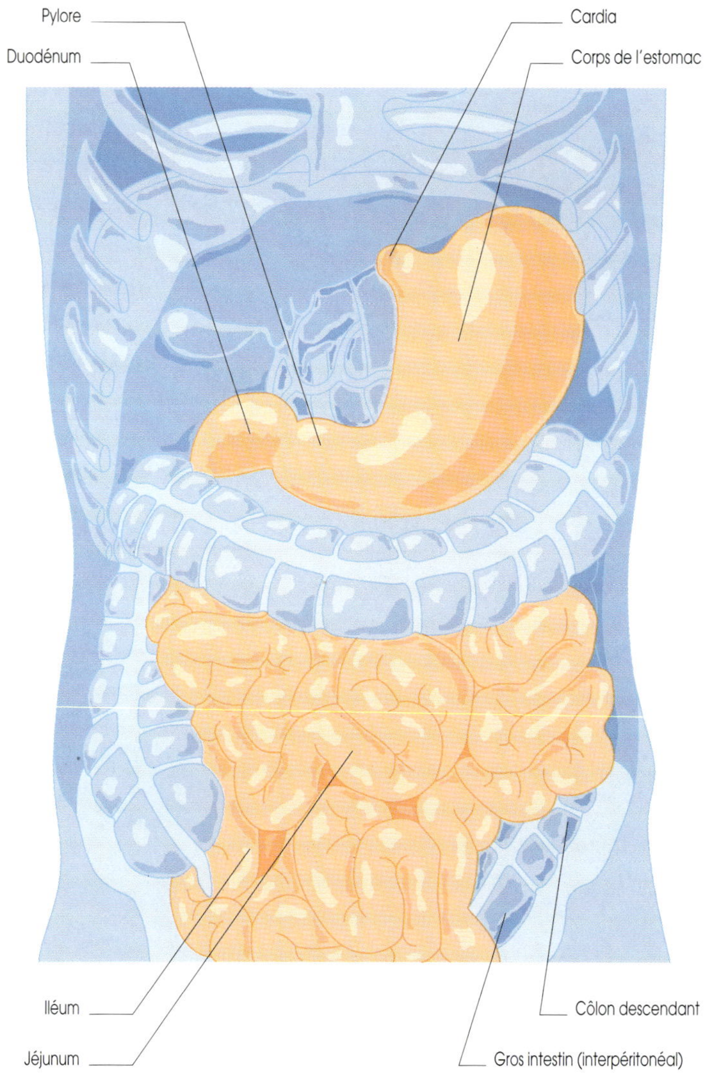

L'intestin grêle se divise en trois parties : le duodénum, le jéjunum et l'iléum (ou iléon) et va de l'antre du pylore au cæcum. C'est ici que s'achève la digestion. Les substances nutritives y sont converties en matériaux et en combustibles puis cédées au sang.

• **L'intestin grêle.** Il mesure entre 7 et 8 m et son diamètre varie de 20 à 30 mm. Il occupe toute la cavité abdominale au-dessous du foie, de l'estomac et de la rate. Il est maintenu fixe dans sa position par un vaste repli du péritoine : le mésentère. La première partie de l'intestin grêle, le duodénum, est longue de 25 cm et son diamètre est supérieur à celui des autres parties du grêle. Dans l'ensemble, le duodénum forme une courbe qui embrasse la tête du pancréas. Le jéjunum et l'iléon qui font suite au duodénum ont des dimensions et des aspects similaires (leur calibre est à peu près semblable à celui du pouce). Ils se replient sur eux-mêmes en formant des anses et des circonvolutions. Juste avant le cæcum, l'intestin grêle présente parfois un petit diverticule en forme de doigt de gant : le diverticule de Meckel (reste d'un conduit embryonnaire, deux cas sur cent personnes).

À l'endroit où il débouche dans l'ampoule cæcale,

Structure de l'intestin grêle

L'intestin grêle est formé de quatre tuniques qui sont (de l'extérieur vers l'intérieur) : la tunique séreuse (le péritoine) ; la tunique musculaire (fibres lisses disposées dans le sens longitudinal et circulaire) ; la tunique sous-muqueuse (tissu de liaison) ; enfin, la tunique muqueuse, de couleur grisâtre et dotée de plis. Ces derniers sont des valvules conniventes (replis de la muqueuse intestinale) longues de 5 à 6 mm et hautes de 6 à 8 mm ; on en dénombre de huit cents à neuf cents au total. Absentes dans les premières parties de l'intestin grêle, elles commencent à apparaître vers la moitié du duodénum. Elles se présentent superposées les unes sur les autres, comme les tuiles d'un toit. Cette disposition a pour effet d'augmenter considérablement la superficie interne du conduit intestinal.

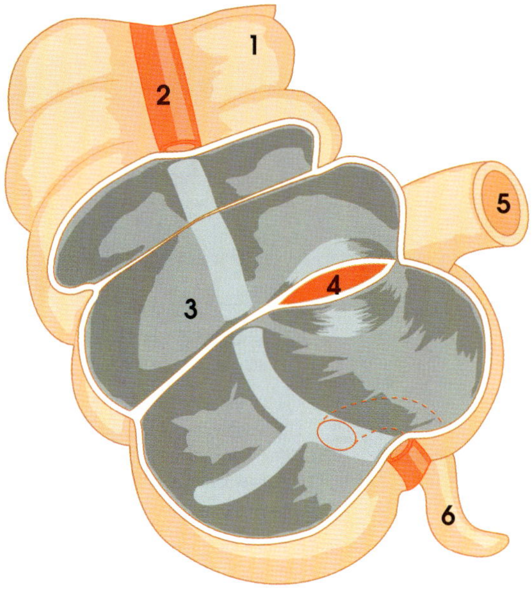

Sur ce schéma : le cæcum, l'appendice et un fragment du côlon.
1. Côlon ascendant.
2. Muscles longitudinaux.
3. Pli falciforme.
4. Valvule iléo-cæcale.
5. Intestin grêle.
6. Appendice.

digestion des aliments. Enfin, la muqueuse est riche en corpuscules lymphatiques ou follicules, qui peuvent se présenter soit isolés, soit rassemblés dans de petites masses arrondies de la taille d'une tête d'épingle : les plaques de Peyer.

• **Le côlon ou gros intestin.** Le gros intestin fait suite à l'intestin grêle. Il se finit, à son extrémité libre, par l'ouverture de l'anus. Il mesure 1,70 m environ et son diamètre, supérieur à celui du grêle, varie de 3 à 7 cm.

Le gros intestin semble être formé d'une série d'ampoules mises les unes au bout des autres et solidarisées par un ruban musculaire. Ces saillies sont séparées par des sillons auxquels correspondent, intérieurement, des crêtes. La première partie du gros

Ce dessin montre le trajet du gros intestin ou côlon. Le gros intestin part de la partie droite de l'abdomen, contourne l'intestin grêle et se termine à l'anus. Il mesure un mètre soixante-dix environ. Son rôle est de mettre en réserve les restes indigestes et de détruire la paroi cellulosique des aliments végétaux. Il produit l'acide folique et la vitamine K, nécessaires à la coagulation du sang.

l'iléon forme une valvule appelée valvule de Bauhin.

Toujours au niveau de la muqueuse, on peut observer de minuscules reliefs qui pendent librement dans le canal intestinal : les villosités intestinales. On en dénombre environ cinq millions. Elles ont pour fonction d'absorber les substances nutritives. En effet, chacune est parcourue par une artériole et par une veinule (en plus du vaisseau lymphatique). L'artère et la veinule se réunissent au bout de la villosité et forment, à leur point d'union, un plexus capillaire. On peut encore noter, au niveau de la muqueuse, l'ouverture de glandes intestinales : au niveau du duodénum, ce sont les glandes de Brünner, tandis que pour le reste de l'intestin grêle on parle des glandes de Lieberkühn. Elles produisent le suc intestinal qui complète la

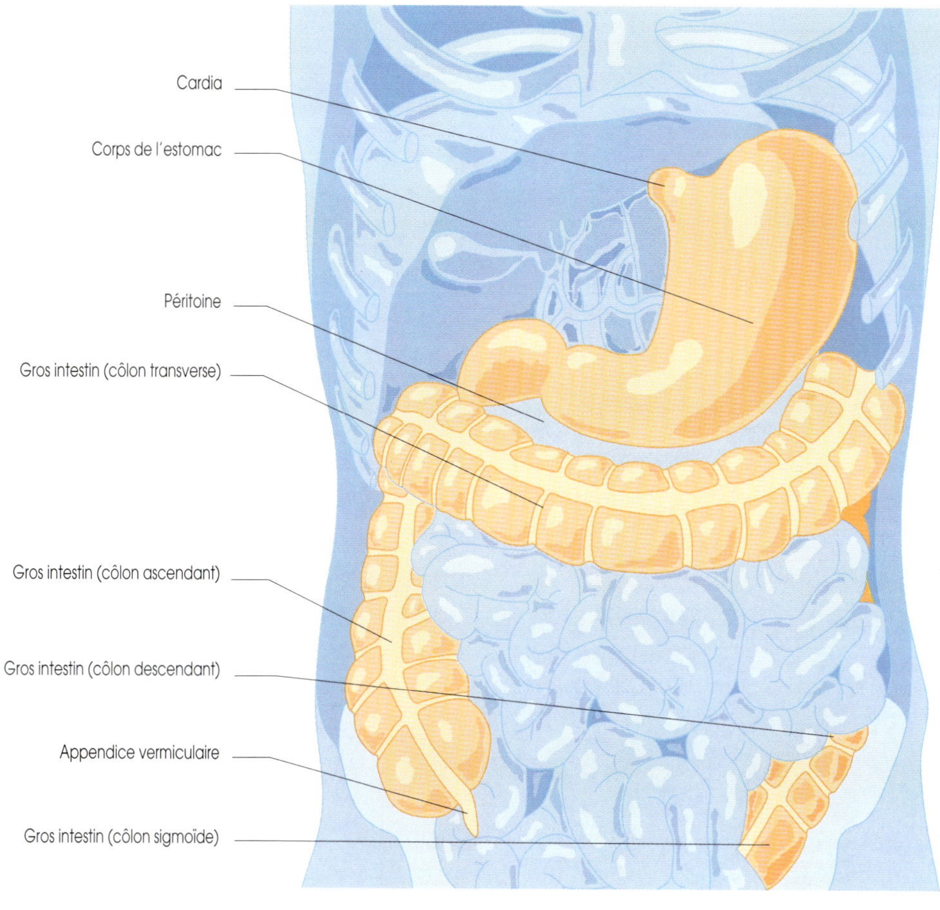

Le pancréas et le foie sont d'une extrême importance pour la digestion. Lors de la digestion des graisses, on observe une synergie évidente entre les deux organes.
Les enzymes contenues dans le suc pancréatique permettent la transformation des aliments et leur prise en charge par le foie et les intestins.

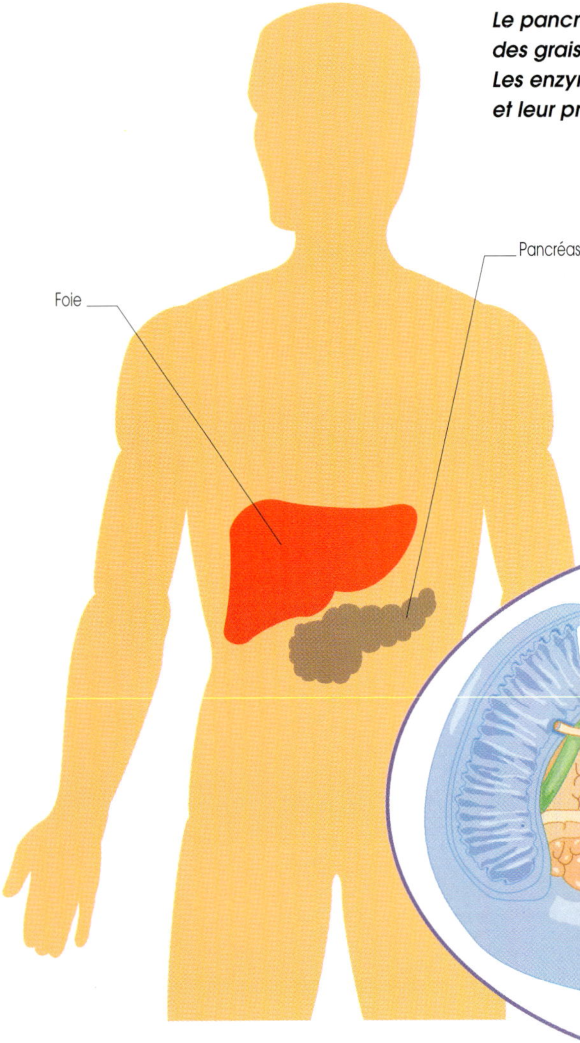

Le pancréas se trouve dans la partie supérieure de l'abdomen, devant la colonne vertébrale et derrière l'estomac. Il produit le suc pancréatique, un ferment digestif, et l'insuline, indispensable à la bonne gestion des glucides dans le métabolisme.

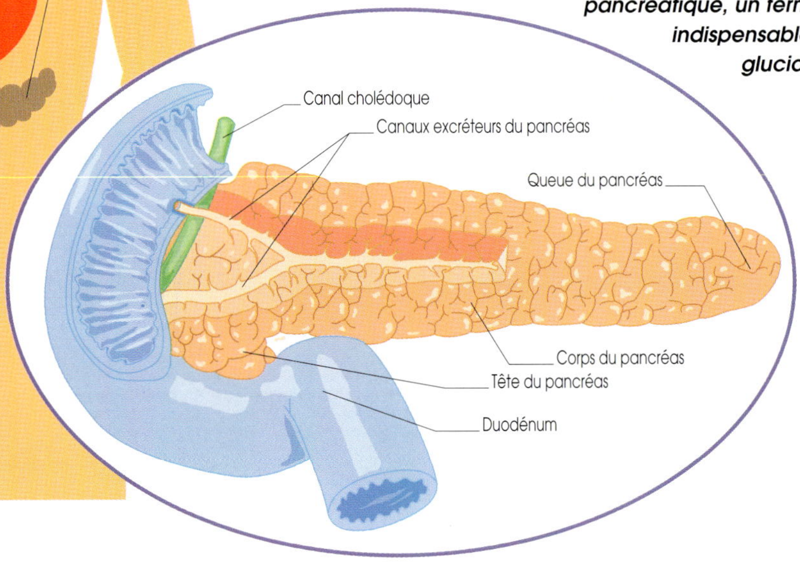

intestin, le cæcum, a la forme d'une ampoule se terminant en cul-de-sac, d'où son nom. Celui-ci est long de 6 à 8 cm, son diamètre varie de 5 à 7 cm et sa capacité se situe aux alentours de 200 ou 300 ml. Dans la partie inférieure et latérale du cæcum un petit conduit se détache, long de 6 à 10 cm et d'un calibre identique à celui d'un crayon, c'est l'appendice cæcale ou vermiforme, ou tout simplement appendice (celui de la fameuse appendicite). Sa situation et sa position varient beaucoup suivant les personnes.

Le côlon ascendant poursuit le cæcum en montant verticalement vers le haut. Au niveau du foie, il change de direction et devient horizontal (et prend le nom de côlon transverse) ; enfin, il décrit un autre angle et redescend vers le bas (côlon descendant). Dans la fosse iliaque gauche, c'est-à-dire au terme de sa descente, il prend alors le nom de côlon iliaque ou côlon sigmoïde et pénètre dans le bassin. Globalement, le côlon embrasse en l'encadrant, toute la masse de l'intestin grêle. La portion terminale du côlon se nomme le rectum ; long de 12 à 14 cm, il a la faculté de se dilater en forme d'ampoule (ampoule rectale) lorsqu'il est plein (son diamètre change en fonction de cette donnée également).

La partie terminale du rectum (et du tube digestif) est constituée par l'anus. Celui-ci est un bref canal de 1,5 à 2 cm situé à une trentaine de millimètres de la pointe du coccyx. Il est entouré de deux muscles, le sphincter interne et le sphincter externe, qui en déterminent l'ouverture ou la fermeture selon la volonté du sujet.

TROIS GLANDES POUR DIGÉRER

Annexées à l'appareil digestif, de nombreuses glandes produisent des sucs responsables de la digestion, au niveau de la bouche et de l'abdomen (foie et pancréas). Par ailleurs estomac et intestins sont dotés de glandes qui leur sont propres.

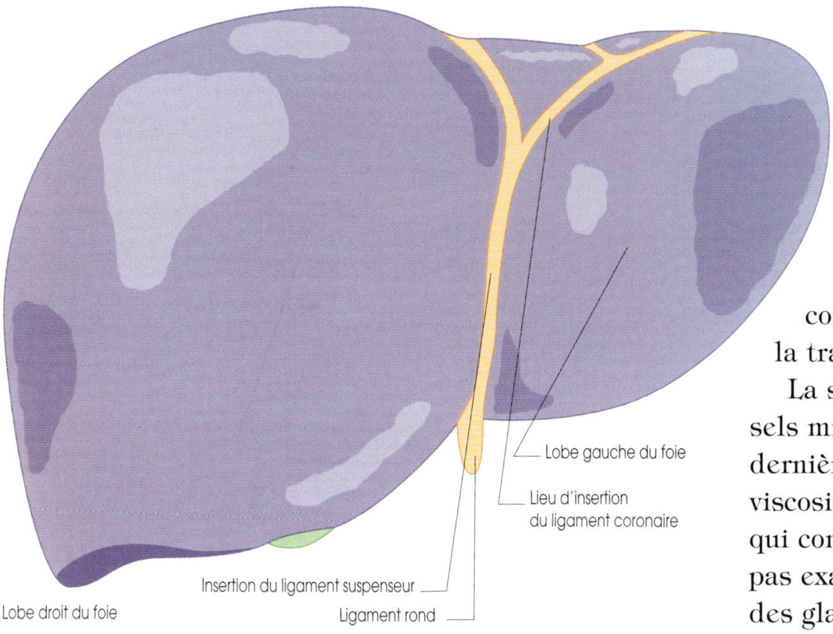

Le foie est la plus volumineuse des glandes de l'organisme et pèse environ deux kilos. Il est constitué de quatre lobes dont un lobe gauche et un lobe droit que l'on peut voir dans le dessin du haut. Le dessin du bas montre la partie inférieure du foie où se trouve le lobe carré et le lobe de Spiegel.

1. Les glandes salivaires

Elles ont pour mission de produire la salive.

Les glandes parotides sont les plus volumineuses de toutes. Elles ont la forme d'un prisme et pèsent entre 25 et 30 g chacune. Elles sont traversées par l'artère carotide interne, la veine jugulaire externe et le nerf auriculo-temporal. Elles déversent la salive dans la bouche par l'intermédiaire du canal de Sténon qui s'ouvre en regard de la deuxième molaire supérieure.

Les glandes sous-maxillaires sont moins volumineuses que les précédentes, elles pèsent seulement 7 à 8 g chacune. Leur conduit excréteur, dit «canal de Wharton», s'ouvre à côté du frein de la langue au sommet d'un petit tubercule, le caroncule sublingual.

La glande sublinguale est la plus petite des glandes salivaires (environ 3 g). Elle possède de nombreux conduits excréteurs dont le principal, le conduit de Rivinus ou de Bartholin, s'ouvre à côté de celui de la glande sous-maxillaire.

Les glandes salivaires sont composées de petites vésicules ou acini, d'où sortent des tubules. Celles-ci se réunissent pour former une partie de la glande ou lobule primitif. Chacun de ces lobules possède un canal excréteur unique qui, en se rassemblant avec de nombreux autres petits canaux similaires, forme le lobule composé. Enfin, les canaux lobulaires débouchent dans un conduit commun. Les acini sécrètent la salive, les canaux la transportent.

La salive contient à peu près 95 % d'eau, 2 % de sels minéraux et 3 % de substances organiques. Ces dernières sont la mucine (qui donne à la salive sa viscosité) et la ptyaline ou amylase salivaire (ferment qui commence la digestion des amidons). La salive n'a pas exactement la même composition dans chacune des glandes salivaires.

2. Le pancréas, une glande mixte

On pourrait comparer le pancréas à une grosse glande salivaire du fait qu'il en est très proche.

Il est disposé transversalement dans la cavité abdominale, derrière l'estomac. Sa partie la plus large (la tête) est encadrée par le duodénum.

Dans la partie inférieure du foie se trouvent 2 petits lobes : le lobe carré et le lobe de Spiegel, ou lobe caudal. On observe à l'autopsie des renfoncements (empreintes dans le foie) provoqués par les organes environnants.

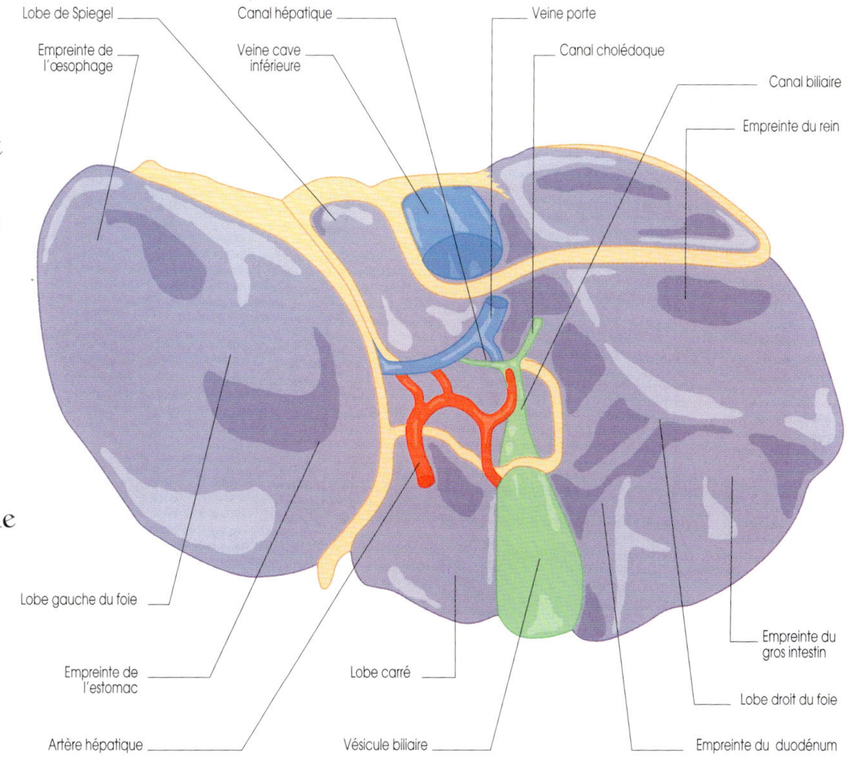

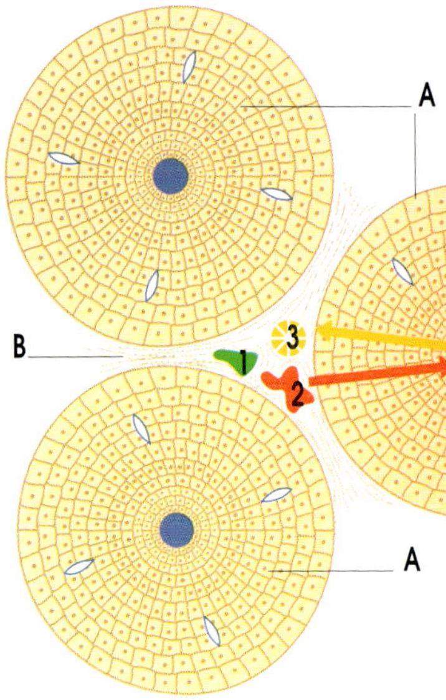

Disposition des lobules hépatiques et d'un espace de Kiernan.
A. Lobule hépatique.
B. Espace de Kiernan.
1. Veine interlobulaire, branche de la veine porte.
2. Artère interlobulaire, branche de l'artère hépatique.
3. Canalicule biliaire intralobulaire.
4. Veine intra-lobulaire, origine des veines sus-hépatiques

Sa forme générale ressemble grossièrement à une feuille de fougère longue de 16 cm, haute de 4 cm et épaisse de 2 cm. Il pèse environ 70 g.

On peut distinguer trois parties dans le pancréas : la tête, le corps et la queue. Un long canal collecteur le parcourt dans toute sa longueur : c'est le canal pancréatique ou canal de Wirsung, dont le diamètre augmente au fur et à mesure qu'il se rapproche de la tête. Ce conduit reçoit de nombreux petits canaux affluents où viennent finir les lobules de la glande.

Le pancréas, comme les glandes salivaires, est constitué de lobules formés à leur tour par de nombreux lobules primitifs, chacun de ceux-ci étant constitué par un ensemble d'acini. Le canal excréteur principal (ou canal de Wirsung), qui sort du pancréas au niveau de la tête, s'unit au canal cholédoque et débouche, avec celui-ci, dans le duodénum au niveau d'un petit renflement appelé ampoule de Vater. Dans la tête du pancréas, le canal de Wirsung donne naissance à un conduit accessoire, le canal de Santorini qui débouche dans l'intestin, deux centimètres au-dessus de l'ampoule de Vater.

Le pancréas produit un liquide, le suc pancréatique, contenant de nombreux ferments digestifs. Son rôle, toutefois, ne se limite pas à cela, il produit également de l'insuline.

3. Le foie, la plus grosse glande de l'organisme

Bien qu'on l'oublie, le foie est une glande et c'est également la plus volumineuse de tout l'organisme.

Les fonctions du foie

Elles sont très nombreuses et certaines d'entre elles ne sont pas encore expliquées. Néanmoins, les principales fonctions connues sont la production de la bile d'une part, et l'élaboration des sucres d'autre part.

De la vésicule, pendant la digestion, la bile est déversée dans l'intestin au moment de l'arrivée des aliments. Cette arrivée détermine en effet une contraction de la vésicule biliaire. La bile est composée d'eau, de sels minéraux, de sels biliaires qui lui donnent sa saveur amère, et de pigments biliaires lui donnant sa couleur qui provient de l'hémoglobine des globules rouges détruits. Le rôle essentiel de la bile est de permettre la digestion des matières grasses et d'en favoriser l'absorption. Par ailleurs, elle stimule la contraction de la musculature intestinale et possède une action antiseptique fort importante vis-à-vis des microbes intestinaux.

La bile

La bile est un liquide limpide, jaune d'or, visqueux. Elle est sécrétée continuellement par les cellules hépatiques, dans une proportion d'environ un litre par jour et s'accumule petit à petit dans la vésicule.

Le foie élabore également les sucres ; en d'autres termes, il constitue une sorte de magasin des sucres de l'organisme. Tous les hydrates de carbone apportés par l'alimentation sont, au cours de la digestion, transformés en glucose. Celui-ci, absorbé par l'intestin, arrive au foie par l'intermédiaire de la veine porte.

Le glycogène est stocké dans le foie qui, en cas de nécessité, le retransforme en glucose et l'injecte dans le sang. De cette façon, le foie régularise de façon très précise le taux de sucre circulant dans le sang. Le pourcentage du sucre présent dans le sang ne varie ainsi que dans des proportions extrêmement faibles, (taux de 1 g pour 1 000). Si le foie n'exécutait pas cette mission de régulation, le glucose se retrouverait en quantité excessive dans le sang après les repas et, inversement, il finirait par disparaître totalement pendant les heures de jeûne (ce qui serait contraire à l'équilibre vital de l'organisme). Le sucre en effet doit toujours être à la disposition des tissus ; lorsqu'il est consommé en grande quan llté (au cours d'un effort physique ou sportif intense, par exemple), les tissus doivent être réapprovisionnés immédiatement et cela ne serait pas possible sans l'intervention du foie.

La propriété tout à fait singulière de fabrication de sucre par le foie a été mise en évidence par Claude

Bernard, au cours de tests de laboratoire. De même, l'absorption du sucre par le foie peut être démontrée en analysant le sang de la veine porte et celui des veines sus-hépatiques après la digestion. Après un repas, tandis que le sang de la veine porte est riche en glucose, le pourcentage du sucre est normal dans celui des veines qui ressortent du foie. Évidemment, le foie conserve le glucose en le transformant en glycogène.

Quand l'organisme est à jeun, on peut constater le phénomène inverse : le sang de la veine porte a un taux de sucre inférieur à la norme tandis que celui des veines sus-hépatiques est encore et toujours égal à la norme (1 g pour 1000).

En plus de la production de la bile et de la gestion du glucose, le foie accomplit un certain nombre d'autres fonctions.

La bile produite par le foie est conduite dans l'intestin par un système de canaux constituant, dans leur ensemble, les voies biliaires. La bile sort du foie par le canal hépatique qui s'unit au canal cystique (provenant de la vésicule biliaire). À eux deux, ils forment le canal cholédoque qui débouche dans le duodénum, au niveau de l'ampoule de Vater. À peu près au même endroit débouche le canal de Wirsung en provenance du pancréas. De ce fait, suc pancréatique et bile se mélangent dans le duodénum et agissent ensemble sur les aliments en provenance de l'estomac.

Le mécanisme de fonctionnement biliaire est simple. La bile descend du foie par le canal hépatique, remonte le long du canal cystique (qui assume la double fonction de canal afférent et déférent de la vésicule biliaire) et s'accumule dans celle-ci. La vésicule biliaire (ou cholécyste) ressemble à une petite poche en forme de poire, dont les parois sont très extensibles et dilatables. On peut distinguer trois parties : un fond, un corps et un col. Les parois sont constituées de fibres musculaires lisses (disposées dans les sens longitudinal et circulaire). À l'intérieur, la paroi est tapissée d'une muqueuse. Dans la vésicule, la bile ne se contente pas d'être emmagasinée, mais elle s'y concentre surtout. Les neuf dixièmes de l'eau contenue dans la bile d'origine hépatique sont réabsorbés dans la vésicule ; autrement dit, sur le litre quotidien de bile fabriqué par le foie, seule une petite partie passera dans les intestins.

Lorsque les aliments passent de l'estomac au duodénum, un mécanisme nerveux et hormonal se déclenche et fait se contracter la vésicule. La bile qui s'y trouve est alors poussée dans l'intestin ; la paroi de la vésicule biliaire sécrète, en plus, un mucus qui se mêle à la bile et lui donne sa viscosité caractéristique.

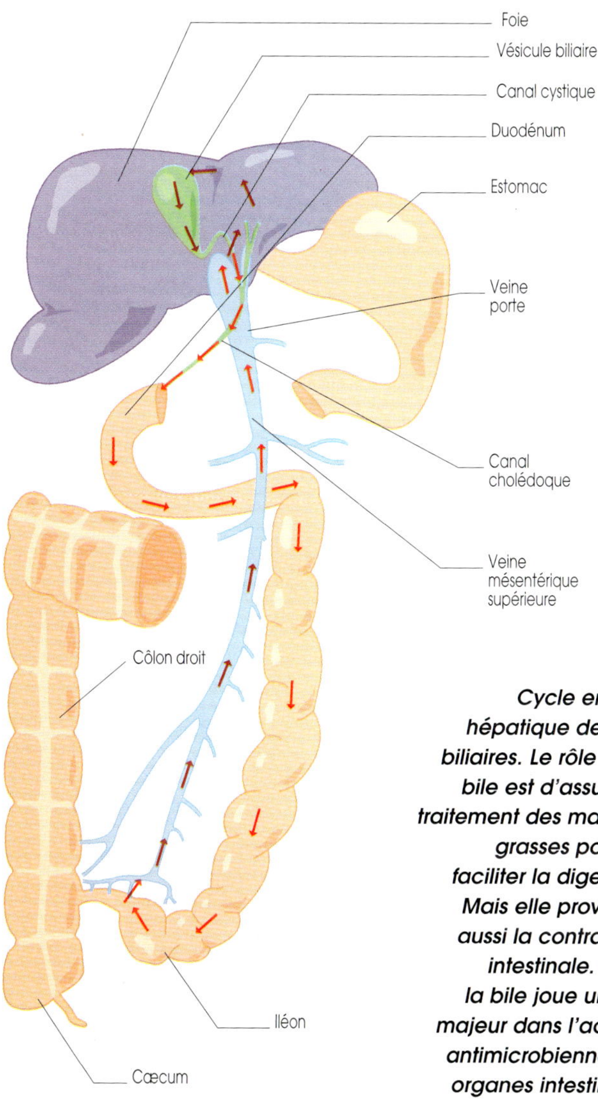

Cycle entéro-hépatique des sels biliaires. Le rôle de la bile est d'assurer le traitement des matières grasses pour en faciliter la digestion. Mais elle provoque aussi la contraction intestinale. Enfin, la bile joue un rôle majeur dans l'activité antimicrobienne des organes intestinaux.

Autres fonctions du foie

Il élabore les graisses amino-acides (produits de la digestion des protéines), arrivées, elles aussi, au foie par le sang de la veine porte. Il possède une action désintoxiquante qui rend inactives de nombreuses substances toxiques absorbées par les intestins. Il produit les substances nécessaires à la coagulation du sang (fibrinogène, prothrombine). Il stocke le fer et le cuivre provenant des aliments ; le fer est libéré par la destruction des globules rouges (il est indispensable à la formation de l'hémoglobine). Il transforme le carotène (provitamine contenue, entre autres dans les carottes) en vitamine A. Il fabrique les globules rouges pendant la vie fœtale. Enfin, il détruit les globules rouges usés.

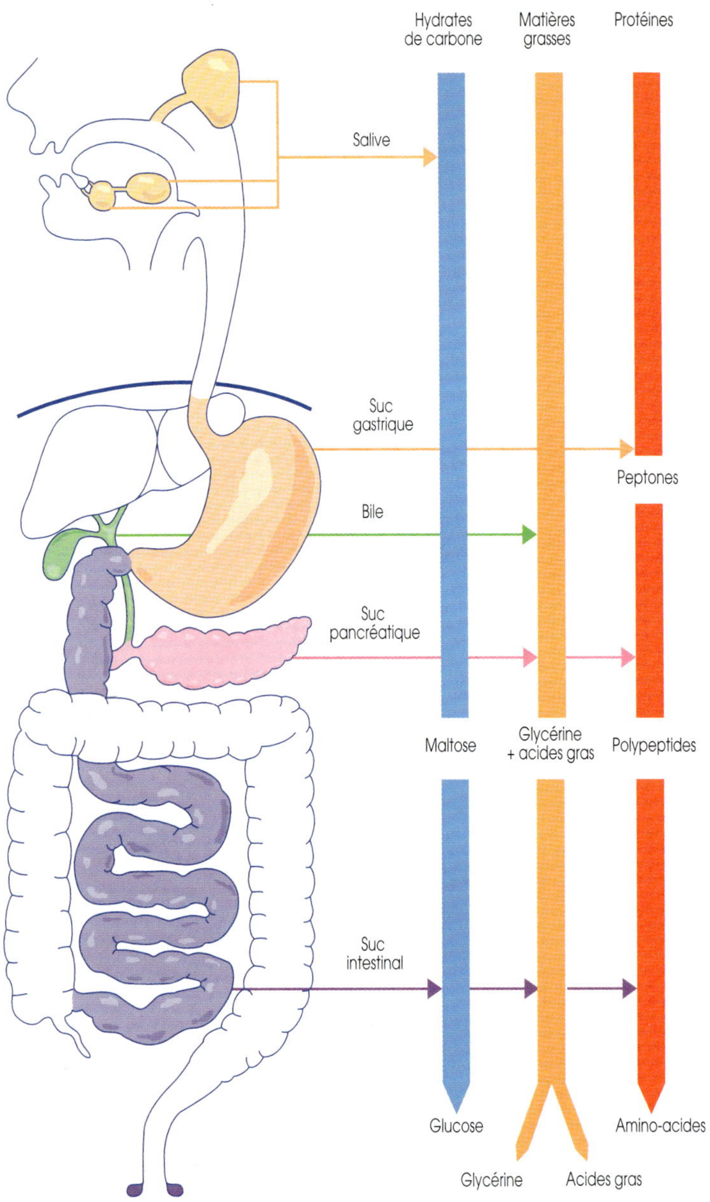

Le schéma montre la transformation des aliments simples au cours de la digestion. Le phénomène de digestion comporte trois phases : buccale, gastrique et intestinale. Le bol alimentaire subit des traitements à chacune de ces phases destinées à préparer les éléments nutritifs pour leur assimilation.

Cette glande possède de très nombreuses fonctions, dont celle de sécréter la bile (indispensable à la digestion), d'accumuler le glucose et de le libérer peu à peu dans le sang, de détruire les poisons absorbés par l'intestin. Il occupe tout l'hypochondre droit, une partie de l'épigastre et se prolonge jusqu'à l'hypochondre gauche. Il est situé sous le diaphragme, au-dessus de l'estomac et de la masse intestinale. Le foie est maintenu fixe dans sa position par de nombreux ligaments et par ses adhérences à la veine cave inférieure. Solidaire, de ce fait, de la face inférieure du diaphragme, le foie suit les mouvements de celui-ci : au cours de l'inspiration il s'abaisse et dépasse vers le bas le niveau des dernières côtes. C'est pourquoi le médecin demande au patient de respirer à fond lorsqu'il doit palper le foie.

Sa couleur est brun-rouge et sa consistance, assez ferme, est dépressible, c'est-à-dire que le foie garde les empreintes des viscères voisins, particulièrement celle du rein, de l'estomac et du côlon sur sa face inférieure.

Dans le foie, on peut distinguer deux parties : une face supérieure, convexe, qui adhère au diaphragme et une face inférieure. Cette dernière est très importante du fait qu'elle reçoit de nombreux vaisseaux. C'est également sur cette face que se trouvent trois sillons disposés en forme de lettre H (deux sillons d'avant en arrière et le dernier transversal). L'un des sillons (antéro-postérieur) est occupé par la vésicule biliaire dans laquelle la bile est stockée. La veine cave passe au fond de ce même sillon. Le sillon transversal (la barre du H) est appelé le hile du foie ; à ce niveau, deux gros vaisseaux sanguins pénètrent dans l'organe (artère hépatique et veine porte) tandis que le conduit hépatique transportant la bile en sort. L'artère hépatique apporte au foie le sang nécessaire à sa nutrition. La veine porte, pour sa part, amène le sang veineux provenant de l'intestin et chargé des produits de la digestion que le foie doit élaborer. Tout le sang qui arrive par ces gros vaisseaux, après s'être réparti dans tout l'organe (par un réseau capillaire très ténu), sort en empruntant les veines sus-hépatiques qui se jettent dans la veine cave inférieure.

La structure du foie

Le foie se compose de nombreux corpuscules de la taille d'un grain de millet. Ils sont visibles à l'œil nu : ce sont les lobules hépatiques. Les lobules sont séparés les uns des autres par des espaces qui s'appellent «espaces de Kiernan» (ou espaces portes) dans lesquels circulent les vaisseaux (provenant de l'artère hépatique et de la veine porte) avant de pénétrer dans les nodules et de s'y ramifier autour des cellules disposées en rayons le long de l'axe du lobule. Après être passé entre les cellules grâce au réseau des capillaires, le sang ressort dans la veine centrale de chaque lobule qui en constitue l'axe.

Toutes les veines centrales confluent en des vaisseaux toujours plus gros jusqu'à former les veines sus-hépatiques qui sortent du foie. En outre, entre les cellules et recueillant la bile qu'elles élaborent, des canalisations biliaires suivent le parcours inverse de celui des vaisseaux. Les canalicules se réunissent

Cette suite de dessins illustre le phénomène de la déglutition. Le bol alimentaire est représenté en vert.
La bouche est le siège d'importantes transformations des aliments, lesquelles sont de trois types : mécanique, c'est la mastication ; physique, la salivation ; et chimique, un ferment contenu dans la salive entrant en action.

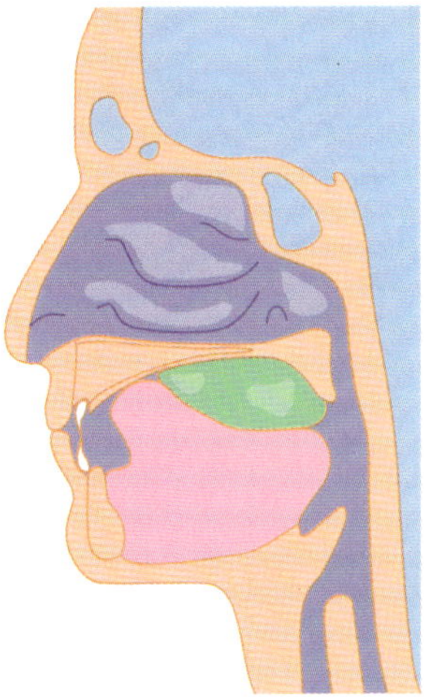
1

La déglutition se fait en trois temps.
Le premier temps, buccal, est celui de la mastication et de la déglutition du bol alimentaire. La langue se soulève contre le palais et pousse le bol dans le pharynx (1, 2, 3). Le deuxième temps, pharyngé, est dû à un mécanisme nerveux réflexe : les voies respiratoires se ferment et le larynx se soulève tandis que le pharynx se contracte (4, 5). Lors du troisième temps, œsophagien, les fibres musculaires de la paroi de l'œsophage se contractent afin de pousser le bol alimentaire vers l'estomac (6, 7).

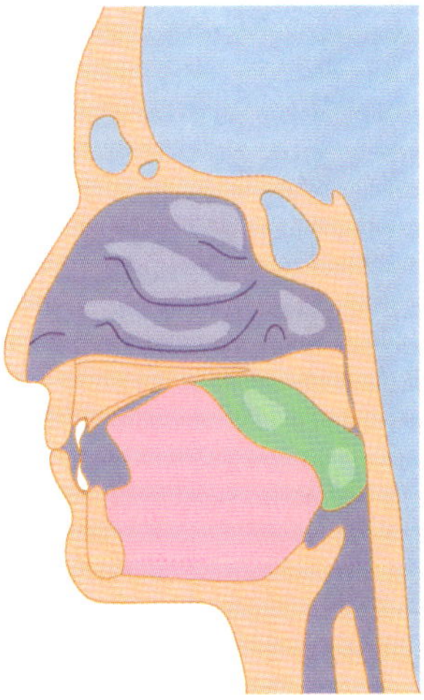
2

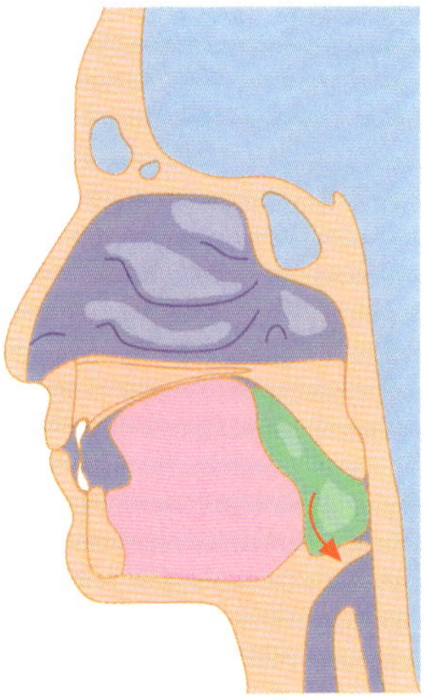
3

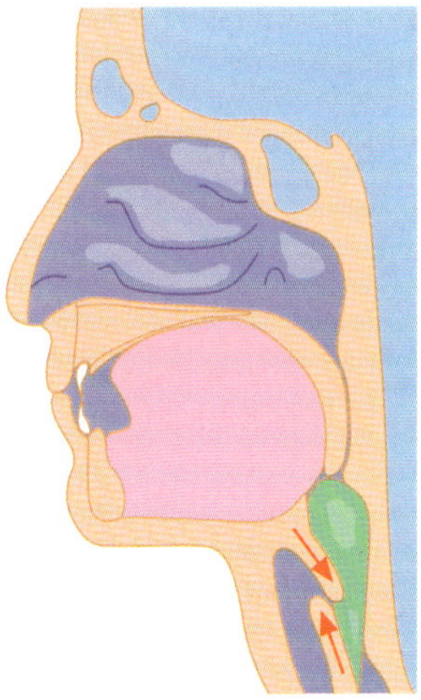
4

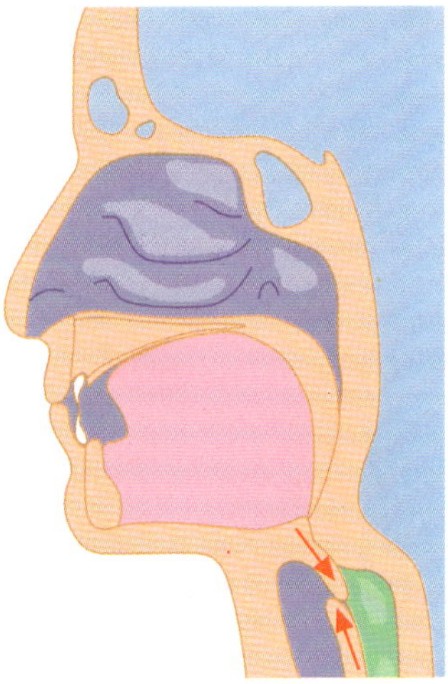
5

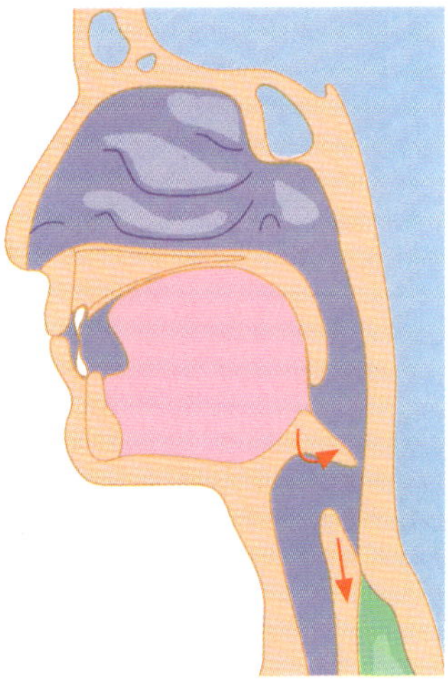
6

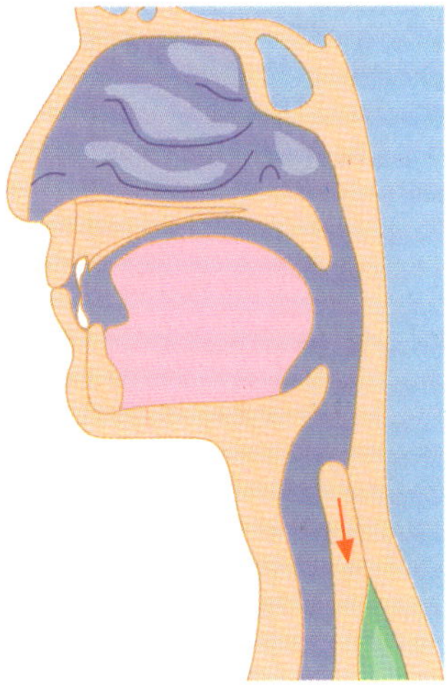
7

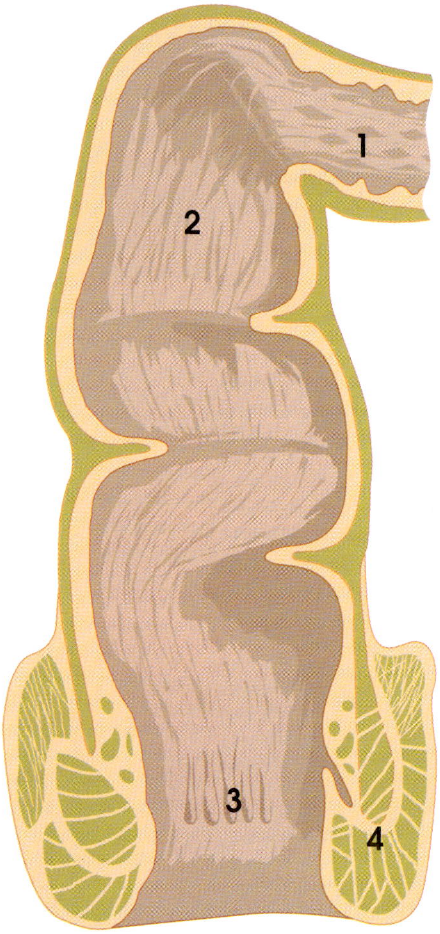

Partie terminale de l'intestin :
1. Côlon sigmoïde.
2. Rectum.
3. Canal anal.
4. Muscle sphincter de l'anus.

La digestion buccale

Les aliments subissent, dans la bouche, d'importantes transformations. Celles-ci sont de trois types : mécanique (mastication), physique (salive), et chimique (action d'un ferment contenu dans la salive). La mastication est rendue possible par des muscles de la face (dits «muscles masticateurs») qui font bouger la mâchoire inférieure alternativement de bas en haut et latéralement (gauche, droite).
La mastication est complétée par l'insalivation. Cette dernière dilue les aliments secs grâce à l'eau contenue dans la salive ; elle amalgame entre eux les divers fragments de nourriture grâce à la mucine ; elle les transforme chimiquement grâce à la ptyaline qui attaque les amidons (maltose et dextrine). L'action de la ptyaline n'est que peu étendue, les aliments ne séjournant dans la bouche qu'un bref instant, toutefois la salive poursuit son action dans l'estomac (où elle a été ingérée en même temps que les aliments).

Sous l'effet des transformations survenues dans la bouche, les aliments sont réduits en une matière

dans les espaces de Kiernan, et forment des canaux biliaires toujours plus gros et sortent du foie par un conduit appelé canal hépatique.

Sous le terme digestion, on regroupe l'ensemble des phénomènes mécaniques, physiques et chimiques qui déterminent la transformation des aliments en substances assimilables par les cellules de l'organisme. Le tube digestif constitue le siège de ces phénomènes qui commencent dans la bouche, se poursuivent dans l'estomac, et se terminent dans l'intestin.

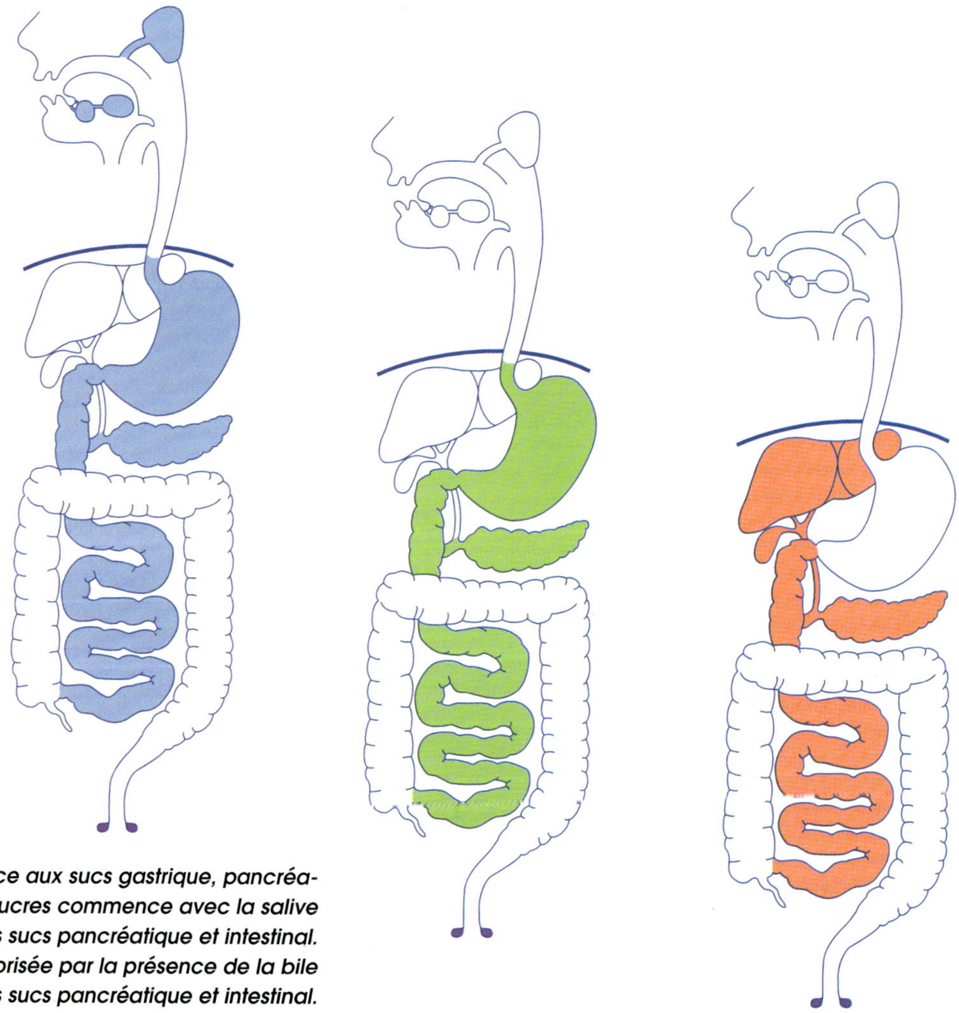

La digestion des protéines est possible grâce aux sucs gastrique, pancréatique et intestinal. La digestion des sucres commence avec la salive et se poursuit avec les sucs pancréatique et intestinal.
La digestion des matières grasses est favorisée par la présence de la bile et dépend des sucs pancréatique et intestinal.

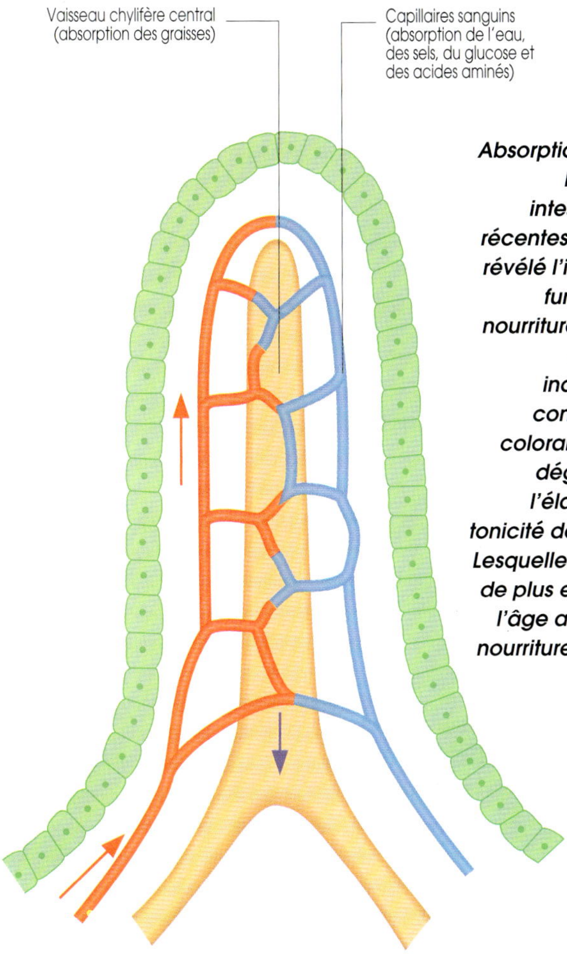

Absorption à travers les villosités intestinales. De récentes études ont révélé l'importance funeste d'une nourriture trop riche en produits industriels tels conservateurs, colorants, etc. qui dégraderaient l'élasticité et la tonicité des villosités. Lesquelles filtreraient de plus en plus mal, l'âge avançant, la nourriture absorbée.

pâteuse que la langue, les joues et les lèvres modèlent en une sorte de boule appelée bol alimentaire. Celui-ci est ensuite dégluti (avalé). La déglutition peut se diviser en trois temps. Le premier temps, buccal, se fait sous contrôle de notre volonté, la bouche obligatoirement fermée ; la langue pousse le bol vers le fond de la bouche. Le deuxième temps, dit pharyngé, dépend d'un mécanisme nerveux réflexe, le mécanisme de fermeture des voies respiratoires se mettant en route automatiquement de même que le voile palatin se relève et ferme les fosses nasales. Le troisième temps, dit œsophagien, dépend également d'un mécanisme réflexe, les fibres musculaires circulaires de l'œsophage se contractent, faisant progresser lentement le bol vers l'estomac, l'empêchant de remonter ou de s'arrêter en route (de ce fait, on peut avaler, même la tête en bas, sans observer de phénomènes de régurgitation).

Tous les réflexes de la déglutition sont déclenchés par l'excitation produite par le passage du bol alimentaire sur le voile du palais et sur la muqueuse des amygdales et du pharynx.

La digestion gastrique

Les bols alimentaires successivement avalés au cours d'un repas s'accumulent dans l'estomac. Là, ils sont imbibés de sucs gastriques et travaillés par les mouvements de l'estomac ; ils se transforment progressivement en chyme. L'estomac achève le travail de trituration et d'émiettement commencé dans la bouche et permet l'étroit mélange de l'ensemble des aliments avec les sucs gastriques. Les mouvements de l'estomac sont de véritables contractions péristaltiques (rythmées et involontaires). Les contractions sont plus importantes au niveau de l'antre (renflement précédant le pylore).

L'acide chlorhydrique est produit par des glandes se trouvant plus particulièrement dans la région de la

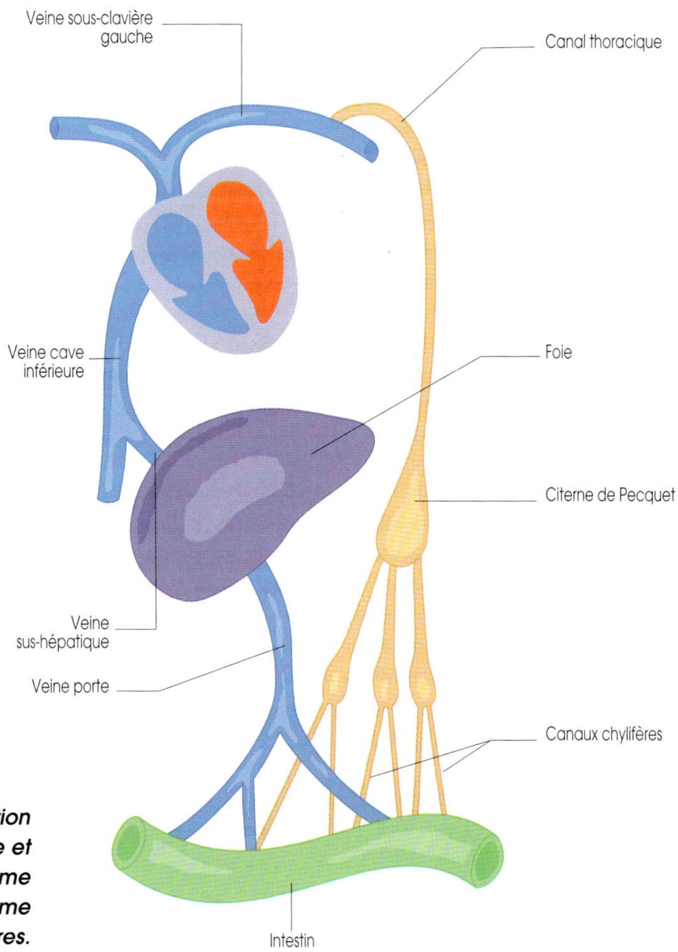

Schéma général de l'assimilation. Le processus entier de la digestion consiste pour l'organisme à s'approprier les aliments qu'il absorbe et à les transformer pour en élaborer sa propre matière. Ce système complexe est animé, notamment, par les organes vitaux comme l'appareil digestif, le cœur, les vaisseaux sanguins et chylifères.

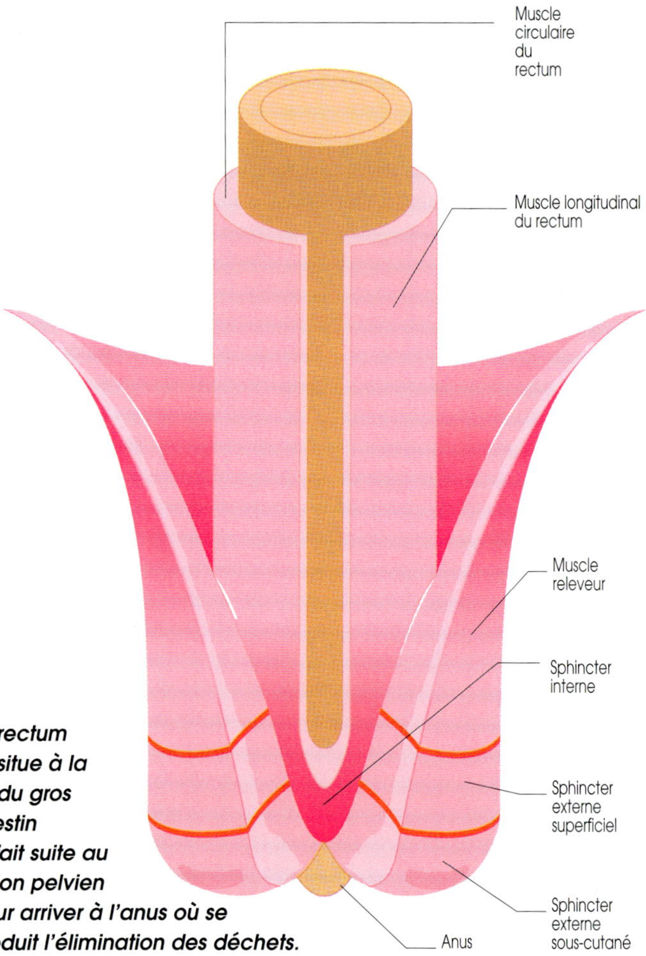

Le rectum se situe à la fin du gros intestin et fait suite au côlon pelvien pour arriver à l'anus où se produit l'élimination des déchets.

grosse tubérosité du fundus. Il a pour fonction de créer un degré d'acidité nécessaire et suffisant pour que la pepsine puisse agir. Autrement dit, il ne produit pas la digestion mais la rend possible. Il dissocie également les fibres de liaison de la viande ; il détruit les germes d'origine alimentaire ; enfin, il favorise l'ouverture du pylore. La pepsine est un enzyme ou ferment qui attaque les substances protéiques et les transforme en peptones et en polypeptides. Ces substances, encore trop complexes pour pouvoir être absorbées telles quelles, sont néanmoins déjà solubles dans l'eau. Elles sont formées par l'union de nombreux amino-acides, lesquels seront ensuite scindés dans l'intestin. Donc, dans l'estomac, la digestion des protéines (c'est-à-dire des principaux composants de la viande) n'est que commencée, elle se poursuivra dans l'intestin. La présure coagule le lait, faisant précipiter la caséine (cette dernière – substance protéique – pouvant être digérée par la pepsine). La mucine, sécrétée par les cellules muqueuses de tout l'estomac a pour tâche de protéger la muqueuse de l'activité du suc gastrique. En effet, comme tout tissu vivant, la paroi de l'estomac est constituée de protéines qui pourraient être attaquées par le suc gastrique si la mucine ne constituait pas une barrière efficace de défense. L'estomac pourrait, en somme, être digéré par lui-même ; un phénomène de ce genre se produit lors de l'ulcère gastrique.

Par l'effet de la digestion gastrique, les aliments sont réduits en une sorte de pâte semi-liquide que l'on appelle le chyme. Celui-ci se déverse peu à peu dans le duodénum grâce aux contractions péristaltiques de l'estomac.

La sécrétion gastrique est sous la dépendance d'une double régulation, nerveuse et chimique. Le mécanisme nerveux intervient d'abord, et ce, dès le commencement du repas. Il détermine la sécrétion d'un suc à haut pouvoir digestif. Cette sécrétion physique est déclenchée par la vue, l'odeur et la saveur des aliments. Le mécanisme chimique prend ensuite le relais ; le suc produit par le phénomène chimique apparaît environ une demi-heure après que les aliments sont arrivés dans l'estomac. Ce dernier commence à se vider après avoir été rempli. C'est l'acidité gastrique qui règle le jeu du sphincter pylorique. En effet, le pylore se referme après qu'une certaine quantité de chyme a pénétré dans le duodénum et s'ouvre seulement lorsque l'acidité de

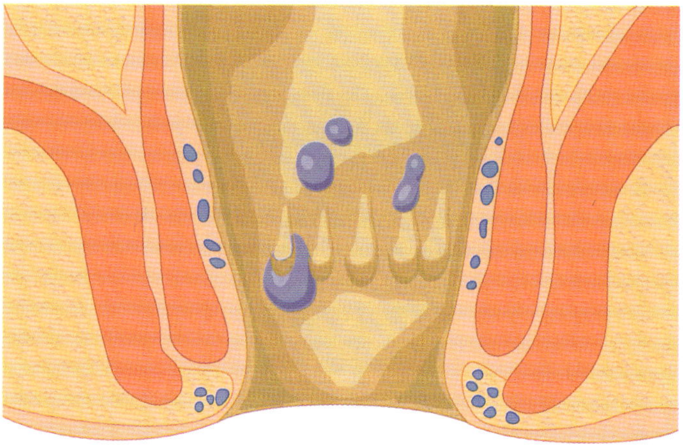

Les hémorroïdes peuvent être favorisées par une influence héréditaire mais aussi par une constipation chronique, des colites... Les hémorroïdes, souvent gênantes mais sans gravité, peuvent être soignées en procédant à leur cautérisation.

ce chyme a été neutralisée par les sécrétions du foie et du pancréas. Il s'agit d'un fonctionnement réflexe dû et incorporé au système nerveux.

La digestion intestinale

Les amidons, les sucres, ainsi que les matières grasses passent sans changement de la bouche à l'intestin ; seuls les amidons cuits sont en partie modifiés par la ptyaline de la salive. Comme on le voit, lorsque les aliments arrivent dans l'intestin, la majeure partie du travail de digestion reste encore à faire.

L'intestin intervient grâce à trois types de sécrétions : la bile (produite par le foie), le suc pancréatique et le suc intestinal. La bile provient de la vésicule biliaire. À la sortie de cet organe, elle contient de la mucine, des sels minéraux, du cholestérol, des sels biliaires et des pigments. Il ne s'agit donc pas à proprement parler d'un suc digestif puisqu'il lui manque les ferments capables de modifier chimiquement les substances alimentaires.

Principales localisations des ulcères gastro-duodénaux :
1. Petite courbure.
2. Bulbe duodénal.
3. Cardia.
4. Grande courbure.
5. Pylore.
6. Duodénum.

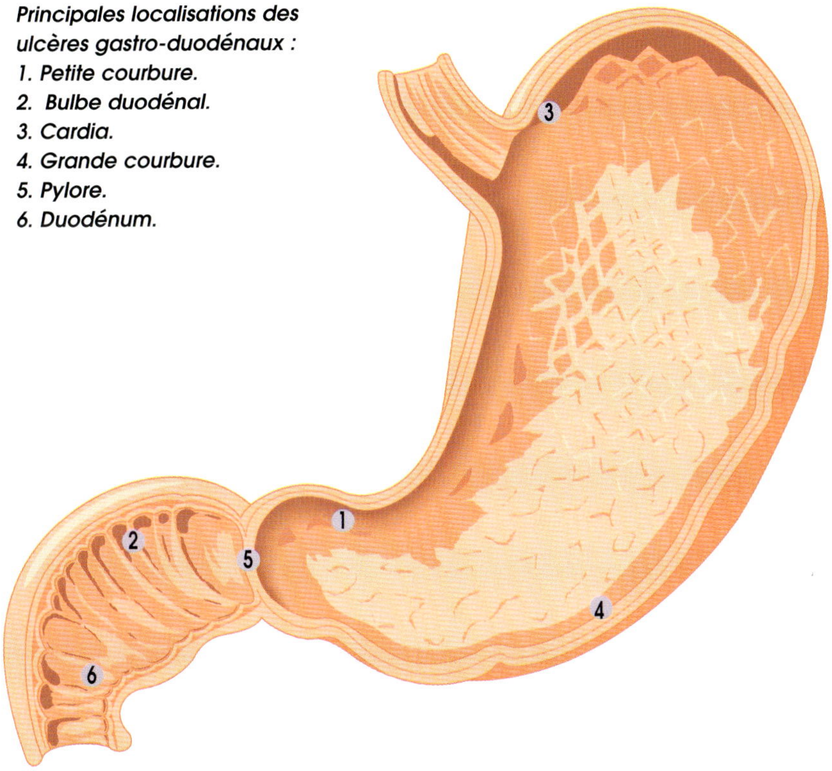

Elle accomplit toutefois une fonction importante : elle émulsionne les matières grasses, les préparant ainsi à être digérées par les enzymes des sucs intestinal et pancréatique. Sous l'action de la bile, les grosses gouttes se fragmentent en petites gouttes beaucoup plus facilement attaquables par les ferments. Lorsque les matières grasses auront été digérées (c'est-à-dire dissociées de leurs composants : glycérine et acides gras), cette même bile s'associera aux acides gras pour en permettre l'absorption.

La bile occupe également une autre fonction importante en neutralisant l'acidité du chyme gastrique au moment où il arrive dans le duodénum. En effet, les enzymes intestinaux ne peuvent agir que dans une ambiance alcaline, sans laquelle la digestion intestinale ne saurait avoir lieu. Enfin, la bile facilite l'absorption du calcium, renforce les mouvements péristaltiques de l'intestin, assure le bon équilibre du milieu microbien intestinal en empêchant le développement de certaines espèces bactériennes nocives.

Afin de sécréter son suc, le pancréas doit être stimulé par une hormone, la sécrétine. Cette dernière est produite par l'action du chyme acide sur la muqueuse duodénale. La sécrétion pancréatique est également stimulée par le système nerveux. Le suc pancréatique s'écoule dans le duodénum en même temps que la bile.

Les substances organiques comprennent trois types d'enzymes : la trypsine, une amylase et une lipase. L'amylase pancréatique agit comme la ptyaline de la salive, mais d'une façon beaucoup plus énergique, elle transforme les amidons en maltose. La lipase émulsionne et saponifie les matières grasses en les transformant partiellement en acides gras et en glycérine. La trypsine, enfin, attaque les substances protéiques, elle continue le travail partiellement exécuté par la pepsine de l'estomac, agissant sur les polypeptides et les transformant en amino-acides.

Le suc intestinal est produit par les nombreuses glandes contenues dans l'intestin (glandes de Lieberkühn).

Parmi les sels minéraux les plus importants ce sont les carbonates qui donnent au suc gastrique sa réaction alcaline.

Les substances organiques présentes dans le suc intestinal sont constituées de six ferments principaux : l'amylase, la maltase, l'invertine (ou saccharase), la lactase, la lipase et l'érepsine. En outre, le duodénum sécrète une mucine qui a, comme d'habitude, la faculté de protéger la muqueuse duodénale contre l'acidité du chyme gastrique tant qu'il n'est pas encore neutralisé par les sucs intestinaux. Les ferments des sucs intestinaux agissent comme ceci : l'amylase transforme les amidons en maltose ; la maltase scinde le maltose en deux molécules de glucose ; l'invertine scinde le saccharose en glucose et en lévulose ; la lactase exécute la même opération sur le lactose, le scindant en glucose et en galactose ; l'érepsine, enfin, attaque les polypeptides en les transformant en amino-acides.

À la fin de la digestion intestinale, à part l'eau et les sels minéraux qui sont absorbés sans modification, toutes les substances alimentaires ont été transformées de façon à pouvoir traverser la muqueuse intestinale.

Le chyme devient chyle

L'absorption des substances se fait progressivement, au cours de la lente progression du contenu intestinal. Le chyle subit, en plus du traitement chimique, un traitement mécanique. L'intestin est en effet animé de contractions pendulaires, segmentaires et péristaltiques.

La valvule iléo-cæcale est traversée sous l'effet d'une contraction péristaltique brusque et se ferme toute de suite après pour éviter le retour du chyle dans l'intestin grêle.

Il ne se passe plus aucun véritable phénomène digestif, à proprement parler, dans le gros intestin. À ce niveau de progression, le contenu intestinal ne possède presque plus aucune substance nutritive. Il sera donc peu à peu transformé en matière fécale, perdant une grande partie de son eau et subissant des transformations particulières opérées par des germes intestinaux. La réduction de la quantité d'eau contenue dans le chyle se produit essentiellement dans le côlon ascendant, dans lequel les mouvements pendulaires sont accentués. Le contenu intestinal, ainsi privé d'eau, est poussé par des contractions péristaltiques énergiques dans le côlon tranverse et dans le côlon descendant. Celui-ci est atteint environ neuf heures après que les aliments ont quitté l'estomac. Les résidus de la digestion sont expulsés par la défécation. Après un temps variable, (entre seize et dix-huit heures) on a, dans le côlon sigmoïde, une accumulation suffisante de matières qui passent dans le rectum. La distension de l'ampoule rectale provoque aussitôt le besoin d'expulser les matières présentes. La défécation est un acte réflexe qui a pour origine une sensibilité de la paroi rectale à la distension, mais que la volonté peut contrôler et arrêter, du moins pendant un certain temps.

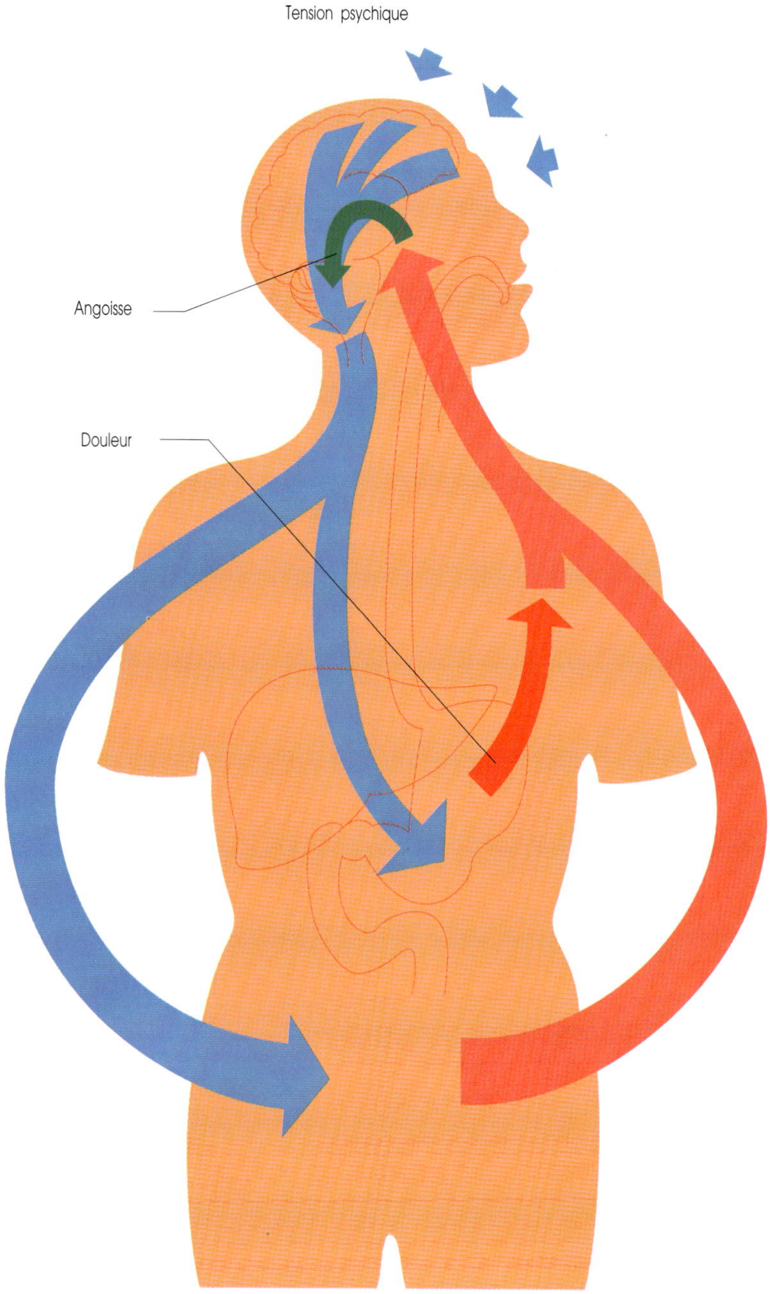

Dans bien des cas, l'ulcère gastro-intestinal est une affection psychosomatique liée au stress, à l'angoisse... Les tensions psychiques agissent sur le système nerveux sympathique, ce qui augmente la production d'acide gastrique. Cette interaction peut mener à un ulcère gastro-intestinal aigu.

L'APPAREIL URINAIRE

Dès que nous mangeons, des déchets se forment dans nos tissus puis se déversent dans notre sang. Ces déchets sont toxiques pour notre organisme et doivent être éliminés pour ne pas mettre notre vie en péril. L'appareil urinaire a donc pour tâche d'extraire du sang les substances nocives et de les éliminer (après les avoir dissoutes dans de l'eau) sous forme d'urine ; on parle alors du phénomène d'excrétion. La fonction du rein est triple : il filtre le sang pour l'épurer, il détermine la quantité d'eau nécessaire à l'excrétion, enfin il contrôle la quantité d'eau restant dans notre corps afin de maintenir le volume vital constant (notre organisme est constitué de 60 à 80% d'eau). Il est aussi le siège d'hydroxylation de la vitamine D et synthétise l'érythropoïétine qui a un rôle dans la synthèse des globules rouges.

LES REINS FILTRES DE L'ORGANISME

Les reins sont situés dans la cavité abdominale, de part et d'autre de la colonne vertébrale, en arrière de l'épiploon ; ils se projettent de la douzième vertèbre thoracique (où s'insère la dernière côte) à la troisième vertèbre lombaire. Ils sont en rapport, à droite, avec le côlon ascendant, à gauche, avec le côlon descendant. Les reins sont en forme de haricot, d'une consistance assez résistante et de couleur rouge foncé.
Ils mesurent environ 12 cm de long par 6 cm de large par 3 cm d'épaisseur et pèsent chacun aux alentours de 125 g chez la femme, de 145 g chez l'homme.

L'appareil urinaire

L'appareil urinaire se compose des deux reins (organes actifs de l'excrétion), des deux bassinets rénaux avec leur uretère respectif (conduisant l'urine jusqu'à la vessie), de la vessie (réservoir de l'urine), enfin, de l'urètre (canal par lequel l'urine est évacuée à l'extérieur du corps).

Représentation schématique des reins et du système uro-génital de l'homme (à gauche) et de la femme (à droite).

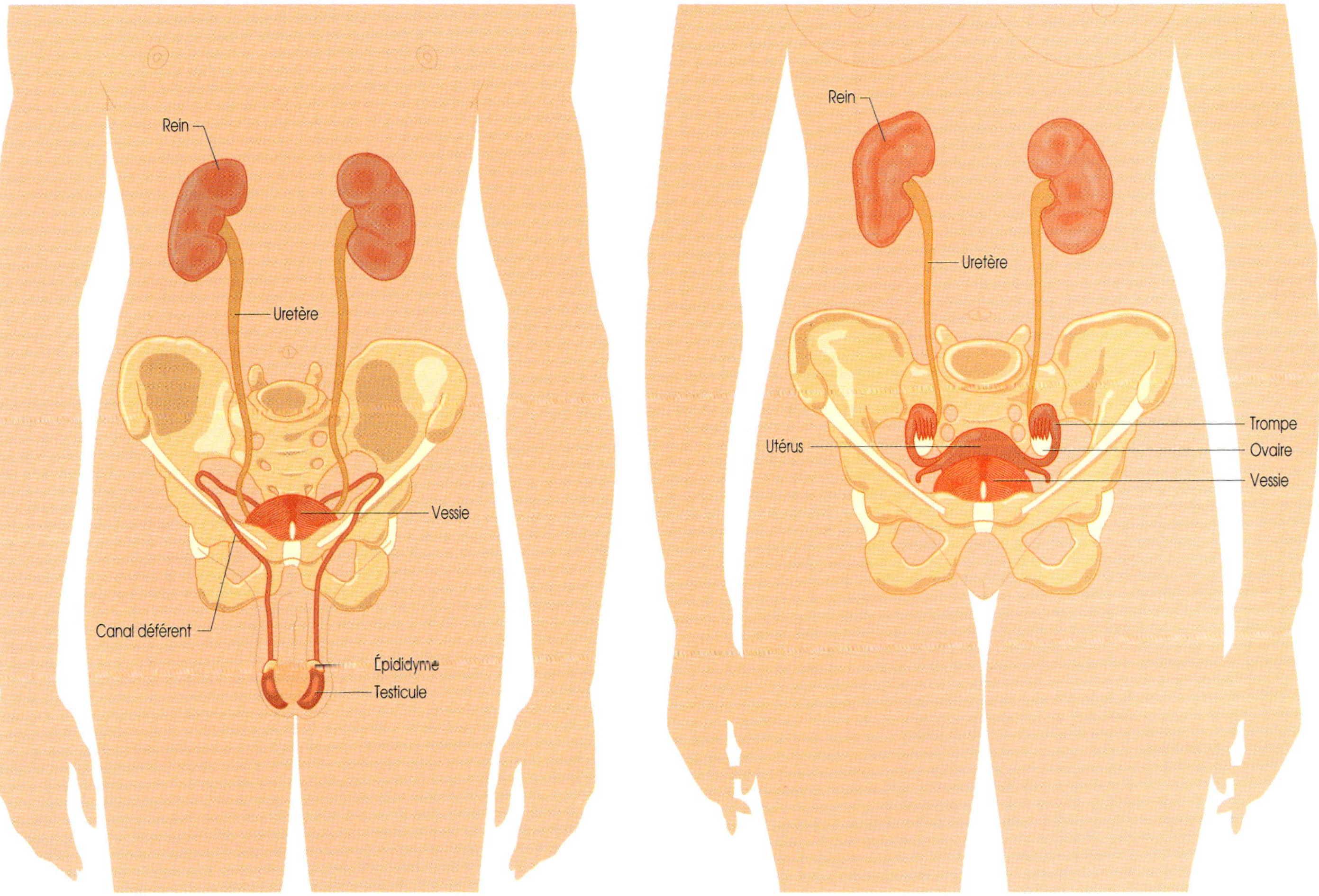

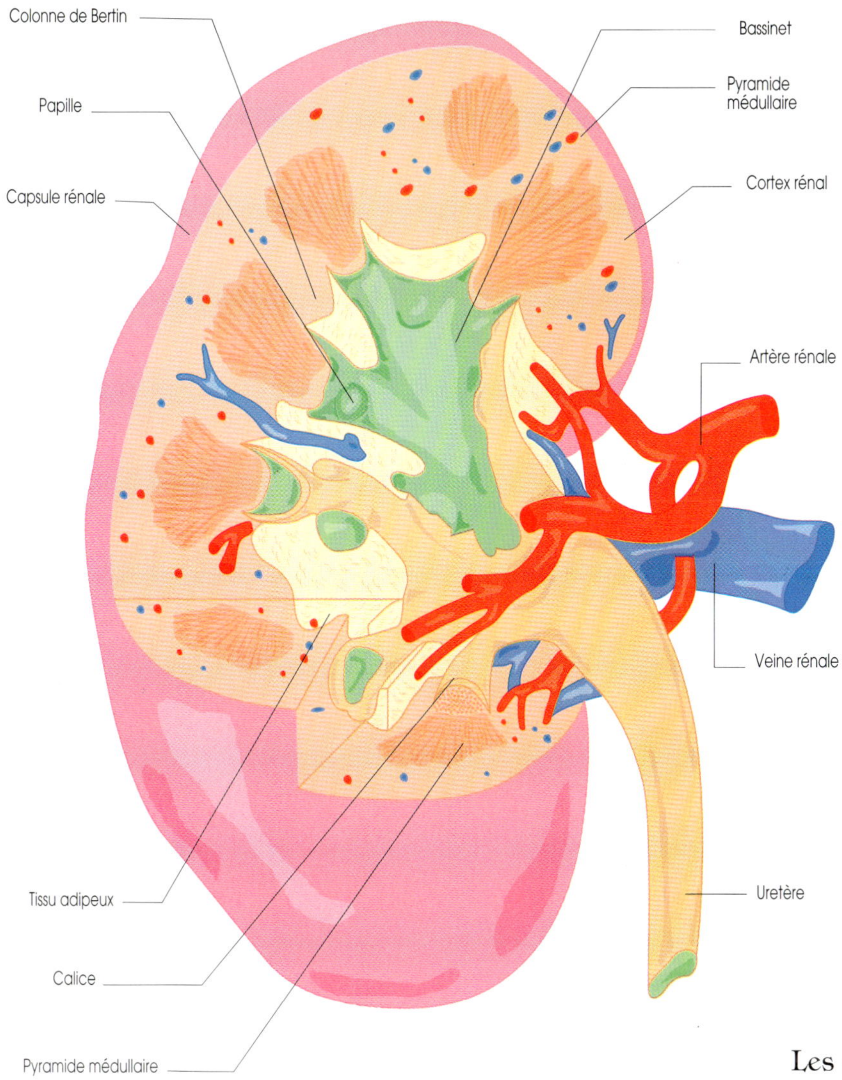

Le bassinet rénal

Formé par la confluence des calices, le bassinet rénal a la forme d'un entonnoir afin de recueillir l'urine s'écoulant des calices. Ses parois comportent une couche musculaire qui se continue, en remontant, sur les calices et les papilles au niveau desquelles elle s'épaissit pour former le sphincter de la papille. La partie rétrécie du bassinet se continue par l'uretère.

Coupe schématique du rein. L'uretère qui fait suite au bassinet conduit l'urine formée dans le rein jusqu'à la vessie. Au niveau du hile on trouve d'avant en arrière, la veine rénale, l'artère rénale et l'uretère.

Les deux reins ne sont jamais parfaitement identiques ; en général, le droit est plus volumineux que le gauche qui, lui, est un peu plus haut.

On distingue, pour chaque rein, deux bords (l'un externe, convexe, l'autre interne, concave qui présente une dépression dans laquelle les vaisseaux entrent ou sortent de l'organe), deux faces et deux pôles. Les pôles supérieurs sont recouverts d'un organe en forme de coussinet écrasé : les glandes surrénales. Les reins sont enveloppés d'une couche de tissu de liaison riche en graisses, qui les maintient dans leur position. Ces moyens de soutien ne sont cependant pas extrêmement solides, ce qui explique que les reins puissent, dans certaines occasions, glisser vers le bas. On peut constater, au niveau des reins (comme pour d'autres organes), certaines anomalies congénitales comme la présence d'un seul rein ou bien de trois au lieu de deux, ou encore des formes ou des emplacements inhabituels.

Les reins constituent le véritable filtre du sang. Anatomiquement, le rein est constitué d'une zone externe plus foncée et plus compacte dite «zone corticale» et d'une zone interne plus claire, moins compacte, dite «zone médullaire». La substance médullaire contient un certain nombre de divisions appelées pyramides de Malpighi. Le sommet arrondi de ces pyramides est appelé «papille». L'urine s'écoulant goutte à goutte de la papille est collectée par un «calice rénal» se trouvant juste au-dessous d'elle.

Les petits calices se déversent dans les grands calices qui, à leur tour, débouchent dans une cavité plus importante : le «bassinet rénal» (un pour chaque rein). Microscopiques, les pyramides de Malpighi sont constituées des «glomérules», véritables éléments filtrants du sang. Le glomérule est formé d'un capillaire sanguin pelotonné sur lui-même et entouré par la «capsule de Bowmann». Les substances filtrées dans le sang par le capillaire et la capsule s'écoulent dans un tubule qui s'unit ensuite à d'autres formant ainsi le «tubule papillaire» qui débouche au sommet de

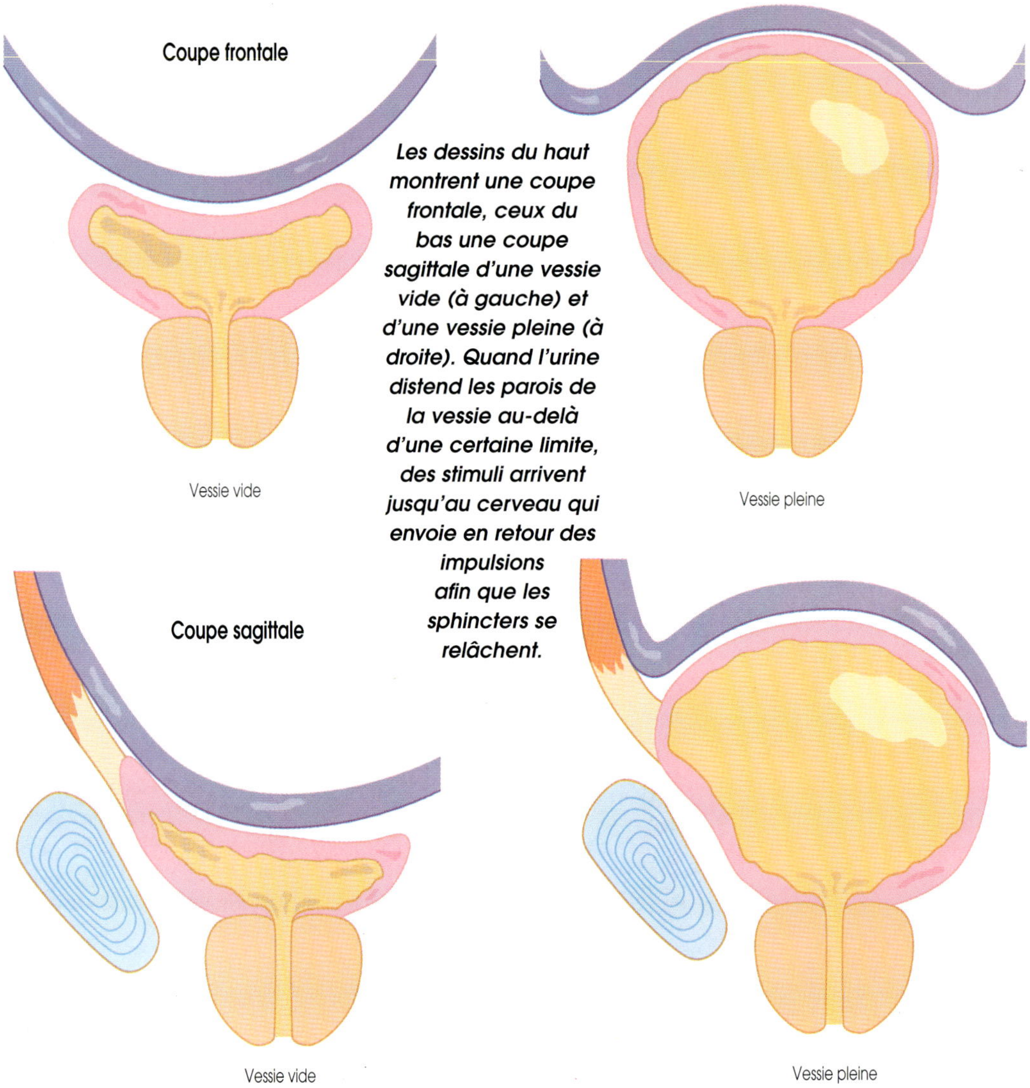

Les dessins du haut montrent une coupe frontale, ceux du bas une coupe sagittale d'une vessie vide (à gauche) et d'une vessie pleine (à droite). Quand l'urine distend les parois de la vessie au-delà d'une certaine limite, des stimuli arrivent jusqu'au cerveau qui envoie en retour des impulsions afin que les sphincters se relâchent.

la papille de chaque calice. Les capillaires des glomérules ne sont pas des capillaires comme les autres, il s'agit en réalité d'artérioles microscopiques qui s'arborisent dans le but d'augmenter la surface d'échange pour pouvoir filtrer. Ces artérioles dérivent des ramifications de l'artère rénale. Les veines, qui emmènent le sang purifié, se rassemblent dans deux veines rénales qui sortent de l'organe au niveau de sa partie concave (accompagnant l'artère rénale) et se jettent dans la veine cave inférieure. L'urine produite par le rein est éliminée par les voies urinaires, successivement formées du bassinet rénal, de l'uretère, de la vessie et de l'urètre.

LES URETÈRES

Nous possédons deux uretères, puisque, comme le bassinet rénal, ils font suite à chacun des deux reins.

Les uretères sont des canaux longs d'une trentaine de centimètres environ, conduisant l'urine contenue dans les bassinets vers la vessie.

L'ouverture des uretères, en forme de bec-de-lièvre, se trouve située dans la partie postérieure de la vessie.

LA VESSIE

La vessie est le réservoir unique où l'urine en provenance des deux reins s'accumule avant d'être évacuée. C'est un organe musculaire creux, situé dans le petit bassin, derrière l'os du pubis dont la paroi postérieure se trouve devant l'utérus chez la femme ou devant le rectum chez l'homme. La capacité de la vessie est difficile à calculer, on l'évalue cependant à une moyenne de 350 ml. L'envie d'uriner se produit toujours avant que la vessie ne soit complètement pleine par une stimulation des parois de la vessie, lorsqu'elles sont distendues au-delà d'une certaine limite. Ces parois ont la particularité de pouvoir se dilater si, après qu'elles ont émis une première alerte, la vessie n'est pas instantanément vidée. L'envie d'uriner se calme alors momentanément pour revenir un peu plus tard.

Les parois peuvent se distendre plus facilement chez la femme que chez l'homme, ce qui explique que la moyenne des mictions journalières chez certaines femmes soit inférieure à celle des hommes. La grande élasticité de la vessie est due aux muscles qui l'entourent. Les fibres musculaires (un des muscles s'appelle le «détrusor»), disposées sur trois couches dans toutes les directions, permet à l'organe de se dilater puis de se retendre dès que l'urine est évacuée.

Le trajet des uretères à travers la paroi de la vessie fait que ces conduits sont soumis à la pression qui se développe lorsque l'urine s'accumule. La pression de la paroi bloque ainsi les orifices des uretères de sorte que l'urine ne peut normalement remonter vers les reins. À l'autre extrémité, autour de l'orifice de l'urètre se trouve un double anneau musculaire, l'un à l'intérieur de la vessie (sphincter interne), l'autre à l'extérieur (sphincter externe). Le premier, formé de fibres lisses, échappe au contrôle de la volonté et il s'ouvre de lui-même lorsque la pression à l'intérieur de la vessie dépasse un certain seuil. Au contraire, le sphincter externe, constitué de fibres striées, est soumis au contrôle de la volonté ; il peut cependant se relâcher, contre la volonté, si la pression est franchement trop excessive. Les uretères sont innervés au point de vue sensibilité ce qui explique certaines douleurs en rapport avec leurs pathologies.

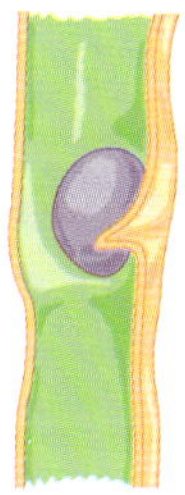

L'URÈTRE

Ce conduit véhicule l'urine de la vessie vers l'extérieur. Il est beaucoup plus long pour l'homme (environ 25 cm) que pour la femme (environ 3 cm) chez qui il débouche en avant du vagin au niveau de la vulve. Chez l'homme, dès la sortie de la vessie, l'urètre est enveloppé par la prostate ; à ce niveau, il reçoit les embouchures des vésicules séminales. Ensuite, à travers le plancher pelvien, il entre dans le pénis, enveloppé par le corps spongieux et le parcourt dans toute sa longueur. Il débouche à l'extérieur, au sommet du gland après s'être dilaté dans une fossette appelée «fosse naviculaire».

LA MICTION

La sécrétion d'urine est continue et son cheminement la conduit à la vessie où elle s'accumule. Lorsque celle-ci subit une trop forte pression, nous ressentons le besoin d'uriner. Des stimuli partent de la paroi vésicale, passent par les nerfs pelviens et hypogastriques pour arriver au cerveau. Ce dernier envoie des impulsions qui tendent à relâcher les sphincters et à contracter les muscles de la paroi vésicale. Ce réflexe n'est spontané que chez le petit enfant et l'animal non dressé. Au contraire, chez

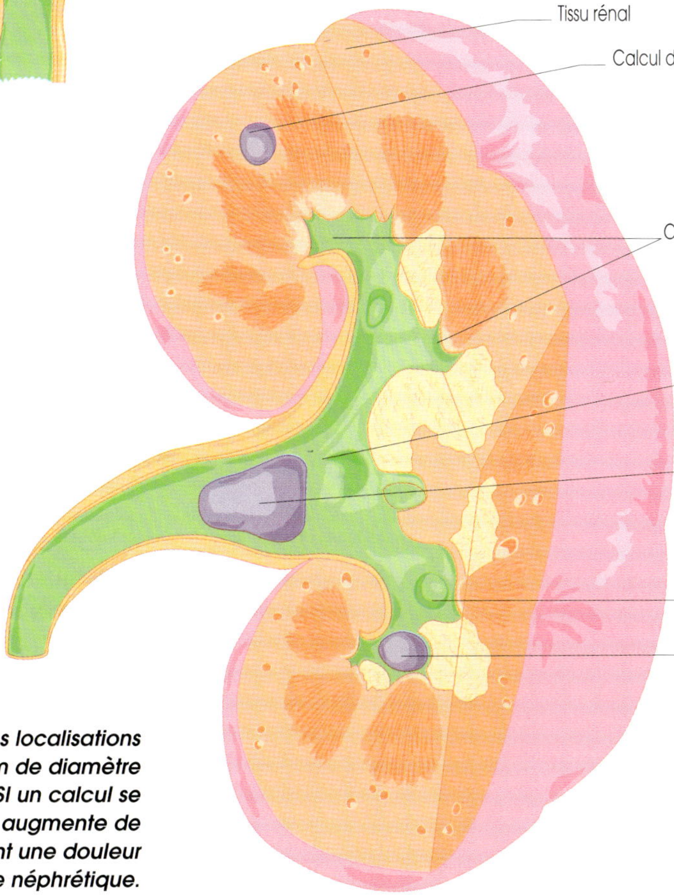

Cette coupe longitudinale du rein montre différentes localisations possibles de calculs. En général, les calculs de 5 mm de diamètre atteignent la vessie plus ou moins facilement. Si un calcul se bloque au niveau d'un rétrécissement urétéral, il augmente de volume mais parfois force ce barrage occasionnant une douleur spasmodique appelée colique néphrétique.

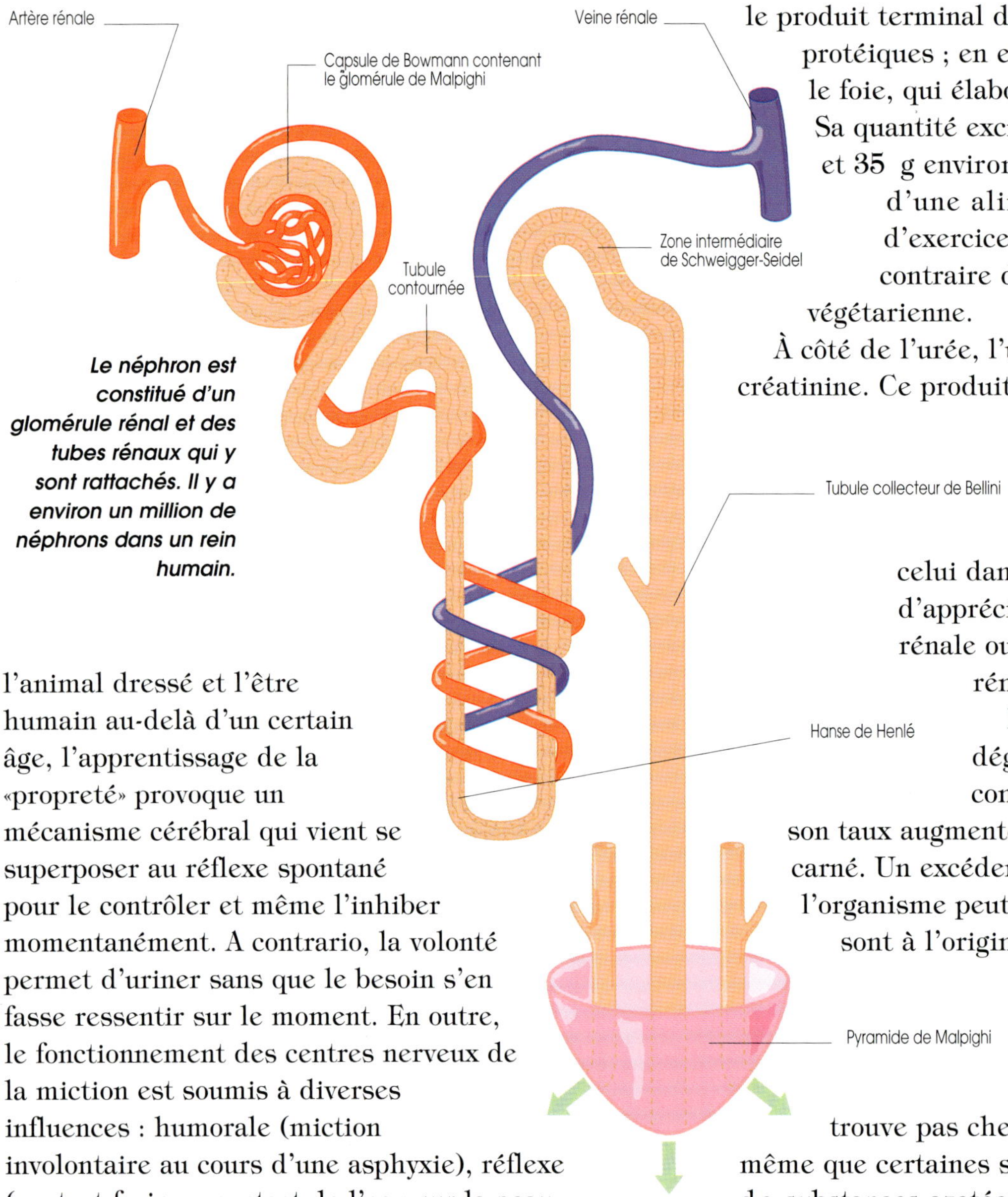

Le néphron est constitué d'un glomérule rénal et des tubes rénaux qui y sont rattachés. Il y a environ un million de néphrons dans un rein humain.

l'animal dressé et l'être humain au-delà d'un certain âge, l'apprentissage de la «propreté» provoque un mécanisme cérébral qui vient se superposer au réflexe spontané pour le contrôler et même l'inhiber momentanément. A contrario, la volonté permet d'uriner sans que le besoin s'en fasse ressentir sur le moment. En outre, le fonctionnement des centres nerveux de la miction est soumis à diverses influences : humorale (miction involontaire au cours d'une asphyxie), réflexe (contact frais ou contact de l'eau sur la peau, irritation vésicale), psychique (émotion forte, bruit de l'eau qui coule, etc.) ou neurologique (crise d'épilepsie avec perte des urines).

QU'EST-CE QUE L'URINE ?

L'urine est une solution constituée d'eau contenant des sels minéraux et des substances organiques dissoutes. L'urine se compose ainsi : pour 1 l d'urine, on trouve 955 g d'eau, 25 g d'urée, de 0,50 à 1 g d'acide urique, 10,5 g de chlorure de sodium, 8 g de sels minéraux (phosphate, sulfate, etc.) et d'autres substances telle la créatinine. L'eau représente l'élément qui varie le plus en volume, contrairement aux autres constituants dont la quantité éliminée par vingt-quatre heures reste stable.

L'urée, composante très importante de l'urine, est le produit terminal du métabolisme des substances protéiques ; en effet, elle se forme surtout dans le foie, qui élabore les substances protéiques. Sa quantité excrétée quotidiennement (entre 30 et 35 g environ) peut augmenter dans le cas d'une alimentation riche en viandes, d'exercices musculaires soutenus, ou, au contraire diminuer avec une alimentation végétarienne.

À côté de l'urée, l'urine contient également de la créatinine. Ce produit de dégradation des protéines est un bon reflet de l'activité de filtration rénale. Le dosage de la créatinine dans le sang et celui dans les urines permettent d'apprécier un état de bonne filtration rénale ou au contraire d'insuffisance rénale plus ou moins importante.

L'acide urique provient de la dégradation des nucléoprotéines constituant les noyaux cellulaires et son taux augmente donc à la faveur d'un régime carné. Un excédent d'acide urique dans l'organisme peut entraîner des précipitations qui sont à l'origine d'affections comme la goutte ou la lithiase rénale. Cela dit, l'acide urique est un constituant caractéristique de l'urine humaine (on n'en trouve pas chez les animaux herbivores), de même que certaines substances de décomposition de substances azotées, comme la créatinine, les bases xanthiques et l'acide oxalique.

L'urine contient encore de nombreux sels avec, principalement, le chlorure de sodium (sel commun de cuisine) à raison de 8 à 10 g par litre, et, dans de moindres proportions, les sulfates de sodium et de magnésium (environ 4 g), les phosphates alcalins (environ 3 g).

En résumé, tous les caractères de l'urine et la concentration de ses composants varient suivant les conditions physiologiques ou pathologiques. Les trois composants les plus souvent présents dans l'urine lors de certaines pathologies sont le sang, l'albumine et le glucose. Normalement, les reins ne laissent pas passer ces substances (particulièrement les deux dernières) lors du phénomène de filtration. C'est généralement la conséquence d'une affection dont l'origine n'est pas obligatoirement rénale.

LES ORGANES GÉNITAUX

Les organes génitaux sont chargés de la reproduction de l'espèce. Les rôles qui reviennent aux deux sexes sont complémentaires et les différences anatomo-physiologiques des organes féminins et masculins sont donc notables. Les organes génitaux masculins produisent et conduisent à l'intérieur de l'appareil génital féminin le gamète masculin (le spermatozoïde) qui, rencontrant et fécondant le gamète féminin (l'ovule), donnera vie à un nouvel individu.

Les organes génitaux féminins quant à eux, produisent le gamète féminin (l'ovule) et le conservent une fois qu'il a été fécondé afin qu'il puisse se développer jusqu'à ce qu'il devienne un nouvel individu et être mis au monde par l'accouchement.

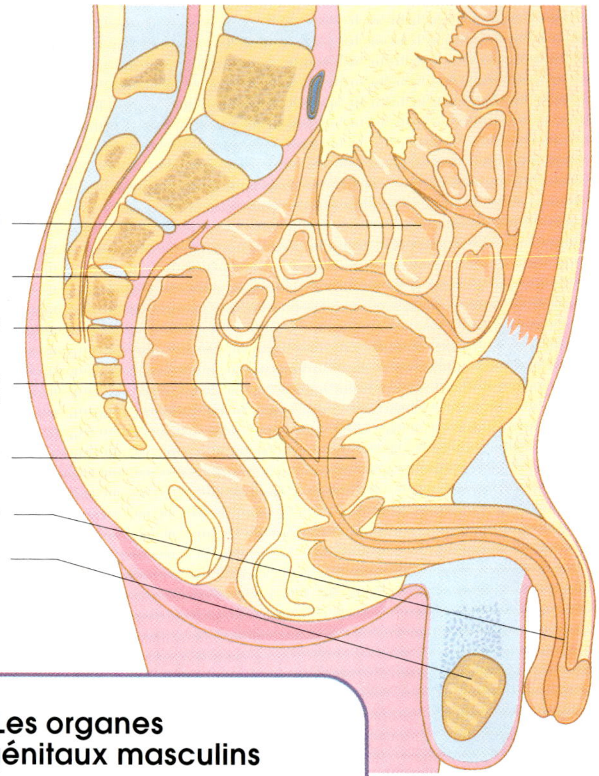

Les organes génitaux masculins

Les organes génitaux masculins sont composés des testicules, des canaux déférents, des vésicules séminales, du pénis, de l'urètre, du scrotum, de la prostate et des glandes de Cowper.

La prostate est située sous la vessie ; la masse de l'éjaculation s'y constitue puis est déversée dans l'urètre par l'intermédiaire du canal prostatique.

L'APPAREIL GÉNITAL MASCULIN

Les testicules et la formation des spermatozoïdes

Les testicules sont des glandes de forme ovale, situées dans une sorte de bourse divisée en deux parties (une pour chaque testicule), le scrotum. En avant du testicule se trouve une cavité virtuelle, la «cavité vaginale». À l'intérieur du scrotum, chaque testicule est entouré par une épaisse enveloppe fibreuse, la «tunique albuginée», de laquelle partent des travées de tissu qui délimitent des espaces pyramidaux. Dans ces derniers, on trouve le tissu spécifique du testicule avec un petit canal très enroulé sur lui-même appelé «canal séminipare». S'il était déroulé, ce canal fin comme un cheveu mesurerait 1,5 mètre.

Les spermatozoïdes sont produits à l'intérieur des testicules, et plus particulièrement dans les cellules qui forment les parois du canal séminipare, grâce à un processus particulier dit «spermatogénèse». Les spermatozoïdes pénètrent ensuite dans le «canal déférent», conduit qui unit le testicule à la vésicule séminale correspondante. Chaque déférent remonte le long du bord intérieur du testicule, arrive à l'orifice du canal inguinal dans lequel il pénètre, rejoint le bassin et débouche dans la vésicule séminale. Les vésicules séminales, véritables réservoirs de spermatozoïdes, sont placées entre la vessie, en avant, et le rectum, en arrière.

Le pénis

Au cours de l'éjaculation, autrement dit de l'expulsion du sperme, les spermatozoïdes passent dans l'urètre. Ce dernier (dépendant du système urinaire) se trouve être le canal par lequel l'urine passe de la vessie à l'extérieur, débouchant à l'extrémité du pénis. Il sert de trajet terminal commun des voies urinaires et des voies génitales masculines.

Le pénis (ou «verge») est doté de la propriété de s'ériger pour déposer les spermatozoïdes

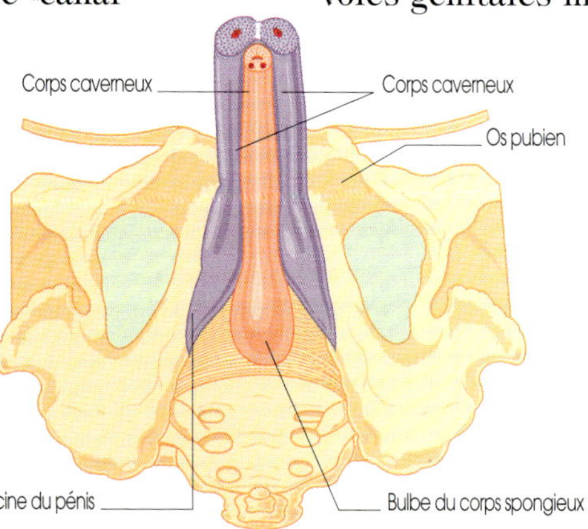

Les trois corps spongieux en situation d'érection du pénis. Lorsque l'homme est sexuellement excité, ils se remplissent de sang et augmentent de volume en longueur et en épaisseur.

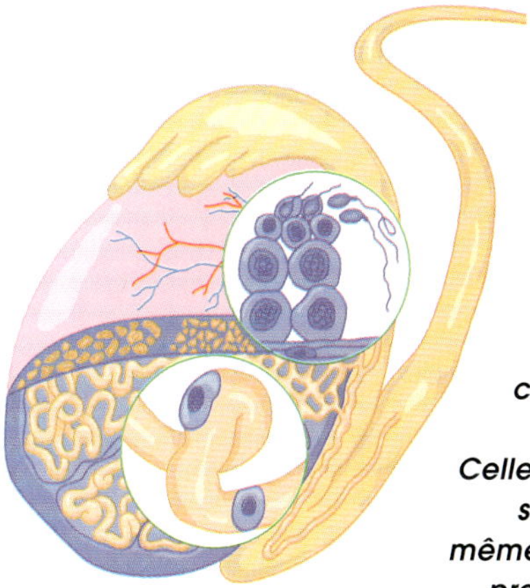

Les testicules, glandes génitales mâles, sont situés dans un repli de la peau, sous la cavité abdominale. Le testicule est entouré d'une couche de tissu conjonctif comportant des prolongements vers l'intérieur de l'organe, et constituant alors des cloisons qui le partagent en loges. Celles-ci contiennent les canaux séminifères enroulés sur eux-mêmes ; les cellules de leur paroi produisent les spermatozoïdes.

dans le canal vaginal de la femme. Il se trouve suspendu à la partie inférieure de l'abdomen, en avant du pubis, tout de suite au-dessous des bourses (scrotum). Il est cylindrique et se termine par une extrémité conique et renflée : le gland. Celui-ci présente, à son extrémité, le «méat urinaire» (embouchure de l'urètre) lui-même protégé par un pli cutané, le «prépuce».

Le pénis est composé d'un conduit, l'urètre, et de trois organes érectiles : le corps spongieux et les deux corps caverneux. Les corps caverneux ont la forme de deux cylindres juxtaposés. Dans l'angle inférieur, formé par les deux corps caverneux et entourant l'urètre, le corps spongieux forme deux extrémités renflées : en avant, le gland (déjà décrit) et en arrière, le bulbe. Les trois formations érectiles possèdent sensiblement la même structure, elles sont composées d'une membrane d'enveloppement de nature fibreuse (appelée albuginée), de laquelle partent des travées divisant le corps caverneux et spongieux en de petites cavités communiquant entre elles, exactement à l'image d'une éponge. Lorsque les cavités s'emplissent de sang, le pénis augmente de volume et prend une consistance plus ferme, c'est le phénomène de l'érection.

La prostate et les glandes de Cowper

À l'appareil génital masculin s'associent également certaines glandes : la prostate et les glandes de Cowper. Leurs dimensions et activité sont notablement influencées par les hormones sexuelles.

En condition de repos sexuel, la prostate fabrique environ 1 ml de liquide, cette proportion augmentant nettement au cours de l'excitation sexuelle. Les deux glandes de Cowper, chacune de la taille d'un petit pois, sont situées derrière le bulbe et débouchent dans l'urètre. La prostate et les glandes de Cowper sécrètent un liquide qui concourt, avec les spermatozoïdes, à former le sperme.

Avant l'éjaculation, le liquide sécrété par les glandes de Cowper sort en premier pour nettoyer le conduit de la verge de toute trace d'urines, celui sécrété par la prostate est expulsé en deuxième, et enfin le liquide visqueux des vésicules séminales contenant les spermatozoïdes est expulsé à son tour.

La prostate n'est pas indispensable à la fécondation, mais elle est très importante du fait que sa sécrétion fait augmenter le volume du sperme et diminue sa viscosité, améliorant ainsi la fertilité.

Éjaculation et spermatozoïdes

Pour permettre la fonction de reproduction en déposant le liquide spermatique au fond du vagin de la femme, le pénis s'érige grâce au phénomène de dilatation des vaisseaux sanguins. Pendant l'érection, la quantité de sang circulant dans le pénis est d'environ huit à dix fois supérieure à celle qu'on observe aux périodes de repos.

Le prépuce

Le prépuce adhère à la partie inférieure du gland par une très fine languette de peau : le «filet» (ou «frein»). Normalement, son extrémité antérieure (dit «orifice préputial») peut se rétracter et découvrir complètement le gland.

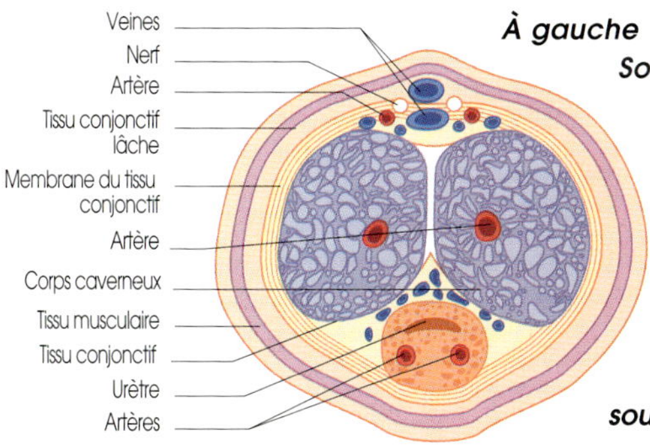

À gauche : coupe transversale du pénis. Son conduit, l'urètre, laisse passer l'urine ou le fluide spermatique, suivant les circonstances.

Coupe longitudinale de l'extrémité du pénis. Le prépuce peut être comparé à une large bague recouvrant le gland au repos et le laissant se découvrir lors de l'érection. Il est soudé à l'arrière du gland par le frein.

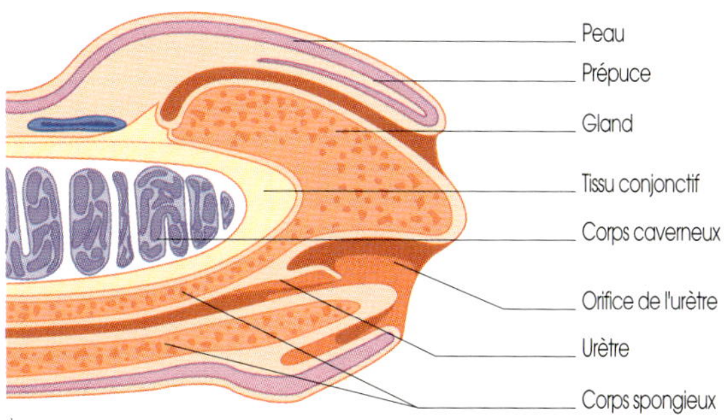

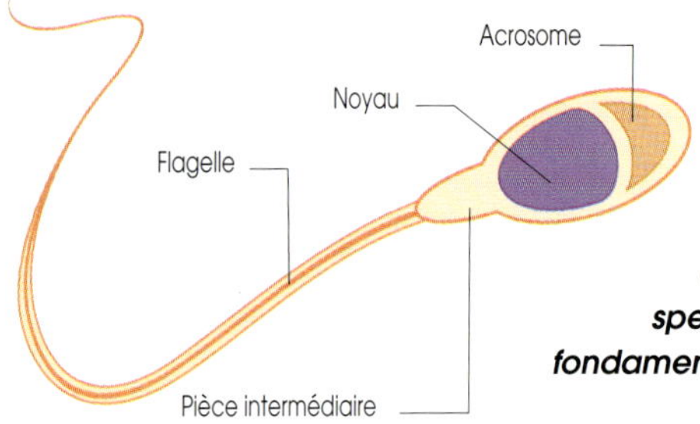

Le spermatozoïde est la cellule reproductrice mâle. Dotée d'une grande vivacité, présente à des dizaines de millions d'exemplaires par millilitre de sperme, cette cellule a pour rôle fondamental d'accomplir la mission de la génèse humaine.

Le frottement du gland contre les parois du vagin provoque des contractions rythmiques des parois musculaires des vésicules séminales qui versent leur contenu dans l'urètre. Là, cette sécrétion se mêle aux liquides produits par la prostate et par les glandes de Cowper puis est projetée à l'extérieur : c'est l'éjaculation. La période de la phase comprenant de quatre à huit contractions se nomme l'orgasme.

Le sperme expulsé à chaque coït a un volume de 2 à 4 ml et contient entre quatre-vingts et cent vingt millions de spermatozoïdes par millilitre (soit environ deux cents à quatre cents millions par éjaculation).

La longueur du spermatozoïde ne dépasse pas 0,05 mm. Il est constitué d'une «tête» en forme de poire qui se rattache, par une portion rétrécie (le «col») à un corps légèrement renflé que termine une longue queue filiforme et mobile, le «flagelle».

Les spermatozoïdes commencent à se mouvoir dès qu'ils entrent en contact avec le liquide produit par la prostate. À partir de ce moment, leur vitesse de déplacement devient très importante compte tenu de leur taille microscopique : ils peuvent parcourir entre 3 à 4 mm par minute. Déposés dans le vagin, ils conservent la même vitesse de déplacement pendant une durée de trente à quarante heures. À la fin de cette période, ils perdent leur faculté de déplacement ainsi que leur pouvoir fertilisant.

La composition chimique des sécrétions des voies génitales féminines, légèrement alcalines, favorise le mouvement de pénétration des spermatozoïdes. Le trajet qui va du col de l'utérus à l'orifice tubaire (où se trouve l'ovule) est parcouru en un peu plus d'une heure. La fécondation a lieu à la suite de la pénétration dans l'ovule d'un seul spermatozoïde mais la présence d'un grand nombre d'entre eux est indispensable. On considère, d'ailleurs, qu'il y a stérilité chez l'homme si le nombre de spermatozoïdes éjaculés est inférieur à soixante millions (c'est-à-dire au quart de la valeur moyenne habituelle). En effet, chaque spermatozoïde porte, au contact de la couronne cellulaire qui protège l'ovule, une faible quantité d'un enzyme de diffusion («hyaluronidase») qui produit une destruction progressive de la barrière de l'ovule. Mais pour obtenir cet effet cumulatif, la présence de plusieurs millions de spermatozoïdes est indispensable. Finalement, l'un d'eux et un seul, atteindra l'ovule et le fécondera.

L'APPAREIL GÉNITAL FÉMININ

Les organes génitaux féminins produisent l'ovule (c'est-à-dire l'œuf), le conservent après sa fécondation et permettent son développement pendant neuf mois. Ils sont composés des ovaires, des trompes de Fallope, de l'utérus et du vagin, et de la vulve.

Les ovaires

Ils constituent la partie fondamentale des organes génitaux féminins ; on les a comparés aux testicules masculins, dans le sens qu'ils contiennent tous les gamètes servant à la reproduction.

Les ovaires, au nombre de deux (il peut exceptionnellement arriver qu'il y en ait un surnuméraire) se trouvent de chaque côté de l'utérus. Pendant la période pubère, ils sont de la taille d'une prune et l'ovaire droit souvent plus gros que le gauche ; leur volume se réduit beaucoup après la ménopause. Ils sont maintenus dans

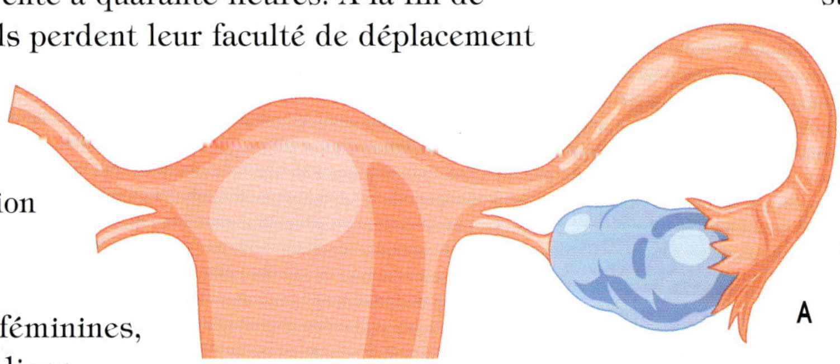

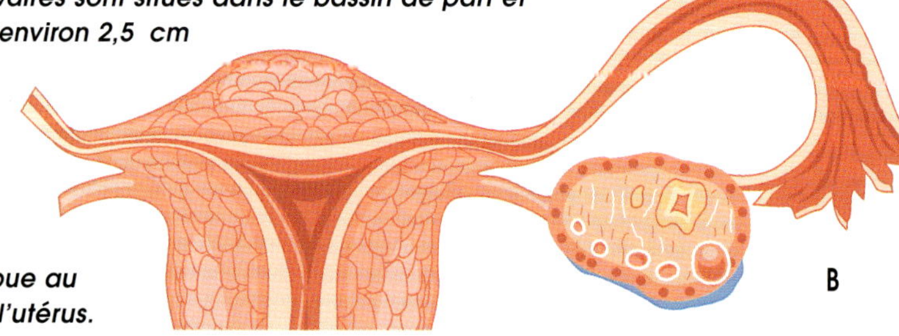

Vue générale (A) et en coupe (B) de la trompe de Fallope et de l'ovaire. Les ovaires sont situés dans le bassin de part et d'autre de l'utérus. Longs d'environ 2,5 cm ou plus, ils peuvent peser une douzaine de grammes chacun. Ils sont reliés aux trompes de Fallope dont l'intérieur, tapissé d'une muqueuse dotée de cils animés, l'épithélium, contribue au transport de l'ovule jusqu'à l'utérus.

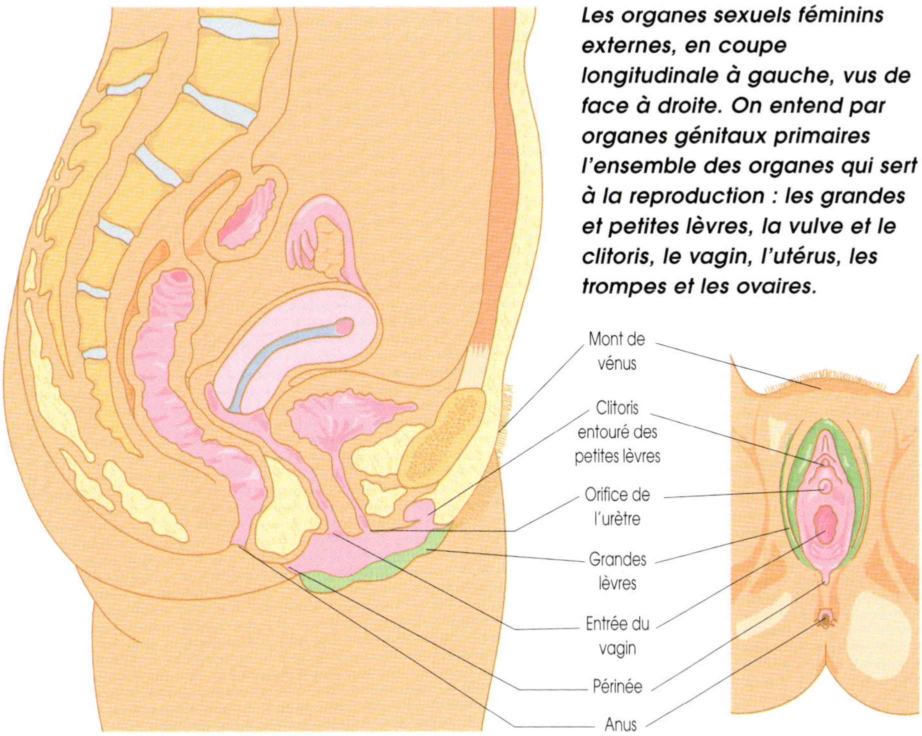

Les organes sexuels féminins externes, en coupe longitudinale à gauche, vus de face à droite. On entend par organes génitaux primaires l'ensemble des organes qui sert à la reproduction : les grandes et petites lèvres, la vulve et le clitoris, le vagin, l'utérus, les trompes et les ovaires.

leur position par un pli du péritoine, le «ligament large». Ils sont en contact avec l'utérus par l'intermédiaire du ligament utéro-ovarien.

Les ovules se transforment, les uns après les autres, en ovules mûrs au cours de l'évolution sexuelle féminine. Les ovules sont contenus dans des vésicules pleines d'un liquide clair, appelées «follicules de De Graaf». Chez la jeune femme, un ovaire contient un nombre important de follicules de De Graaf et d'ovules mais le nombre des ovules mûrs (au cours de la vie sexuelle d'une femme) ne représente qu'une toute petite partie du nombre total d'ovules. À chaque cycle menstruel, un follicule se rompt et l'ovule se détache de l'ovaire. À l'emplacement de cette rupture se produit, à la surface de l'ovaire, une cicatrice. Si l'on observe la surface externe de l'ovaire d'une femme en âge d'activité sexuelle, on remarquera divers follicules de De Graaf à des stades différents d'évolution et des cicatrices plus ou moins récentes.

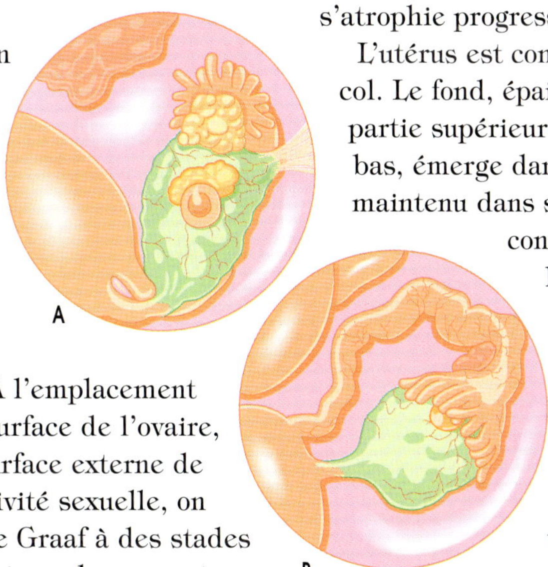

Les illustrations ci-contre montrent la trompe et l'ovaire vus au laparoscope. L'illustration A révèle l'état de ces organes juste avant l'ovulation. L'illustration B montre ce qui a lieu au moment où le follicule se rompt : les franges du pavillon de la trompe enveloppent l'ovaire et capturent l'œuf qui vient d'être libéré.

Les trompes de Fallope

Leur diamètre est plus petit du côté de l'utérus que du côté de l'ovaire et leur longueur est d'environ 12 cm. La muqueuse des trompes est formée d'un épithélium à cellules dotées de cils animés de mouvements vibratiles. C'est grâce à ces mouvements que l'œuf mûr descend dans l'utérus.

L'utérus

C'est un muscle creux situé dans la cavité pelvienne, entre la vessie, en avant, et le rectum, en arrière, au-dessus du vagin et au-dessous des anses de l'intestin grêle. Dans sa position habituelle, l'utérus est incliné vers l'avant par rapport à l'axe du vagin, presque appliqué contre la vessie et il forme, par rapport à l'axe du corps, un angle ouvert vers l'avant. Sa forme a été comparée à celle d'une poire renversée et sa taille ainsi que son poids varient suivant que la femme a eu ou non des grossesses. Pendant les règles, l'utérus augmente de volume du fait de l'afflux de sang qui se produit durant cette période. À la ménopause, l'utérus perd sa fonction et s'atrophie progressivement.

L'utérus est constitué d'un fond, d'un corps et d'un col. Le fond, épais et large, se trouve au niveau de la partie supérieure du bassin. Le col, dirigé vers le bas, émerge dans le fond du vagin. L'utérus est maintenu dans sa position par ses rapports de continuité avec le vagin et par divers ligaments : «larges», «ronds», «utéro-sacrés». L'utérus est composé de trois couches différentes : séreuse, musculaire et muqueuse. La couche séreuse, externe, est formée du péritoine se prolongeant sur l'utérus et la vessie. La couche musculaire moyenne constitue la paroi de l'organe, comprenant des fibres musculaires lisses qui augmentent de volume et prennent une teinte rouge pendant la grossesse. La couche muqueuse tapisse toute la cavité interne, se poursuivant, dans sa partie supérieure par les trompes de Fallope, et dans sa partie inférieure par celle du vagin.

Le vagin est un canal d'une longueur de six à sept centimètres. Il commence après la vulve pour finir au col de l'utérus, reliant ainsi les organes génitaux internes aux organes génitaux externes. Il remplit trois fonctions : il est le canal de la parturition, permet aux flux menstruels de s'écouler et permet la fécondation en accueillant le pénis.

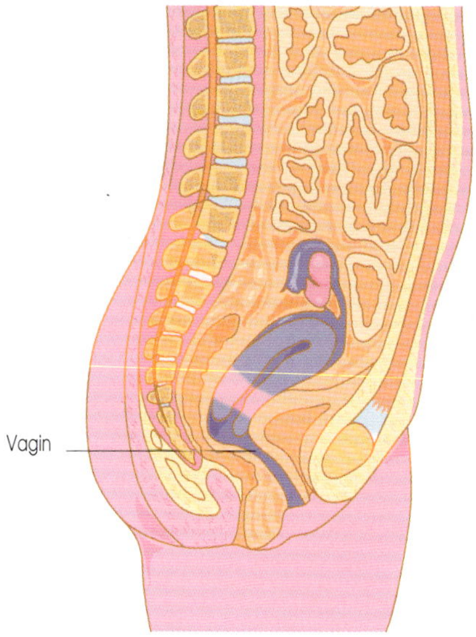

Le vagin

Il mesure 6 à 7 cm. Le vagin est un canal au calibre inégal d'environ 2,5 cm, étroit près de la vulve et plus large près du col de l'utérus. Mais cette dimension reste relative du fait que le vagin est très extensible, ce qui permet des manœuvres obstétricales et le passage du fœtus pendant l'accouchement. La portion la plus étroite (au niveau de l'orifice vulvo-vaginal) soumise à la contraction d'un muscle volontaire, le sphincter du vagin, est aussi la moins élastique.

Lorsque le vagin est vide, les parois antérieure et postérieure sont en contact. Elles sont constituées d'un tissu de liaison riche en fibres élastiques et musculaires. Le tissu de liaison est recouvert d'une muqueuse, qui, à la limite antérieure du vagin, à l'endroit où commence la vulve, se replie pour former une membrane : l'hymen qui ferme partiellement l'orifice vulvo-vaginal. Il est presque toujours perforé en son centre avec des formes diverses (un seul trou, deux petits ou plusieurs tout petits, etc.).

La vulve

On regroupe, sous cette dénomination, l'ensemble des organes génitaux féminins externes.

Tableau comparatif de la composition du lait de femme et de vache. Ces chiffres restent purement indicatifs puisqu'ils varient suivant l'alimentation, la race, le lieu géographique et la santé générale du donneur.

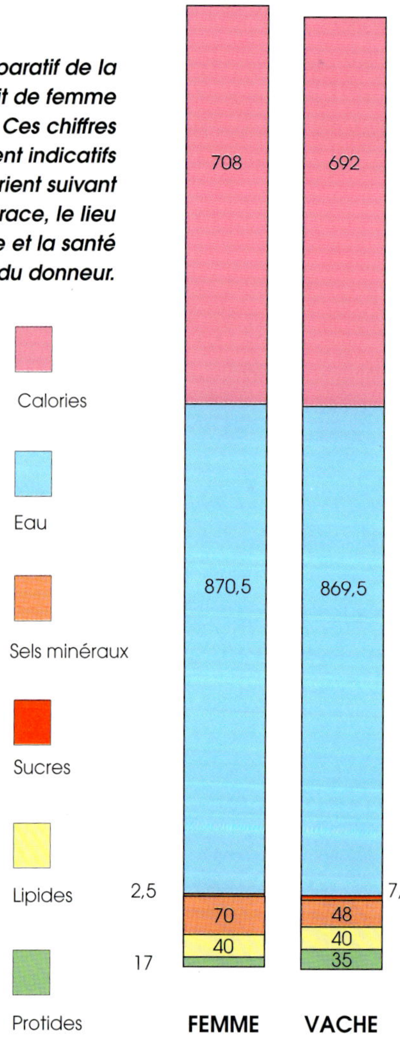

Les grandes lèvres sont deux plis cutanés recouverts de poils sur leur face externe. Elles partent de la partie inférieure du «mont de Vénus» (relief recouvrant le pubis latéralement, délimité par les plis inguinaux) et se prolongent jusqu'au périnée. Volumineuses et consistantes chez les jeunes femmes, les grandes lèvres tendent à devenir plus mobiles et molles avec l'âge. Elles jouent un rôle protecteur pour les organes génitaux situés plus profondément. Très élastiques, elles s'écartent facilement lors de l'accouchement.

Sous les grandes lèvres, on trouve les petites lèvres ou «nymphes» qui ont tendance à augmenter de volume avec l'âge.

Le canal vulvaire, délimité par les lèvres, prend la forme d'une fissure lorsque celles-ci sont fermées et celle d'un entonnoir lorsqu'elles sont ouvertes. Sur son fond elliptique, on distingue, de haut en bas : le vestibule, le méat urinaire, l'orifice externe du vagin. Au niveau du vestibule, on trouve les orifices des glandes de Bartholin qui sécrètent une substance destinée à lubrifier les organes génitaux externes ; leurs sécrétions augmentent avec l'excitation sexuelle et lors du coït.

Le clitoris est un petit organe érectile qui représente l'équivalent rudimentaire du pénis masculin. Il se trouve dans l'angle de la commissure supérieure des petites lèvres et il est formé, intérieurement, de travées musculaires qui délimitent des alvéoles.

LES SEINS

Au milieu du sein, on trouve l'« aréole», cercle pigmenté d'environ 4 cm de diamètre (cette taille, variable, peut augmenter jusqu'à 6 ou 7 cm pendant la grossesse) dont la couleur est en rapport avec la pigmentation de la peau. Pendant la grossesse, l'aréole prend une teinte plus sombre et s'entoure d'un cercle (appelé « aréole secondaire»). Dans la zone de l'aréole, on aperçoit de petites formations en relief (appelées «tubercules de Montgomery») constituées de glandes cébacées particulièrement importantes, et qui augmentent de volume pendant la grossesse. Au centre de l'aréole, on trouve le mamelon, une formation cylindro-conique. Sa teinte est semblable à celle de l'aréole et son sommet est percé de quinze à vingt minuscules trous qui sont les embouchures des canaux galactophores, d'où sort le lait.

Sous la peau qui recouvre le sein, une épaisse couche de graisse entoure et protège la «glande mammaire» proprement dite, c'est-à-dire la partie qui produit le lait. Elle comprend entre vingt-quatre et vingt-huit lobes principaux divisés à leur tour en lobes secondaires et tertiaires, puis en «lobules», et enfin en «acini». Chacune de ces formations possède des canaux excréteurs partant de chaque lobe, convergeant vers le bout du sein et se terminant à son sommet ; ces canaux sont au nombre de vingt-quatre à vingt-huit, comme les lobes.

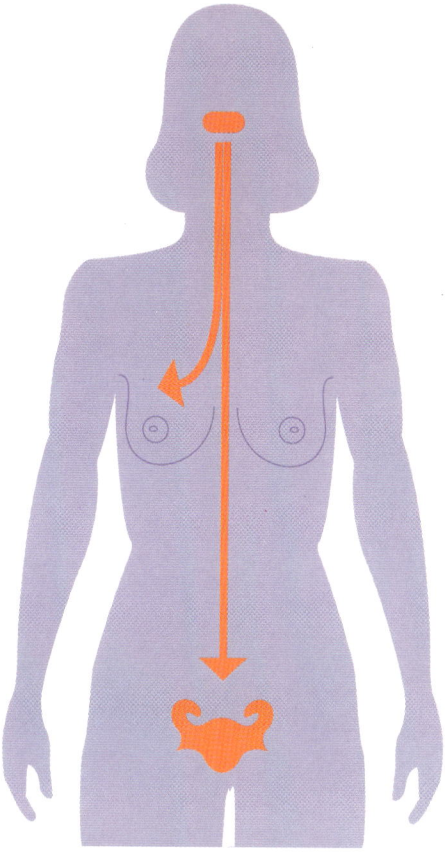

Le mécanisme de sécrétion du lait

Immédiatement à la suite de l'accouchement, les glandes mammaires entrent en activité. La première sécrétion n'est pas constituée par du lait, mais par du colostrum, un liquide jaune, visqueux et acide contenant de l'albumine, des particules grasses et des corpuscules mûriformes. Son pouvoir nutritif est réduit, ce liquide est cependant utile au nourrisson du fait de ses propriétés purgatives qui favorisent l'évacuation du « méconium» que le nouveau-né a dans les intestins à sa naissance. Après trois ou quatre jours, le colostrum laisse place au lait, un liquide blanc, opaque, de saveur douce. Les deux seins sont capables de sécréter 1000 à 1500 g de lait par vingt-quatre heures. Le lait est composé d'un liquide, le «lactoplasme», et de particules grasses solides ; il contient donc de l'eau, des substances albuminoïdes, du sucre (le «lactose»), des sels minéraux, des graisses.

En ce qui concerne la sécrétion lactée, le système nerveux a une importance déterminante en agissant sur la partie sécrétrice de la glande et sur le système vasculaire. Il faut noter, en outre, le rapport étroit entre les seins et l'utérus : lorsque l'utérus expulse son contenu lors de l'accouchement, les glandes se congestionnent et se préparent à l'allaitement. Le lobe antérieur de l'hypophyse sécrète une hormone galactogène (la «prolactine») qui favorise l'allaitement (au contraire des hormones œstrogènes).

Diverses conditions influencent la qualité et la quantité de la sécrétion lactée : l'alimentation de la mère, la prise de médicaments ou d'excitants, les contrariétés, etc.

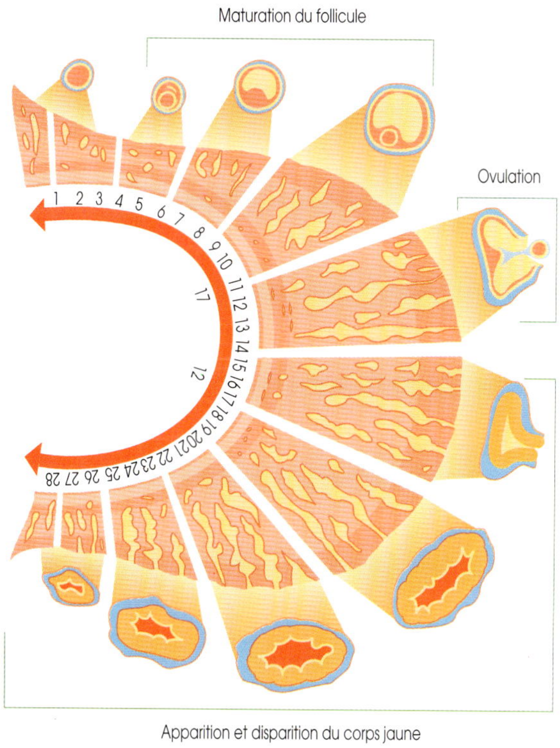

Le cycle menstruel moyen de 28 jours peut être divisé en deux périodes. La phase folliculinique dure du 1er au 14e jour, c'est la période de maturation du follicule. À terme, il éclate pour libérer l'ovule. La seconde période est dite folliculo-lutéinique et le follicule, devenu corps jaune sécrète alors la progestérone ou lutéine. En l'absence de fécondation, le corps jaune interrompt la production de progestérone et d'œstrogène, ce qui entraîne la menstruation. L'hypophyse joue un rôle capital dans le cycle menstruel puisqu'il ordonne la production de l'hormone folliculo-stimulante et de l'hormone lutéinisante, suivant en cela une véritable horloge biologique inscrite dans les cellules.

LE CYCLE MENSTRUEL

La vie génitale de la femme commence avec la puberté et se termine au moment de la ménopause. Elle est marquée par la succession des cycles menstruels, dont le signe le plus apparent est la «menstruation».
La menstruation est communément appelée «règles».

Le cycle menstruel est sous la dépendance de l'hypophyse qui influence la fonction ovarienne par l'intermédiaire de deux hormones : la «folliculo-stimuline» (FSH) et la «lutéostimuline» (LH), toutes deux également appelées «prolans» (prolan A et prolan B) ou gonadotrophines.

Le cycle peut se diviser en deux périodes :

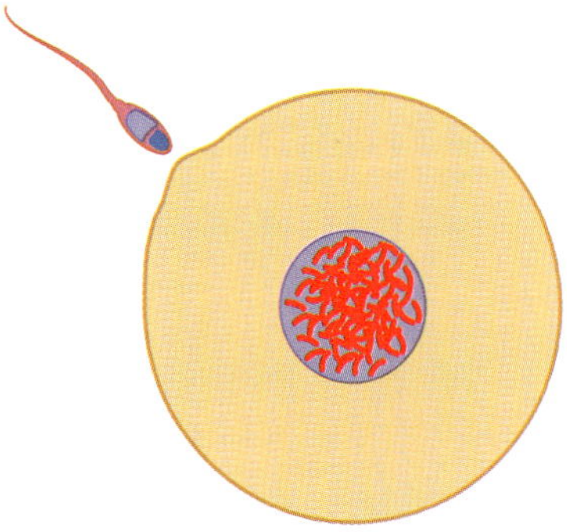

Les étapes de l'ovulation :

1. Pénétration du spermatozoïde dans l'ovule. C'est grâce à l'effort combiné de millions de ses semblables que ce spermatozoïde a pu forcer la défense de l'ovule.

• **Lors de la première phase,** l'un des follicules contenus dans l'ovaire se porte à la surface, arrive à maturation et sécrète une hormone. La maturation du follicule de De Graaf se fait sous l'influence de la folliculine (FSH) : le follicule est d'abord composé d'une cellule à gros noyau, l'ovule, entourée d'une couche de cellules aplaties. Ces dernières, primitivement disposées sur une seule couche, prolifèrent et s'entassent en de nombreuses couches superposées, formant une sorte de cocon. L'intérieur de la cavité ainsi formée se remplit d'un liquide folliculaire. L'ovule est poussé latéralement et grossit par le fait d'une accumulation de matériel de réserve protéinique et lipidique, qui constitue le «vitellus» ; le follicule atteint alors un diamètre de 0,10 à 0,15 mm.

Autour du follicule en évolution, le tissu ovarien devient dense et forme une sorte d'enveloppe résistante appelée «thèque». Le follicule, arrivé à maturité, a un diamètre de 1 à 2 cm ; il peut être alors parfaitement visible à l'occasion d'une échographie. Tendu, translucide, il fait saillie à la surface de l'ovaire et, enfin, éclate en libérant l'ovule ou ovocyte. Le phénomène se nomme ovulation, et, avec lui, prend fin la première phase.

• **La seconde période** est, essentiellement, une phase de préparation à la grossesse. Dans l'ovaire, le follicule éclaté se transforme en «corps lutéinique» ou «corps jaune» qui sécrète la progestérone ou la lutéine. Sous l'action de la progestérone, d'importantes modifications se produisent dans l'utérus dont la muqueuse s'épaissit. Les vaisseaux capillaires se dilatent et transportent une plus grande quantité de sang, tandis que les glandes utérines entrent dans un état d'intense activité. Si l'ovule est fécondé, la grossesse commence ; la muqueuse utérine, qui s'est modifiée à dessein, accueille l'œuf qui descend de la trompe et vient se nicher dans ses replis ; les règles cessent pour une période de neuf mois.

Si, au contraire, l'ovule n'est pas fécondé, il meurt.

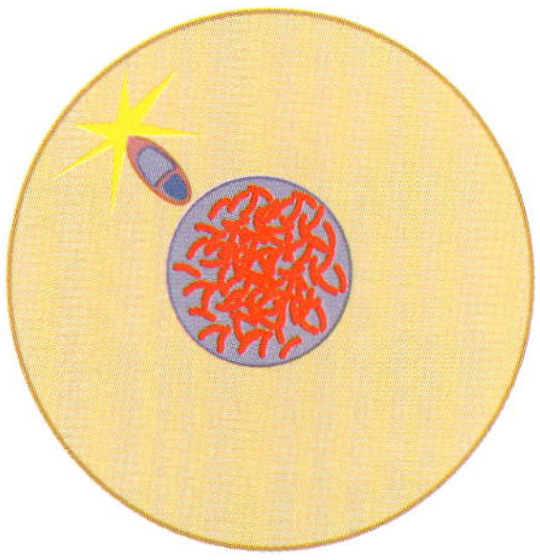

2. La tête du spermatozoïde franchit le vitellus. La cellule mâle a perdu sa queue devenue inutile.

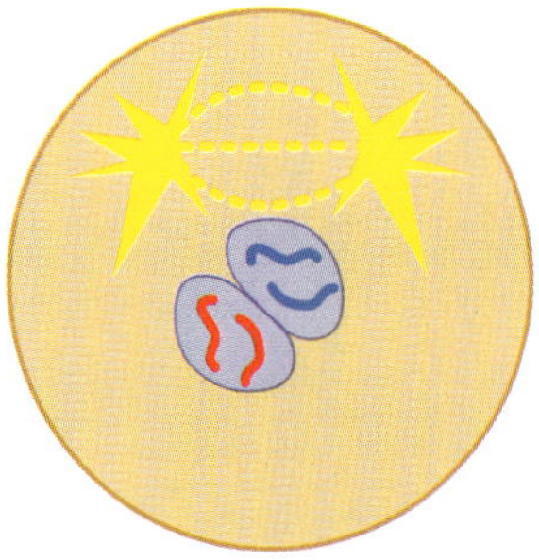

3. Union de l'ovule et du spermatozoïde. Sa tête est le pro-noyau masculin, la tête de l'ovule le pro-noyau féminin.

Tout le travail de préparation de la muqueuse utérine devient inutile. Le corps lutéinique disparaît, la proportion des hormones ovariennes dans le sang diminue, la muqueuse utérine se détache (par desquamation) et tombe, ce qui provoque les règles proprement dites au cours desquelles l'utérus élimine la muqueuse hyperplasiée avec production d'une hémorragie. Les règles marquent le début d'un nouveau cycle.

La menstruation constitue la manifestation externe, visible, des cycles menstruels. Elle dure en moyenne quatre à cinq jours. La quantité de sang perdu varie en moyenne de 50 à 100 ml. Il s'agit de sang incoagulable, alcalin, mêlé à des fragments de muqueuse et aux sécrétions utéro-vaginales.

La menstruation s'accompagne très souvent de phénomènes généraux : dépression ou excitation psychique, irritabilité, troubles digestifs, douleurs au bas-ventre. Si les malaises menstruels sont accentués, ils peuvent être le signe d'un mauvais fonctionnement ovarien.

Période stérile et période féconde

Après l'éclatement du follicule, l'ovule a une vie très brève de vingt-quatre heures. Les spermatozoïdes, eux, une fois qu'ils se trouvent dans l'appareil génital féminin, ne vivent guère plus longtemps, entre trente et quarante heures. Pour que la fécondation se produise, il faut donc que l'acte sexuel ait lieu soit la veille, soit le lendemain, soit le jour même de l'ovulation. Au-delà, la fécondation n'est en principe pas possible. Les jours féconds sont donc peu nombreux et difficiles à situer.

La mesure de la température du corps prise tous les matins au réveil, dans les mêmes conditions, à la même heure et avec un même thermomètre, donne une indication. Elle est plus basse avant l'ovulation et grimpe d'un degré au moment de l'ovulation et pendant les jours qui suivent. Hormis cette mesure, il n'existe que des moyens d'investigation médicale pour situer le moment de l'ovulation.

Dans l'ensemble, et sur l'hypothèse d'un cycle régulier de vingt-huit jours, l'ovulation se produit aux alentours du quatorzième jour. Dans le cas d'un cycle irrégulier, la période féconde est imprévisible. La gynécologie étant un terrain particulièrement favorable à l'influence du psychisme, les facteurs mentaux, souvent inconscients, agissent de façon surprenante sur l'organisme.

L'ovulation (et son contraire, la non-ovulation) peut donc avoir lieu dans les moments les plus inattendus et imprévisibles, à la suite d'une émotion, d'un changement de climat ou pendant l'acte sexuel lui-même.

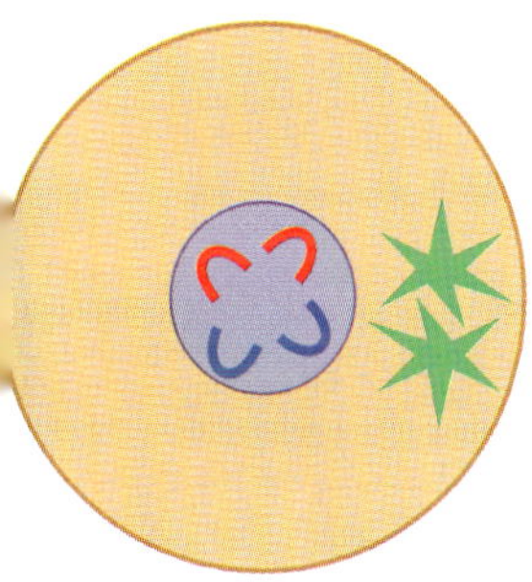

4. Les deux pro-noyaux s'unissent en apportant chacun 23 chromosomes, donnant naissance à la formation d'un noyau unique.

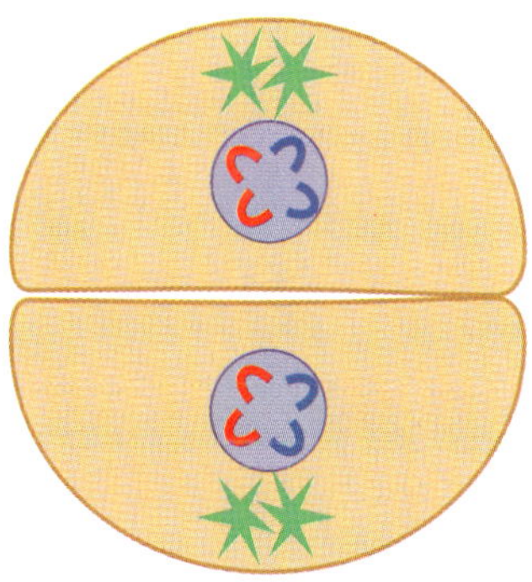

5. Le nouveau noyau, porteur de 46 chromosomes, se segmente immédiatement en deux. C'est la division cellulaire.

La ménopause

La ménopause survient naturellement entre quarante-cinq et cinquante-cinq ans. La femme perd la faculté de procréer et ses organes génitaux amorcent une régression. D'habitude, l'arrêt des règles survient après une période d'irrégularité en quantité (flux trop ou plus assez abondant) ou en fréquence (irrégularité, retard ou avance). Il peut, enfin, intervenir après une diminution graduelle du sang menstruel.

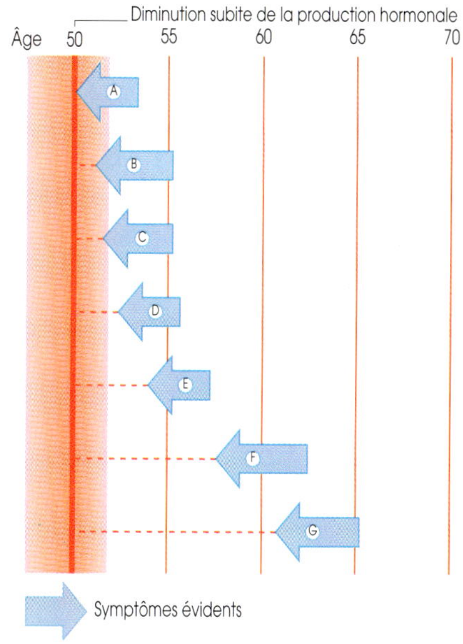

Troubles pouvant accompagner la ménopause :
A. Symptômes de la ménopause.
B. Atrophie de la paroi vaginale.
C. Pertes d'urine involontaire.
D. Atrophie de la peau (rides).
E. Pertes d'urines involontaire en toussant ou éternuant.
F. Décalcification osseuse.
G. Artérosclérose.

Ces phénomènes sont dus à la diminution notable (voire à la disparition totale) des hormones sexuelles. Les glandes influençant l'ovaire ou influencées par lui (hypophyse, thyroïde, glandes surrénales, etc.) doivent s'adapter à cette nouvelle situation qui provoque un déséquilibre temporaire. On note donc souvent des troubles

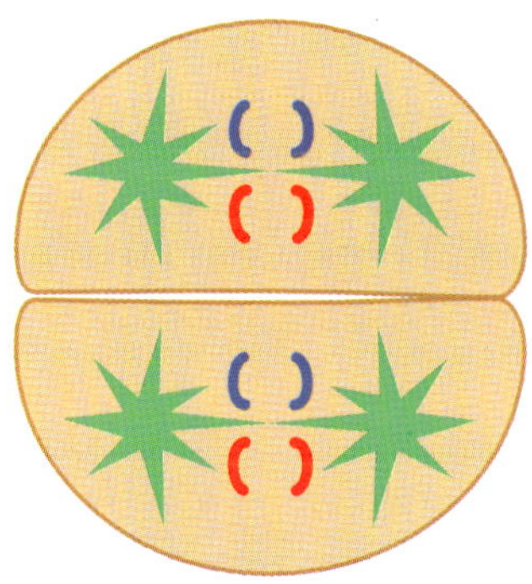

6. Les deux cellules filles se segmentent à leur tour et donnent lieu à 4 cellules, puis 8, 16, 32, etc.

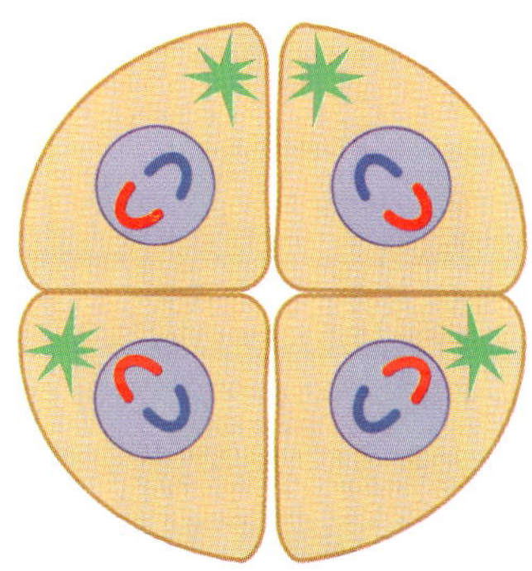

7. Bientôt un amas se forme présentant l'aspect d'une mûre appelé morula. C'est le premier stade du développement de l'œuf.

vasculaires (bouffées de chaleur) et neuro-végétatifs (migraines), des troubles digestifs, etc. Dans les cas les plus accentués, on peut voir d'autres manifestations hormonales, telles que certains signes de virilisation (poils sur le visage, changement du comportement), une fringale sexuelle, etc. À cette adaptation nécessaire mais quelque peu difficile de l'organisme s'ajoutent des troubles émotionnels (irritation, inquiétude) compréhensibles puisque la femme voit là la marque inexorable de l'âge qui avance.

Bien que la ménopause ne soit pas une maladie, les désordres qui y sont liés se corrigent de nos jours assez aisément grâce au traitement hormonal substitutif que conseillera le gynécologue.

En outre, une surveillance médicale régulière permet de prendre toutes les dispositions nécessaires pour prévenir le risque d'ostéoporose (décalcification osseuse) souvent engendré par la ménopause.

Le problème de la stérilité

Pour commencer, il faut faire la distinction entre stérilité et infécondité, le premier terme étant souvent confondu avec le second. Or leurs implications sont extrêmement différentes. On parle d'infécondité lorsque les conditions de base nécessaires à la procréation sont potentielles chez les deux membres du couple mais que, pour une raison donnée, la fécondation ne survient pas. On parle de stérilité lorsqu'il existe un problème d'ordre physiologico-mécanique (chez au moins l'un des deux membres du couple) impossible à résoudre par les moyens de la médecine actuelle. Les causes de la stérilité ou de l'infécondité peuvent être mises en évidence grâce à une panoplie d'examens (spermogramme – étude du sperme masculin –, hystérographie, radiographie, analyses, etc.) qui pourront donner une indication sur le traitement. Outre les traitements médicamenteux (dont les hormones) ou chirurgicaux, certaines techniques donnent des résultats assez bons, comme la fécondation in vitro (ou «FIV») ou même excellents comme l'insémination artificielle. Ces dernières méthodes ont permis de faire nettement reculer le seuil de la stérilité dans les pays développés.

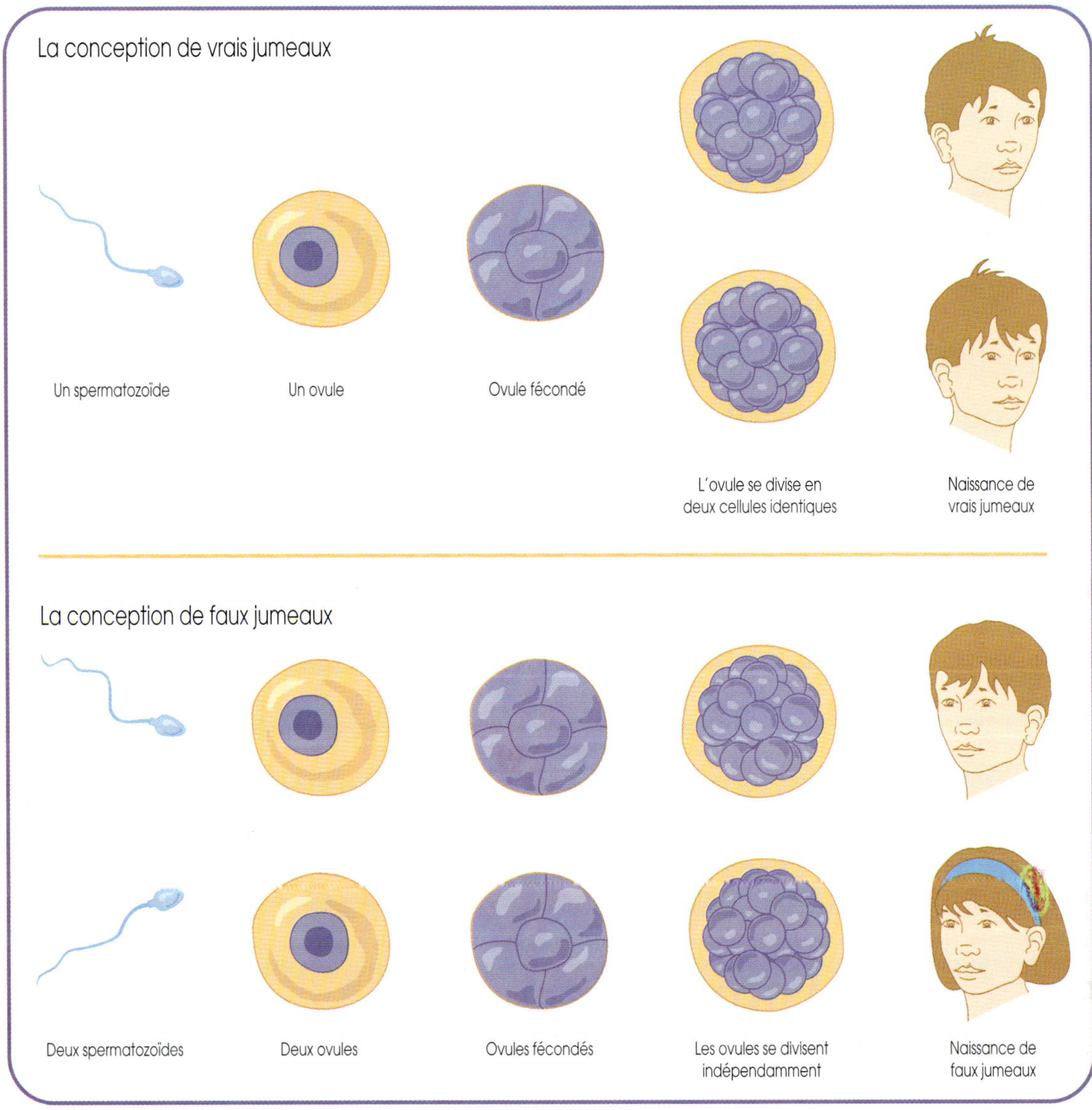

Contrairement aux vrais jumeaux (monozygotes) qui proviennent d'un œuf unique, les faux jumeaux (dyzigotes) sont issus de deux embryons distincts et se développent dans deux placentas différents. Ils peuvent très bien ne pas être du même sexe.

INDEX

A

Abcès pulmonaire 77
Acétylcholine 42
Acide désoxyribonucléique 8
Acide ribonucléique 8
Acidose gazeuse 79
Acini 91, 117
Acromion 22
Addison (maladie d') 61
ADN (Voir Acide désoxyribonucléique)
Adrénaline 42, 60
Adventice 95
Aérobie 70
Alcalose gazeuse 79
Aldostérone 60, 67
Allergène 45, 75
Allergie 45
Alvéoles pulmonaires 70, 74, 76
Amygdales 108, 110, 112
Amylase pancréatique 125
Angine de poitrine 90
Anticorps 107
Antre du pylore 113, 123
Anus 116, 124
Aorte 71, 73, 84, 89, 91, 97
Aponévrose 26
Appareil digestif 113 à 128
Appareil génital féminin 136 à 138
Appareil génital masculin 134 à 136
Appareil respiratoire 69 à 80
Appareil urinaire 128 à 132
Appendice 115, 116
ARN (Voir Acide ribonucléique)
Artères 73, 74, 79, 83, 84, 88, 89, 91, 95 à 97
Artérioles 92
Articulations 24
Asters 9
Asthme 75
Atlas 15, 19
Axone 39, 40

B

Barr (corpuscule de) 8
Bartholin (conduit de) 117
Bartholin (glandes de) 138
Bassinet rénal 128, 129
Bauhin (valvule de) 115
Bile 118 à 120, 125
Botal (trou de) 83, 92
Bouche 110
Bowmann (capsule de) 129
Broca (centre de) 37
Bronches 70, 71
Bronchioles 70, 71, 75
Bruits cardiaques 86
Brünner (glandes de) 115

C

Cæcum 116
Cage thoracique 21, 70, 74
Calcul 131
Canal cholédoque 118, 119
Canal cystique 119
Canal déférent 134
Canal lacrymal 17
Canal médullaire 12
Canal séminipare 134
Canaux chylifères 106
Capillaires 74, 88, 91 à 93
Capsules surrénales 60, 61
Carpe 12, 22, 23
Cartilage de conjugaison 13, 14
Cartilages 71, 72
Cataracte (opération de la) 51
Cavité nasale 17
Cellules 8 à 10
Centrosome 9
Cérumen 50
Cerveau 36, 37
Cervelet 37
Chair de poule 46, 67
Cheveux 45
Cheville 24
Chiasma optique 49
Choc apexien 86
Choroïde 47
Chromatine 8
Chromatine sexuelle 8
Chromosomes 9, 10
Chyle 126
Chyme 123, 124
Cils 49
Clavicule 12, 22
Clitoris 137, 138
Coccyx 13, 19, 20
Cœur 26, 82, 83
Colique néphrétique 131
Côlon 114 à 116
Colonne vertébrale 12, 13, 19
Colostrum 139
Columelle 52
Communication inter-auriculaire 92
Conduit auditif 50, 52
Condyle 16, 23
Conjonctive 47
Cordes vocales 71
Cornée 46, 47
Corps calleux 36, 37
Corti (organes de) 52
Corticosurrénale 60
Cortisone 60, 67
Côtes 12, 13, 21
Coude 23, 24
Couleurs (vision des) 48
Cowper (glandes de) 135
Cristallin 47, 48
Cubitus 12, 22, 23
Cycle menstruel 139, 140
Cytoplasme 8, 9

D

De Graaf (follicule de) 67, 137, 140
Défécation 126
Déglutition (mécanisme de la) 72, 121 à 123
Dendrites 39, 40
Dents 110, 111
Derme 44, 45
Diapédèse 100
Diaphragme 30, 72, 74, 80
Diaphyse 12, 14
Diastole 85
Digestion (mécanisme de la) 27, 116 à 126
Digestion buccale 122, 123
Digestion gastrique 122 à 125
Digestion intestinale 125, 126
Division cellulaire (Voir Mitose)
Drainage lymphatique 106, 107
Duodénum 56, 114, 125
Dystocie 24

E

Électro-encéphalogramme 40
Électrocardiogramme 85, 87
Embolie pulmonaire 91
Empreintes digitales 45
Encéphale 36
Enclume 51, 52
Endocardite 93
Épiderme 44, 45
Épiglotte 71, 72, 111
Épine 22
Épinèvre 40
Épiphyse (glande) 64, 65
Épiphyse (os) 12, 14
Équilibre (sens de l') 53, 54
Érection (phénomène de l') 135, 136
Érepsine 126
Estomac 112, 113
Éthmoïde 17
Étrier 51, 52
Eustache (trompe d') 51, 52, 112
Exsudat 77
Extrasystole 86

F

Fallot (tétralogie de) 92, 93
Fécondation (étapes de la) 140, 141
Feed-back 64, 67
Fémur 12 à 14, 23, 24
Fibre musculaire 27
Fibre nerveuse 39, 40
Fibrine 104
Fibrinogène 104
Fièvre 68
Foie 116 à 121
Fontanelles 14, 16
Fosses nasales 54, 70, 71
Fovea 47
Fuseau achromatique 9

G

Ganglions lymphatiques 71, 106, 107
Gaz carbonique 79, 80
Genou 24
Glande sublinguale 117
Glandes endocrines 56
Glandes exocrines 56
Glandes gastriques 114
Glandes lacrymales 49, 50
Glandes parathyroïdes 59
Glandes parotides 117
Glandes salivaires 117
Glandes sébacées 46
Glandes sous-maxillaires 117
Glandes sudoripares 46
Glandes surrénales 129
Globule blanc 98, 99, 101, 102
Globule rouge 78, 98 à 101, 103, 119
Glomérule 129
Glucagon 56
Golgi (appareil réticulé de) 9
Gonades 64
Goût (sens du) 54
Grande circulation 73, 83, 89, 91, 92
Groupe sanguin 102 à 104

H

Hématie (Voir Globule rouge)
Hématocrite 100
Hémoglobine 78, 80, 100
Hémostase 101
Hile du foie 120
Histamine 75
Hoquet 76
Hormone de croissance 63
Hormones 56, 60, 62 à 66
Humérus 12, 22
Humeur aqueuse 47
Humeur vitrée 47
Hymen 138
Hypercapnie 79
Hyperthyroïdie 58
Hypophyse 57, 62 à 64, 67
Hypothalamus 37, 57, 62, 64 à 67
Hypoxie 80

I-J-K

Iléon 114, 115
Ilion 23
Illusion d'optique 49
Infarctus du myocarde 90
Inféconditè 142
Insuffisance aortique 93
Insuffisance mitrale 93, 94
Insuffisance valvulaire 93
Insuline 56, 118
Intestin 114 à 116
Intestin grêle 114, 115
Intima 95
Invertine 125, 126
Iris 47
Ischion 12, 13, 23
Jéjunum 114
Jumeaux (conception de) 142
Kiernan (espace de) 118, 121, 122
Koch (bacille de) 79

L

Labyrinthe 52
Lactase 125, 126
Langerhans (îlots de) 56
Langue 110
Larmes 49, 50
Larynx 71, 111
Leucocytes (Voir Globule blanc)
Lieberkühn (glandes de) 115, 125
Ligaments 24
Limaçon 51, 52
Lipase 125
Liquide céphalo-rachidien 38
Liquide synovial 24
Lobes pulmonaires 74
Lobules pulmonaires 74
Loges musculaires 26, 32, 33
Luette 110
Lymphe 104 à 107

M

Malléoles 24
Malpighi (corpuscules de) 108
Malpighi (pyramides de) 129, 132
Maltase 125, 126
Mamelon 139
Mandibule 18
Marteau 51, 52
Mastication 18, 122
Mastoïde 16
Matière grise 36
Meckel (diverticule de) 114
Media 95
Médiastin 72
Médullosurrénale 60
Meibonius (glandes de) 49
Membrane cellulaire 8
Ménière (maladie de) 53
Ménisques 24
Ménopause 141, 142
Menstruation 140
Mésenchymes 10
Métacarpe 12, 22, 23
Métaphyse (Voir Cartilage de conjugaison)
Métatarse 12, 23
Microphonique (théorie) 53
Miction 131, 132
Mitochondries 9
Mitose 9, 10
Moelle épinière 37, 38
Moelle jaune 14
Moelle osseuse 13
Moll (glandes de) 49
Montgomery (tubercules de) 139
Morula 141
Mouvement (perception du) 48
Mucine 117, 122, 124, 126
Muscles (fonctionnement des) 27
Muscles (structure des) 27
Muscles abdominaux 30, 31
Muscles de l'estomac 113
Muscles de la tête 28, 29
Muscles des membres inférieurs 33, 34
Muscles des membres supérieurs 31 à 33
Muscles dorsaux 31
Muscles du cou 29, 30
Muscles lisses 26
Muscles peauciers 26, 28, 29
Muscles squelettiques 26, 28, 29, 80
Muscles viscéraux 26, 27
Myocarde 83
Myoglobine 26

N

Néphron 132
Nerf facial 39
Nerf glosso-pharyngien 39
Nerf optique 47
Nerf phrénique 38, 80
Nerf rachidien 39
Nerf sciatique 38, 42
Nerf trijumeau 39
Nerf vague 39, 42, 80
Nerfs crâniens 36, 38, 39
Nerfs moteurs 36
Nerfs spinaux 36, 38
Neurone 39 à 41
Noradrénaline 60, 96
Noyau cellulaire 8 à 10
Nucléoles 8
Nucléoplasme 8

O

Occiput 15
Odorat (sens de l') 54
Œil 46, 47
Œsophage 111, 112
Œstrogènes 64, 67, 139
Olécrâne 23, 32
Olfaction 71
Omoplate 13, 22
Ongle 46
Oreille 50 à 52
Oreille externe 50
Oreille interne 51, 52
Oreille moyenne 50 à 52
Oreillette 73, 82 à 85
Orgasme 136
Os (formation des) 13, 14
Os (nombre d') 19
Os (structure des) 12, 13
Os cortical 12
Os courts 13
Os des membres inférieurs 23, 24
Os des membres supérieurs 22, 23
Os du crâne 14 à 18
Os du thorax 21
Os frontal 14 à 16
Os iliaque 12, 13, 23
Os lacrymal 16, 17
Os longs 12 à 14
Os occipital 14, 15
Os palatin 17
Os pariétaux 15
Os plats 13
Os sphénoïde 16, 17
Os spongieux 12
Os temporal 16, 18
Os zygomatique 17
Ostéoblastes 13
Ostéocytes 13, 14
Ouïe (sens de l') 50 à 54
Ovaires 136, 137
Ovulation 140, 141
Ovule 137, 140, 141
Oxygène 77, 78

P

Pacini (corpuscules de) 44
Palais 18, 110
Pancréas 56, 116 à 118
Papille optique 47
Papilles gustatives 54
Parenchymes 10
Paupières 49
Peau 44, 45
Pecquet (trou de) 107
Pénis 134, 135
Pepsine 124
Périarthrite 32
Péricarde 82, 83
Péricardite 87
Périmysium 27
Périoste 13, 14
Péristaltisme 112
Péritoine 112, 113
Péroné 12, 23, 24
Petite circulation 73, 74, 83, 89, 91
Peyer (plaques de) 108, 115
Ph sanguin 79
Phalanges 12, 22, 23
Phanères 45, 46
Pharynx 71, 111, 112
Phonation 71
Plaquettes sanguines 98, 101, 104
Plasma 78, 99, 100, 104, 105
Pleurésie 77
Plèvre 74, 75
Pneumonie 77
Poignet 23
Poils 45, 46
Pomme d'Adam 72
Pouls 88
Poumons 70 à 72, 85, 88
Prépuce 135
Pression artérielle 96 à 98
Primo-infection 79
Progestérone 64, 67, 139
Prostate 135
Ptyaline 117, 122
Pubis 12, 23
Pupille 46, 47
Pylore 112, 124, 125

R

Rachis 19
Radius 12, 22, 23
Rate 108
Rectum 116, 122, 124
Réflexes 40, 41
Règles (Voir Menstruation)
Rein 128, 129
Relief (vision en) 48
Résonance (théorie de la) 53
Respiration 21, 72, 75 à 77
Rétine 47
Rivinus (conduit de) 117
Rotule 12, 23, 24

S

Sacrum 13, 19, 20
Sang 82, 85, 98 à 105
Santorini (canal de) 118
Sclérotique 46, 47
Scrotum 134
Sécrétion du lait (mécanisme de la) 139
Seins 138, 139
Selle turcique 16, 62
Sérum 104, 105
Sésamoïdes 23
Sinus 17, 18, 54, 70
Sinusite 18, 54
Sourcils 45, 49
Spermatozoïdes 134, 136, 141
Sperme 136
Spiegel (lobe de) 117
Sphincters 26, 27, 116, 122, 131, 138
Squelette 10, 11
Sténon (canal de) 117
Sténose mitrale 94
Sténose valvulaire 93, 94
Stérilité 142
Sternum 12, 21
Suc gastrique 124
Suc intestinal 125, 126
Suc pancréatique 56, 118, 125
Suture coronarienne 16
Suture lambdoïde 15, 16
Suture sagittale 15
Syndrome adrénogénital 61
Système circulatoire 70, 73, 82, 83, 85
Système nerveux central 36 à 38, 65
Système nerveux périphérique 38
Système nerveux sympathique 41, 42, 65, 66, 68, 80
Système nerveux végétatif 41, 42
Système parasympathique 41, 42, 68, 96
Système respiratoire 69 à 80
Systole 84, 85

T

Tarse 12, 23
Tendinite 32
Tendon d'Achille 34
Tendons 24, 26
Testicules 134, 135
Testostérone 64, 67
Thalamus 37
Thèque 140
Thermorégulation 66 à 68
Thrombine 104
Thrombose artérielle 90
Thymus 64, 65
Thyroïde 57, 58
Tibia 12, 23, 24
Tissu conjonctif 10
Tissu de liaison (Voir Tissu conjonctif)
Tissu épithélial 9, 10
Tissus 10
Toucher (sens du) 44 à 46
Toux 72, 88
Trachée 70 à 72
Trochanters 24
Trochlée 23
Trompes de Fallope 136, 137
Tronc cérébral 37
Troubles oculaires 50
Trypsine 125
Tuberculose pulmonaire 78, 79
Tumeur cérébrale 41
Tympan 50, 52

U

Ulcère gastrique 124
Urée 132
Uretère 128 à 130
Urètre 128, 131
Urine 132
Utérus 136, 137

V-W

Vacuoles 9
Vagin 137, 138
Vaisseaux lymphatiques 106 à 108
Vaisseaux sanguins 88 à 98
Valvule 83, 84, 86, 87
Vasoconstriction 96, 97
Vasodilatation 96, 97
Vater (ampoule de) 118, 119
Veine cave 71, 73, 82, 83, 89, 92 à 94, 97
Veine porte 94, 95, 120
Veines 74, 83 à 85, 88, 91, 93 à 97
Ventricule 73, 82 à 86
Vertèbres 19
Vertèbres cervicales 19, 20
Vertèbres dorsales 19, 20
Vertèbres lombaires 19, 20
Vésicule biliaire 119
Vésicule séminale 134
Vessie 128, 130, 131
Vestibule 52
Villosités intestinales 115, 123
Vitellus 140
Voix 71
Vomer 16, 17
Vue (sens de la) 46 à 50
Vulve 137, 138
Wharton (canal de) 117
Wirsung (canal de) 118, 119